PRUEBAS DE LABORATORIO. INTERPRETACIÓN CLÍNICA

PRUEBAS DE LABORATORIO.
INTERPRETACIÓN CLÍNICA
Editor: JOSÉ AGUSTÍN CARABALLO SIERRA
Universidad de Los Andes. Mérida, Venezuela
Colección: Ciencias de la salud
Serie Medicina
Depósito legal ME20200000103
ISBN 978-980-11-2010-0

Editado por el Consejo de Publicaciones
de la Universidad de Los Andes.
Mérida, estado Mérida, Venezuela
e-mail: cpula@ula.ve

Diseño editorial: Reinaldo Sánchez Guillén

José Agustín Caraballo Sierra
EDITOR

PRUEBAS DE **LABORATORIO**
Interpretación clínica

SEGUNDA
EDICIÓN

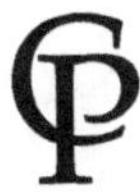

Universidad de Los Andes
Consejo de Publicaciones
Colección Ciencias de la Salud
Serie Medicina

Dedicado a nuestra familia,
estudiantes y profesionales
de la medicina, bioanálisis,
enfermería, odontología
y nutrición.
A nuestros pacientes
que siempre nos enseñan.

Colaboradores.—

Jorge Alvarado
Médico nefrólogo en el Instituto Autónomo Hospital Universitario de Los Andes,
profesor emérito de la Universidad de Los Andes, Mérida.

Hilarión Araujo Unda
Médico neurólogo en el Instituto Autónomo Hospital Universitario de Los Andes,
profesor emérito de la Universidad de Los Andes, Mérida.

Luisa Betancourt de Adarmes †
Médico internista-reumatóloga en el Instituto Autónomo Hospital Universitario de Los Andes,
profesora de la Universidad de Los Andes, Mérida.

Morella Bouchard
Médico internista-inmunóloga en el Instituto Autónomo Hospital Universitario de Los Andes,
profesora de la Universidad de Los Andes, Mérida.

José Agustín Caraballo Sierra
Doctor en ciencias médicas y médico internista en el Instituto Autónomo Hospital Universitario
de Los Andes, profesor emérito de la Universidad de Los Andes, Mérida.

Gerardo Casanova Araque
Médico internista-gastroenterólogo en el Instituto Autónomo Hospital Universitario de Los Andes,
profesor emérito de la Universidad de Los Andes, Mérida.

José Ángel Cova
Médico internista-inmunólogo en el Instituto Autónomo Hospital Universitario de Los Andes,
profesor emérito de la Universidad de Los Andes, Mérida.

Roberto A. Rivas Hernández
Médico internista-intensivista en el Instituto Autónomo Hospital Universitario de Los Andes,
docente de Postgrado de la Universidad de Los Andes, Mérida.

Jesús Alfonso Osuna Ceballos
Médico endocrinólogo del Instituto Autónomo Hospital Universitario de Los Andes,
profesor emérito de la Universidad de Los Andes, Mérida.

Genoveva Pedriquez
Médico internista-endocrinólogo. Egresada de la Universidad de Los Andes, Mérida.

Carlos Peñaloza Martínez
Médico neurólogo especialista en líquido cefalorraquídeo y demencias, profesor de la
Universidad de Los Andes, Mérida, y del Instituto Universitario de Especialidades, Táchira.

Vicente Rodríguez
Médico internista-reumatólogo en el Instituto Autónomo Hospital Universitario de Los Andes,
profesor de la Universidad de Los Andes, Mérida.

Hildebrando Romero Sandoval
Médico hematólogo en el Instituto Autónomo Hospital Universitario de Los Andes,
profesor de la Universidad de Los Andes, Mérida.

Lilia Uzcátegui de Saughi
Médico internista-endocrinólogo en el Instituto Autónomo Hospital Universitario de Los Andes,
profesora emérito de la Universidad de Los Andes, Mérida.

Mariflor Vera
Médico internista en el Instituto Autónomo Hospital Universitario de Los Andes,
profesor de la Universidad de Los Andes, Mérida.

Yajaira Zerpa
Médico endocrinóloga en el Instituto Autónomo Hospital Universitario de Los Andes,
profesora de la Universidad de Los Andes, Mérida.

Índice general.—

Prólogo — **9**

Cap. 01 Recuentos celulares hematológicos — **11**

Cap. 02 Pruebas de los trastornos hemorrágicos — **29**

Cap. 03 Estados de hipercoagulabilidad — **47**

Cap. 04 Proteínas séricas en enfermedades hematológicas — **59**

Cap. 05 Pruebas para el uso de anticoagulantes — **75**

Cap. 06 Biomarcadores para infarto del miocardio — **81**

Cap. 07 Marcadores tumorales — **87**

Cap. 08 Pruebas en el síndrome de inmunodeficiencia adquirida — **99**

Cap. 09 Pruebas del líquido cefalorraquídeo — **113**

Cap. 10 Pruebas de la función hepática — **135**

Cap. 11 Pruebas generales en enfermedades reumáticas — **155**

Cap. 12 Pruebas inmunológicas en las enfermedades reumáticas — **173**

Cap. 13 Anticuerpos en las enfermedades de origen autoinmune — **193**

Cap. 14 Pruebas de la función tiroidea — **201**

Cap. 15 Pruebas de la función de las glándulas paratiroides — **215**

Cap. 16 Pruebas de la función del páncreas endocrino — **223**

Cap. 17 Pruebas en la diabetes insípida — **231**

Cap. 18 Prolactinomas — **235**

Cap. 19 Acromegalia — **239**

Cap. 20 Pruebas de la función adrenal — **243**

Cap. 21 Pruebas del equilibrio ácido-base — **261**

Cap. 22 Pruebas de la función gastrointestinal — **275**

Cap. 23 Pruebas en las infecciones de transmisión sexual — **289**

Cap. 24 Pruebas de la función renal — **301**

Abreviaturas — **320**

Índice alfabético — **323**

Prólogo.—

Los exámenes de laboratorio ayudan al médico en el diagnóstico de las enfermedades. El resultado de una prueba que confirme o excluya un diagnóstico está determinado por su sensibilidad y especificidad. Los médicos clínicos deben recordar que el diagnóstico de una enfermedad se basa en la historia clínica y el examen físico del paciente, y que las pruebas de laboratorio se emplean únicamente para confirmar una impresión diagnóstica. El llamado "perfil de laboratorio" para una enfermedad en particular es un mito porque desafortunadamente no existen pruebas de laboratorio infalibles para una patología en particular. Por lo tanto, los exámenes a solicitar dependen de la orientación clínica inicial y son de mucha utilidad, dado que permiten confirmar rápidamente la impresión diagnóstica y aplicar un tratamiento apropiado. De igual manera la confiabilidad de las pruebas depende en gran medida de la excelencia del Bioanalista.

LUISA BETANCOURT[†]

CAPÍTULO
01

Recuentos celulares hematológicos

Hildebrando Romero Sandoval

LEUCOCITOS

Los leucocitos, desde el punto de vista morfológico se dividen en granulocitos (polimorfonucleares), monocitos y linfocitos; los granulocitos, a su vez, en neutrófilos, eosinófilos y basófilos. El aumento o disminución del número total de leucocitos se denominan *leucocitosis* o *leucopenia* respectivamente; éstas pueden involucrar todas las líneas celulares o sólo un tipo específico de ellas; razón por lo que todo contaje leucocitario debe incluir un *recuento diferencial*.

El recuento diferencial enumera cada tipo de leucocito en cifras porcentuales o relativas; se cuentan 100 células en un frotis de sangre periférica, sin importar el grado de madurez o diferenciación y los resultados se reportan en los porcentajes de cada tipo contado. De igual manera, para la interpretación precisa del aumento o disminución de alguna línea celular, es necesario calcular su cifra absoluta, según la regla siguiente:

$$\text{Cuenta absoluta células/mm}^3 = \frac{\text{cuenta diferencial relativa (\%) x cuenta leucocitaria (leucocitos/mm}^3)}{100}$$

Valores normales (relativos y absolutos) de los leucocitos:

Valores relativos (%)	*Valores absolutos* (10^9/L)
Leucocitos 5.8–10 × 10^9/L	
Neutrófilos 50–70%	Neutrófilos 3–6 × 10^9/L
Linfocitos 20–50%	Linfocitos 1.50–3.0 × 10^9/L
Eosinófilos 1–4%	Eosinófilos 0.05–0.3 × 10^9/L
Monocitos 2–7%	Monocitos 0.15–0.7 × 10^9/L
Basófilos 0.75–2%	Basófilos 0.1 –0.2 × 10^9/L
Cayados 0–2%	Cayados 0.15–0.2 × 10^9/L

El núcleo de los granulocitos se segmenta progresivamente a medida que va madurando; según el número de lóbulos del núcleo puede predominar cualquiera de sus formas inmaduras: promielocitos, mielocitos, metamielocitos y cayados; a estos hallazgos se le denomina *desviación a la izquierda*, típico de las infecciones bacterianas agudas (recordar que los cayados son las células que preceden inmediatamente a los polimorfonucleares). La alteración de los granulocitos puede ser cuantitativa (leucocitosis y leucopenia) o cualitativa (trastornos funcionales: quimiotaxis, fagocitosis, adhesión); los trastornos cualitativos son raros y obviamente se acompaña de susceptibilidad a las infecciones. A continuación se describirán las diferentes alteraciones de los leucocitos observados con más frecuencia en la práctica diaria.

Leucocitosis

Se refiere al incremento del número de leucocitos circulantes por encima de 10.000 por mm^3. El aumento puede incluir uno o más subgrupos de leucocitos: granulocitos (neutrófilos, eosinófilos y basófilos), monocitos o linfocitos. La mayoría de las veces es por un solo tipo de leucocito, generalmente neutrófilo, con aumento moderado de las otras series. Recordar que un 5% de la población tiene normalmente una cuenta blanca fuera de los límites normales. Un paciente con leucocitosis puede presentarse en tres formas:

- Con un conjunto inicial de síntomas y signos.
- Con una enfermedad de base conocida; por ej., una leucemia mieloide o linfoide crónica.
- Con un examen de laboratorio de rutina.

La historia clínica y el examen físico del paciente son importantes para orientar las posibilidades de la leucocitosis; por ej., una leucocitosis con neutrofilia y eosinopenia se puede observar en pacientes con esplenectomía, inflamaciones crónicas o por el uso crónico de esteroides. En la drepanocitosis puede haber leucocitosis por ausencia del bazo o por incremento de la hematopoyesis (la médula ósea responde como un todo, "concepto de eritrón"); en estos pacientes, una leucocitosis puede ser el anuncio de una crisis hemolítica y se considera un factor predictivo de gravedad.

Una *falsa leucocitosis* se observa cuando existe aumento de normoblastos en sangre periférica, éstos interfieren en el contaje blanco, hecho que obliga a corregirlo. Igualmente, la presencia de *pseudoleucocitosis,* observada en las crioglobulinemias; estas globulinas, al precipitar en frío, forman una película que es contada erróneamente por los contadores automatizados como leucocitos.

Neutrofilia.— Se refiere al aumento absoluto de los neutrófilos en sangre periférica por encima de 6 x 10^9/L y, es la causa más común de leucocitosis por la gran variedad de enfermedades que la presentan, como:

- *Trastornos inflamatorios:* artritis reumatoide, lupus eritematoso sistémico, polimiositis y tiroiditis.

- Hemorragia aguda (la leucocitosis se debe a la respuesta global de la médula ante el estímulo hemorrágico).
- *Enfermedades hematológicas:* leucemias (agudas y crónicas) y crisis de una anemia hemolítica.
- *Emergencias médicas:* quemaduras, politraumatismos, infarto del miocardio, infecciones bacterianas agudas (reacciones leucemoides), cetoacidosis diabética, eclampsia, tirotoxicosis "tormenta tiroidea", uremia e intoxicaciones (plomo, mercurio, quinina y cigarrillo).

Eosinofilia.— Se refiere al aumento absoluto de los eosinófilos en sangre periférica por encima de 0.3 x 10^9/L. Generalmente, la eosinofilia no es muy intensa, aunque en algunas enfermedades puede llegar a ser severa (>1.500 mm³). Las causas más comunes son las siguientes.

- *Enfermedades alérgicas.* Las patologías más frecuentes son asma bronquial, urticaria, edema angioneurótico, enfermedad del suero, vasculitis, alergia a los alimentos y medicamentos. Se acompañan generalmente de un aumento de la IgE sérica.
- *Parásitos e infecciones.* Los más notables son las que invaden los tejidos, como la triquinosis (*T. spirallis*), equinococosis (quiste hidatídico por *Echinococcus granulosus*), toxocarosis (larva migratoria visceral por *Toxocara canis*) y filariasis por *Wuchereria*. También se observan en la parasitosis intestinal por *Necator americanus, Strongyloides stercoralis y Ascaris lumbricoides*; este último, en su paso por el pulmón, produce una neumonía eosinófila (síndrome de Löffler). Causas frecuentes las ectoparasitosis, como la escabiosis.
- *Dermatopatías:* psoriasis, pénfigo, eczema y dermatitis herpetiforme.
- *Neoplasias:* linfomas Hodgkin y no Hodgkin a células T, policitemia vera, leucemia mieloide crónica y micosis fungoide.
- *Enfermedades hematológicas:* estados post-esplenectomía y las anemia perniciosa y drepanocítica.
- *Otras:* artritis reumatoide, periarteritis nudosa, colitis ulcerativa y síndrome hipereosinofílico idiopático.

Basofilia.— Se refiere al aumento absoluto de los basófilos en sangre periférica por encima de 0.2 x 10^9/L. Las causas más comunes son síndromes mieloproliferativos crónicos (leucemia mieloide crónica), mixedema, colitis ulcerativa y medicamentos (estrógenos y drogas antitiroideas).

Linfocitosis

Consiste en el aumento absoluto de los linfocitos en la sangre periférica por encima de 3 x 10^9/L (siempre que no exista leucopenia con neutropenia absoluta). Es normal entre los 4 meses y 4 años de edad. Las causas más comunes son:

- *Infecciones agudas:* mononucleosis infecciosa (*Epstein-Barr* y *Citomegalovirus*), eruptivas de la infancia, tosferina, neumonías virales, enfermedades por protozoarios (toxoplasmosis) y linfocitosis infecciosa aguda.
- *Infecciones crónicas:* brucelosis, tuberculosis y sífilis congénita.
- *Enfermedades hematológicas:* leucemia linfocítica aguda y linfoide crónica, enfermedad de cadenas pesadas y linfoma no Hodgkin de bajo grado.
- *Endocrinopatías:* tirotoxicosis y enfermedad de Addison.
- Reacciones alérgicas (medicamentos y alimentos).

Monocitosis

Se refiere al aumento absoluto de los monocitos en la sangre periférica por encima de 0.7 x 10^9/L. Las causas más comunes son las siguientes.

- *Infecciones bacterianas:* endocarditis bacteriana, sífilis, brucelosis y tuberculosis (es interesante recordar que los fosfolípidos que recubren el bacilo de Koch son desdoblados dentro del monocito y éste se transforma en la célula epitelioide del granuloma).
- *Enfermedades hematológicas:* síndromes mielodisplásicos, leucemia monocítica aguda y mielomonocítica crónica, linfoma de Hodgkin, en la fase de recuperación de una neutropenia y estados post-esplenectomía.
- *Neoplasias:* cáncer de ovario, estómago y mama
- *Otras:* enfermedades del tejido conectivo, esprúe, enteritis regional y colitis ulcerativa.

Reacción leucemoide

Consiste en el aumento de los leucocitos por encima de 50 x 10^9/L tanto así, que puede confundirse con una leucemia mieloide crónica y una reacción leucoeritroblástica. Ocurre como respuesta a muchas enfermedades con liberación masiva de leucocitos inmaduros a la sangre periférica. Se observa un incremento exagerado de neutrófilos, tanto maduros como cayados (en banda) e inclusive inmaduros (blastos), con una desviación franca a la izquierda; además, existen granulaciones tóxicas y vacuolas en los granulocitos. Sin embargo, las manifestaciones clínicas de la reacción leucemoide y el laboratorio son elocuentes; debe existir una condición importante: infección aguda o crónica, intoxicaciones, hemorragias o hemólisis severa, cetoacidosis diabética, quemaduras graves, neoplasias (riñón, mama y estómago) o neoplasias que infiltren la médula ósea. En las reacciones leucemoides el cromosoma Filadelfia es negativo y la fosfatasa alcalina leucocitaria está muy elevada (recordar que esta última disminuye en la leucemia mieloide crónica).

Existen tres tipos de reacciones leucemoides: mieloide, linfoide y monocitoide. Las *reacciones leucemoides mieloides neutrofílicas* son las más frecuentes; se deben a infecciones bacterianas y presentan aumento de neutrófilos y cayados. Las *reacciones leucemoides linfoides* cursan con una linfocitosis absoluta donde se pueden apreciar linfocitos atípicos (*virocitos*) y células inmaduras; es común observarlas en las infecciones virales (mononucleosis y hepatitis viral) y, tras la aplicación de vacunas. Las *reacciones leucemoides monocíticas* son raras y se observan en las parasitosis.

Para diferenciar una reacción leucemoide de una leucemia aguda o crónica, se debe recordar que la *leucemia mieloide aguda* cursa con un porcentaje alto de blastos en el frotis de sangre periférica y el examen de la médula ósea muestra un exceso de blastos clonales que desplazan al resto de la serie hematopoyética. Estos elementos les dan el espectro hematológico a las leucemias, o sea, anemia, leucocitosis y/o leucopenia y trombocitopenia. La *leucemia mieloide crónica* presenta esplenomegalia, fosfatasa alcalina leucocitaria baja (citoquímica) y en el frotis de sangre periférica se observan todos los períodos de diferenciación de la serie mieloide, desde el blasto hasta el segmentado maduro, con un pico en metamielocitos y segmentados neutrófilos y, un número elevado de eosinófilos y basófilos; las técnicas citogenéticas o de hibridación fluorescente *in situ* revelan la presencia del cromosoma *Filadelfia*.

Las infecciones que pueden producir un cuadro sanguíneo periférico que recuerda la *leucemia mieloide aguda* son la neumonía, septicemias, endocarditis bacteriana, meningitis y difteria, y a una *leucemia linfocítica* son la tosferina, mononucleosis infecciosa, infección por citomegalovirus, parotiditis y la linfocitosis infecciosa. La tuberculosis miliar puede remedar a las leucemias mieloide, linfoide o monocítica.

Reacción leucoeritroblástica

En esta patología, el frotis de sangre periférica se caracteriza por la presencia de eritrocitos nucleados, células mieloides tempranas (promielocitos, mielocitos, metamielocitos y cayados), fragmentos de megacariocitos y en ocasiones células en lágrima (dacriocitos). Las causas más frecuentes son:

- *Enfermedades hematológicas:* síndromes linfoproliferativos y mieloproliferativos agudos y crónicos, síndromes mielodisplásicos, mielofibrosis, anemia hemolítica (crisis) y hemorragias.
- *Tumores metastásicos:* cáncer de mama, próstata, pulmón y neuroblastoma.
- *Infecciones:* tuberculosis miliar y micosis profundas.
- *Otras:* sarcoidosis y enfermedades de depósito (Gaucher y Niemann-Pick).

Leucopenia

Se define como un recuento leucocitario inferior a 4.5 x 10^9/L. Es un motivo frecuente de consultas, que alarman tanto al médico como al paciente. Antes de considerar una verdadera leucopenia se debe correlacionar con la edad del paciente y las cifras absolutas y relativas del recuento. En el adulto, el mayor porcentaje de leucocitos corresponde a los neutrófilos y la causa más frecuente de leucopenia es por neutropenia.

Neutropenia.— Se refiere a la disminución absoluta de los neutrófilos en sangre periférica por debajo de 1.5 x 10^9/L; puede ser leve (> de 1000), moderada (500-1000) o severa (< de 500). El diagnóstico siempre se orienta con la historia clínica, y si el paciente está asintomático este hallazgo se debe confirmar con el hematólogo. Las neutropenias se clasifican según su *origen* y *lugar* donde se produce la destrucción.

Origen.—

- *Congénitas:* neutropenia cíclica, que generalmente ocurre cada 3 semanas; también en el síndrome de Kostman (*agranulocitosis infantil*)
- *Adquiridas idiopáticas:* neutropenia crónica idiopática y neutropenia autoinmune (similar a la anemia hemolítica autoinmune y a la púrpura trombocitopénica autoinmune).
- *Autoinmune.* Predomina en las mujeres; se debe a la presencia de anticuerpos específicos citotóxicos hacia los granulocitos (anticuerpos antineutrófilos). Se puede asociar a ciertas enfermedades de etiología autoinmune: púrpura trombocitopénica autoinmune, anemia hemolítica autoinmune, LES, hipertiroidismo, linfoma de Hodgkin y hepatitis crónica.
- *Adquiridas secundarias:* medicamentos (agranulocitosis-angina de Schultz), déficit nutricional, isoinmune, hiperesplenismo, asociada a trastornos inmunológicos e infecciones (fiebre tifoidea, brucelosis y tuberculosis miliar); protozoarios (paludismo y leishmaniasis); virus (hepatitis, mononucleosis infecciosa, rubéola y SIDA).

En los procesos infecciosos, las neutropenias se deben a varios factores: acción de las endotoxinas sobre la granulopoyesis, aumento de la adherencia de los granulocitos al endotelio vascular, consumo de leucocitos en el lugar de la infección, y secuestro esplénico en caso de esplenomegalia.

El *hiperesplenismo* se debe a la hipertrofia esplénica (esplenomegalia); generalmente produce pancitopenia, aunque puede presentarse con una neutropenia aislada. Entre las enfermedades más frecuentes están las hepatopatías crónicas con hipertensión portal, síndromes linfoproliferativos, paludismo, Kala-azar, síndrome de Felty y la enfermedad de Gaucher.

Lugar donde se produce la destrucción.—

- *Central o descenso de la producción:* global (aplasia medular) y específica (angina de Schultz).
- *Periférica o aumento de la destrucción:* médula ósea (leucopoyesis ineficaz) y en la sangre periférica (infección viral y por autoanticuerpos).

Agranulocitosis.— Se define como una disminución absoluta de neutrófilos en la sangre periférica, menos de 0.5 x 10⁹/L. Es una enfermedad generalmente grave, de comienzo agudo y idiopática en cerca de un 50%. Por lo general se presenta en un paciente que ha recibido medicamentos y consulta por fiebre, afectación del estado general, úlceras necróticas en las mucosas y tendencia al *shock* séptico. Puede ser inmunoalérgica o idiosincrática.

Mecanismo inmunoalérgico. Es la más frecuente; el individuo tiene una sensibilidad elevada frente al medicamento. En este mecanismo, el fármaco se une al neutrófilo y actúa como antígeno para la producción de anticuerpos. Esta reacción, generalmente, es dosis dependiente.

Mecanismo idiosincrático. En esta condición el paciente tiene una susceptibilidad innata a ciertos medicamentos, no se detectan anticuerpos y la agranulocitosis no es dosis dependiente; inclusive puede ocurrir con la primera dosis del medicamento; entre estos los más frecuentes son:

- *Analgésicos:* dipirona, fenilbutazona y fenacetina.
- *Antimicrobianos:* cloranfenicol, sulfas y betalactámicos.
- *Anticonvulsivantes:* barbitúricos e hidantoínas.
- *Varios:* metimazol, sales de oro, fenotiazinas, clorotiazida y acetozolamida.

El estudio hematológico reporta leucopenia con neutropenia absoluta y en el frotis de sangre periférica se observa ausencia de la serie granulocítica y las otras series están conservadas. Para confirmarlo debe hacerse un estudio de la médula ósea, ya que es fundamental para el diagnóstico diferencial con otras entidades en las que la serie roja y megacariocítica están normales, pero hay poca serie granulocítica, con un aumento reactivo de los linfocitos y células plasmáticas. Un signo de buen pronóstico en la sangre periférica es la presencia de monocitosis, éstos abandonan la médula antes que los granulocitos; además, en la médula ósea se observa hiperplasia de promielocitos, que se puede confundir con una parada de la maduración de esta serie a ese nivel, pero no es tal, sino que indica una recuperación de la médula para iniciar la producción de granulocitos.

ERITROCITOS

Los eritrocitos, vistos de perfil, tienen una forma bicóncava y de frente son redondeados; tienen un diámetro promedio de 8 μ, grosor de 2 μ, volumen de 90 fentolitros y una vida media de 100 a 120 días. El 33% de su contenido es de hemoglobina, de allí su color rosado "acidófilo" con la coloración de Wright. Carecen de núcleo y mitocondrias, por lo que son incapaces de sintetizar proteínas; sus requerimientos energéticos provienen del metabolismo de la glucosa que mantiene la hemoglobina en estado soluble y reducida, y además provee el *2,3 difosfoglicerato (2,3 DPG)* y el ATP necesarios para conservar la función de la membrana celular.

La cifra normal de eritrocitos para el hombre es de 4.5 a 6.2 millones por mm³ y la mujer de 4 a 5.5. La disminución del número de eritrocitos ocasiona descenso de la hemoglobina y el aumento poliglobulia. Las cifras de hemoglobina y hematocrito se emplean en forma equivalente para identificar una anemia. Los valores normales de la hemoglobina y hematocrito en el hombre son 16 ± 2 g/dl y 47 ± 6%, respectivamente; en la mujer son de 14 ± 2 g/dl y 40 ± 6%. Aunque la historia clínica y el examen físico del paciente orientan a la existencia de una anemia o poliglobulia y su posible etiología, es indispensable un perfil hematológico básico para su diagnóstico preciso y tratamiento adecuado.

Anemias

Para el diagnóstico de una anemia es imprescindible obtener las cifras de hemoglobina, hematocrito, reticulocitos, índices eritrocitarios (índices de Wintrobe), alteraciones morfológicas de los eritrocitos y el recuento de leucocitos y plaquetas. Estos exámenes se logran con los contadores automatizados disponibles en los laboratorios, pero si los hallazgos no son concluyentes es necesario el análisis manual, preferiblemente por el hematólogo.

Reticulocitos

Son eritrocitos jóvenes, recién liberados de la médula ósea, que todavía conservan alguna organela citoplasmática (mitocondrias, ribosomas y aparato de Golgi); se colorean con azul de cresil brillante. Son más grandes que los eritrocitos y representan 0.5 a 1.5% del total de ellos en la sangre periférica y sus valores absolutos son de 35.000 a 75.000 mm^3. Los reticulocitos aumentan cuando la médula ósea produce más eritrocitos en respuesta a hemólisis, hemorragias o por el uso de hierro, ácido fólico o vitamina B$_{12}$ en las anemias carenciales, y disminuyen en la anemia aplásica y la mieloptisis. En una anemia el porcentaje de reticulocitos puede estar elevado realmente o ser un aumento relativo por disminución de los eritrocitos; por esta razón es indispensable la corrección mediante la siguiente fórmula:

$$\text{Reticulocitos corregidos} = \frac{\text{Hematocrito del paciente x reticulocitos del paciente (\%)}}{\text{Hematocrito normal}}$$

Una corrección adicional del contaje de reticulocitos es necesaria si se observa en el frotis de sangre periférica policromatofilia. En anemias severas la estimulación de la eritropoyetina sobre la MO facilita la liberación de reticulocitos prematuramente como macrocitos o eritroblastos policromatófilos (parecidos a los reticulocitos), dos o tres días antes de su maduración habitual. Esto significa que al tiempo de maduración en la MO se suma el tiempo de maduración en la sangre periférica para que pierda su retícula y se convierta en un eritrocito maduro. Cuanto más severa es la anemia, más inmaduro es el reticulocito liberado, de manera que, hematocritos de 35, 25 y 15 vol/% se correlacionan con una entrega temprana de reticulocitos a la sangre periférica y una maduración prolongada de 1.5, 2.0 y 2.5 días respectivamente.

Para corregir la maduración prolongada de estos reticulocitos circulantes, se utiliza la fórmula llamada índice de *producción reticulocitaria* (IPR):

$$\text{IPR} = \frac{\text{Hematocrito del paciente x cuenta de reticulocitos (\%)}}{\text{Hematocrito}} \times \frac{1}{\text{Días maduración}}$$

Para aclarar estos conceptos y la aplicación de estas fórmulas, véase el ejemplo de un paciente que tiene 6% de reticulocitos en sangre periférica con una Hto de 25:

$$IPR = \frac{25 \times 6}{45} \times \frac{1}{2}$$

Índice de producción reticulocitaria = 3.3 x 0.5 = 1.6

El IPR es el indicador más preciso de una adecuada respuesta medular frente a la anemia; cuando es mayor de 3 existe una respuesta medular adecuada (anemia regenerativa) y cuando es menor de 3 la respuesta es ineficaz (anemia arregenerativa).

Índices eritrocitarios

Son de utilidad para clasificar los eritrocitos según su tamaño y contenido en hemoglobina. Para calcular estos índices es necesario conocer las cifras de hematocrito, hemoglobina y el número total de eritrocitos.

- Volumen corpuscular medio o VCM (VN= 83-97 fl). Corresponde a la masa de eritrocitos y se obtiene mediante la fórmula: VCM = Hto x 10/ número en millones de los eritrocitos.
- Concentración de hemoglobina corpuscular media o CMHC (VN= 32-36 g/dl). Expresa la cantidad media de hemoglobina en cada eritrocito y se obtiene mediante la fórmula: CHCM = Hb x 100/Hto.
- Hemoglobina corpuscular media o HCM (VN= 27-32 pg). Corresponde a la concentración de hemoglobina en cada eritrocito y se obtiene mediante la fórmula: HCM= Hb x 10/número en millones de eritrocitos.

Según el VCM, las anemias se clasifican en normocíticas (83-97 fl), microcíticas (< 83 fl) y macrocíticas (> 97 fl). Según la CHCM, en normocrómicas (32-36 g/dl) e hipocrómicas (< 32 g/dl).

Anemia normocítica normocrómica.— Toda anemia normocítica normocrómica es patológica hasta que no se demuestre lo contrario. Generalmente se debe a hemorragias agudas, anemias hemolíticas, aplasia medular e infiltración neoplásica de la médula.

Anemia microcítica hipocrómica.— Se ve en la anemia ferropénica, talasemias, enfermedades crónicas y en la anemia sideroblástica.

Anemias macrocíticas.— Es propia de las anemias megaloblásticas, alcoholismo crónico, hepatopatías crónicas, hipotiroidismo y por la presencia de reticulocitosis.

Alteraciones morfológicas de los eritrocitos

En condiciones normales, todos los eritrocitos tienen el mismo tamaño, forma y color; pero existen enfermedades que alteran esta igualdad **(FIG 1)**.

- *Alteraciones del tamaño o anisocitosis:* macrocitosis oval o redonda (aumento del tamaño); microcitosis (disminución del tamaño); y *rouleaux* (se contactan entre sí, formando "pilas de monedas").
- *Alteraciones de la forma o poiquilocitosis:* ovalocitos (ovalados y de tamaño normal); dianacitos (con diana central o "tiro al blanco"); eliptocitos (ovales y muy alargados); drepanocitos (alargados, terminados en punta y doblados en forma de hoz); esquistocitos (eritrocitos pequeños y fragmentados) y microesferocitos (pequeños, redondos y sin halo central).

FIG 1 Alteraciones de la forma de los eritrocitos (Poiquilocitosis).

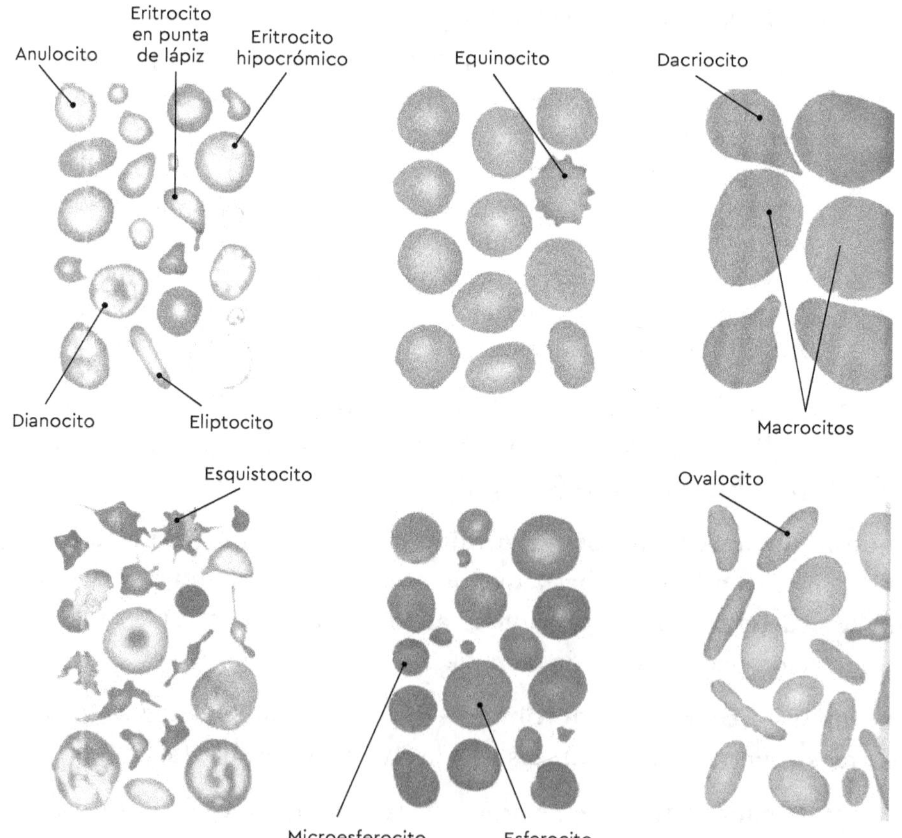

- *Alteraciones del color (normocromía):* policromatófilos (color grisáceo por restos de ADN; hipocromía (coloración disminuida) e hipercromía (coloración aumentada).

Inclusiones eritrocitarias.— Cuerpos de Howell Holly (cuerpos redondos, pequeños excéntricos y únicos de color púrpura oscura); corpúsculos de Heinz (compuestos de hemoglobina desnaturalizada o precipitada próximos a la membrana celular; punteado basófilo (gránulos de ARN, redondos o irregulares de número y tamaño variable y distribuidos en la célula); anillos de Cabot (finas fibras basófilas que se disponen en forma de 8, cerca de la membrana eritrocitaria) y cuerpos de Pappenheimer (inclusiones intraeritrocitarias que contienen gránulos de hierro y restos mitocondriales) **(FIG 2)**.

FIG 2 Inclusiones Eritrocitarias.

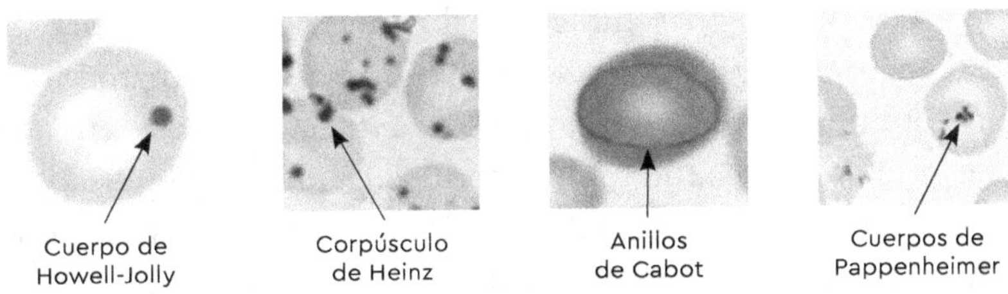

Para complementar el estudio de las anemias son importantes pruebas de laboratorio especializadas como niveles séricos de (hierro, folato y vitamina B_{12}), capacidad total de unión del hierro a la transferrina, porcentaje de saturación de la transferrina y ferritina sérica. Muchas veces, para llegar al diagnóstico es necesario el estudio morfológico de la médula ósea mediante el aspirado y/o la biopsia. A continuación, algunos valores séricos normales que orientan la etiología carencial de las anemias.

Hierro sérico o sideremia.— (VR= 70-200 µg/dl). Es la cantidad de hierro que circula en sangre, unido a la transferrina (globulina sérica que transporta hierro desde el intestino hasta los sitios de utilización).

Capacidad total de unión o fijación del hierro a la transferrina o TIBC.— (VR= 300 a 360 µg/dl). Es una medida indirecta de la transferrina circulante. Cada gramo de transferrina puede unir 1,25 µg de hierro; por consiguiente, existe suficiente cantidad de transferrina en el plasma para combinarse con 300 a 360 µg de hierro por decilitro de plasma.

Porcentaje de saturación de la transferrina.— (25 a 30%). Un 95% del hierro sérico se combina con la transferrina; pero sólo una tercera parte de ella se encuentra saturada con hierro sérico (25-30%). En la anemia por carencia de hierro esta saturación cae por debajo del 20% del total; por lo tanto, queda libre el resto de la transferrina y como resultado un aumento de la misma. El porcentaje de saturación de la transferrina se obtiene de la siguiente manera: concentración sérica de hierro x 100/TIBC.

Ferritina sérica.— (VR= 15 a 300 ng/ml). La ferritina es una proteína que almacena hierro en los macrófagos y hepatocitos. La ferritina sérica está en equilibrio con la ferritina tisular, por lo tanto, su determinación en el suero evalúa los depósitos de hierro corporal.

ERITROCITOSIS

La eritrocitosis consiste en el aumento del número de eritrocitos; se sospecha cuando existen cifras de hemoglobina >18,5 g/dl o hematocrito > 55.5 Vol% en el hombre y, 16 g/dl y 49.5 Vol%, respectivamente, en la mujer. Puede ser primaria o secundaria y ambas congénitas o adquiridas; las de mayor prevalencia son las secundarias adquiridas y la primaria adquirida conocida como *policitemia rubra vera*; aunque las secundarias adquiridas no son enfermedades hematológicas *per se*. El diagnóstico de las eritrocitosis congénitas no es fácil, debido a la diversidad de mutaciones que las originan. Anteriormente el término policitemia se utilizaba como sinónimo de eritrocitosis, sin embargo, la *policitemia rubra vera* implica un aumento de las tres series hematopoyéticas y no al incremento aislado de las cifras de glóbulos rojos, hemoglobina y hematocrito. La eritrocitosis primaria se caracteriza por bajos niveles de eritropoyetina (EPO) y la secundaria por niveles altos.

Eritrocitosis primaria.— (bajos niveles de EPO):

- *Congénita.* Mutaciones heterocigotas del gen del receptor de la eritropoyetina (EPOR), por ej., ECYT1.
- *Adquirida.* Mutaciones del gen JAk2 (policitemia rubra vera).

Eritrocitosis secundaria.— (altos niveles de EPO):

- *Congénita*:
  - Defecto en la sensibilidad de la vía del oxígeno: mutaciones en el gen VHL (policitemia Chuvash), EGLN1 (PHD2), EPAS1 (HF2A).

- Desviación hacia la izquierda de la curva de disociación de la hemoglobina: hemoglobina con alta afinidad por el oxígeno (mutaciones de los genes HBB, HBA1, HBA2).
- Disminución del 2-3 DFG (mutaciones BPGM).

- *Adquirida*:
  - Hipoxia sistémica: EPOC, *shunt* cardiovascular de derecha a izquierda, eritrocitosis del fumador, apnea del sueño y en habitantes de grandes alturas.
  - Hipoxia local: estenosis de la arteria renal, eritrocitosis pos-trasplante renal.
  - Producción anormal de EPO: hemangioblastoma cerebeloso, carcinoma renal y hepático, feocromocitoma y leiomioma uterino.
  - Fármacos: EPO y andrógenos.

La eritrocitosis secundaria adquirida no se considera una enfermedad hematológica; por el contrario, las primarias congénitas y adquiridas y las secundarias congénitas sí reflejan una hiperactividad permanente primaria eritrocitaria medular neoplásica (policitemia vera) o secundaria a un aumento de la eritropoyetina.

También se describen condiciones asociadas a eritrocitosis secundaria adquirida como la obesidad, exceso de alcohol, tabaquismo e hipertensión arterial; todas asociadas a una mayor tasa de morbi-mortalidad; sin embargo, no se ha demostrado que se deban solo a la elevación de la masa eritrocitaria, porque la reducción de su volumen no ha disminuido la morbimortalidad.

Para orientar una eritrocitosis se debe estudiar la masa eritrocitaria, la saturación arterial de oxígeno, la curva de disociación de la hemoglobina-oxígeno, los niveles séricos de eritropoyetina y los estudios moleculares. Recordar que una excelente historia clínica puede orientar y simplificar el estudio de un paciente con eritrocitosis.

Masa eritrocitaria.— Se realiza con técnicas de dilución mediante el radioisótopo (Cr^{51}), que marca una muestra de eritrocitos del paciente "*in vitro*". Una masa > de 36 mg/Kg en hombres y > de 32 en mujeres orientan a una eritrocitosis primaria o secundaria congénita.

Saturación arterial de oxígeno.— Su determinación ayuda a diferenciar algunas eritrocitosis primarias congénitas o secundarias adquiridas. Si es menor de 92 % la eritrocitosis es secundaria a hipoxia tisular por un aumento en la producción de eritropoyetina (eritrocitosis secundaria congénita).

Si, por el contrario, la saturación de oxígeno es normal, se debe determinar la P_{50} en la sangre (eritrocitosis primaria adquirida o secundaria adquirida).

P50 en sangre.— Se define como la presión parcial de oxígeno de la hemoglobina, que se satura un 50 % con oxígeno, VR= 26 mm Hg (a 37 ºC con un pH de 7.4). Si es menor de este valor hay una *hemoglobina anormal* con mayor afinidad por el oxígeno que disminuye su entrega a los tejidos, es decir, se desplaza la oxihemoglobina a la izquierda; se observa en la eritrocitosis secundaria congénita, que lleva a incrementar la formación de eritrocitos por la producción excesiva de eritropoyetina.

Eritropoyetina.— Se debe realizar cuando un paciente con eritrocitosis tiene normales la saturación arterial de oxígeno y la curva de disociación de la hemoglobina. Una determinación de eritropoyetina sérica normal o disminuida nos orienta a una eritrocitosis primaria congénita o adquirida y, si está aumentada hacia una eritrocitosis secundaria congénita o adquirida.

Estudios moleculares.— Se debe determinar un panel molecular completo para eritrocitosis por mutaciones conocidas y nuevas:

- *Mutaciones conocidas:* JAK 2; vía de señalización de la EPO: EPOR, SH2B3 y (LNK) Vía de la sensibilidad del oxígeno: VHL, EPAS1 (HF2A) y EGLN1(PHD2). Genes de la globina: HBB, HBA1, HBA2 y défict del 23 DFG BPGM.

- *Mutaciones nuevas:* HF1A; EGLN2 (PHD1); HF3A; EGLN3 (PHD3); HF1AN (FIH); OS9; ZNF197; EPO.

PLAQUETAS

Las plaquetas son células sanguíneas no nucleadas que tienen un volumen promedio de 10 fl. Se producen en la médula ósea a partir del citoplasma de los megacariocitos. Son células complejas, activas desde el punto de vista metabólico, que interactúan con su ambiente y desencadenan la hemostasia primaria. En los frotis de sangre periférica son células discoides, granulares, azuladas, de un diámetro aproximado de 2 a 3 μ. Su valor normal en la sangre va de 140 a 450 mm^3.

Secuencialmente, las plaquetas se adhieren, agregan y secretan principios activos. La *adhesión* es la propiedad de unión a superficies no plaquetarias como el colágeno subendotelial, donde sella las brechas del endotelio, este es un proceso reversible. La *agregación* es la propiedad de unirse entre sí para formar tapones de plaquetas, es un fenómeno irreversible. La *secreción* del contenido de gránulos plaquetarios se produce durante la adhesión y la agregación, por lo general en una fase tardía del proceso de activación plaquetaria, de manera que también es irreversible.

Las púrpuras representan la patología genuina de los trastornos plaquetarios y se definen como la salida de eritrocitos del torrente sanguíneo y su acumulación en la piel y/o en el tejido celular subcutáneo. Cuando forman lesiones puntiformes se denominan *petequias* Cuando la extravasación es mayor de un centímetro de diámetro se llaman *equímosis*.

Las púrpuras se dividen, en función de los componentes, en tres grandes grupos: púrpuras vasculares, púrpuras trombopénicas y púrpuras trombopáticas:

- *Púrpuras vasculares.* Se deben a una falla del componente vascular que origina hemorragias cutáneas superficiales con número y función plaquetaria normal; incluye muchas variedades, siendo el ejemplo más típico las púrpuras de *origen inflamatorio-endotelial* o vasculitis (púrpura de Henoch-Schönlein, reacciones a fármacos y autoinmunes).

- *Púrpuras trombopénicas.* Ocurre una falla cuantitativa de las plaquetas. Se clasifican según el lugar donde se origina el defecto de la producción; puede ser en la médula ósea (*central*), como ocurre en la anemia de Fanconi, aplasias adquiridas y hemoglobinuria paroxística nocturna o, en sangre (*periféricas*), por mecanismos *inmunes* responsables de la destrucción, como se ve en la púrpura trombocitopénica autoinmune y, finalmente las *periféricas no inmunes,* observadas en el secuestro plaquetario, coagulación intravascular diseminada y en la púrpura trombótica trombocitopénica.

- *Púrpuras trombopáticas.* Se deben a una falla cualitativa del componente plaquetario. Pueden ser de origen congénito (enfermedades de Bernard-Soulier y de Glanzmann) y de origen adquirido (hepatopatía, enfermedad renal crónica y por ingesta de antiagregantes: aspirina, clopidogrel).

Para el estudio de cada una de las patologías ya mencionadas, aparte de la anamnesis y exploración clínica existen análisis de laboratorio que exploran la hemostasia primaria (plaquetas), las cuales se llevan a cabo según la orientación de un trastorno cuantitativo o cualitativo, así tenemos: contaje de plaquetas, tiempo de sangría y las pruebas de agregación plaquetaria, descritas en el capítulo de las enfermedades hemorrágicas.

Referencias

Auerbach M and Adamson J. How we diagnose and treat iron deficiency anemia. Am J Hematol. 2016; 91(1): 31-38.

Abramson NE, Melton B. Leukocytosis: basics of clinical assesment. Review. Am Fam Physi 2000; 62(9): 2053-2060.

Dame C. & Sutor AH. Primary and secundary thrombocytosis in childhood. Br J Haematol 2005; 129(2): 165-167.

Manascero AR. Reporte gráfico del cuadro hemático. 1ª ed. Santa Fe de Bogotá, Ceja. 2000, p 141.

Rodak, F Bernadette. Hematología: fundamentos y aplicaciones clínicas. 2a ed. Buenos Aires, Médico Panamericana, 2004, p 884.

Kassebaum N, Rashmi J, Naghavi M et al. A systemic analysis of global anemia burden from 1990 to 2010. Blood 2014; 123: 615-624.

Provan D, Stasi R, Newland AC, Blanchette VS, Bolton-Maggs P, Bussel JB, et al. International consensus report on the investigation and management of primary immune thrombocytopenia. Blood. 2010; 115:168-86.

Schulze H. & Shivdasani RA. Mechanisms of Thrombopoiesis. J Thromb Haemost 2005; 3 (8): 1717-1724

Tefferi A, Hanson CA, Inwards DJ. How to interpret and pursue an abnormal complete blood cell count in adults. Review-Mayo Clin Proc 2005; 80(7): 923-936.

Turgeon, ML. Hematología Clínica: teoría y procedimientos. México. Editorial el Manual Moderno, 2006.

Tripodi A, Mannucci PM. The coagulopathy of chronic liver disease. N Engl J Med. 2011; 365:147-56.

Young NS, Gerson SL, High AK. Clinical Hematology.1a ed. Canada. Editorial Mosby Selvier, 2006, pp 767-801.

CAPÍTULO

02 | Pruebas de los trastornos hemorrágicos

Hildebrando Romero Sandoval

Los pacientes con trastornos hemorrágicos son muy frecuentes en la práctica clínica diaria. El mayor problema diagnóstico es aclarar si sangran como resultado de lesiones locales o, por el contrario, presentan un trastorno hemostático generalizado. Cuando la alteración es leve, la hemorragia se puede enmascarar por ocurrir sólo después de un traumatismo, pero cuando es grave, el sangrado es espontáneo y excesivo; en estos casos, por lo general no hay dificultades diagnósticas.

Cuando se sospecha un trastorno hemorrágico se deben seguir los siguientes pasos: elaborar una historia clínica adecuada y minuciosa, examen físico y pruebas de laboratorio pertinentes. La historia clínica se considera uno de los elementos más importantes en el diagnóstico de los problemas hemorrágicos generalizados. Se debe descartar si existe un trastorno hemorrágico congénito o adquirido, vascular, plaquetario o plasmático. Las tres primeras posibilidades se pueden orientar con la evaluación cuidadosa de las manifestaciones hemorrágicas del paciente, mientras que la cuarta, sólo con el apoyo del laboratorio. Aunque la historia clínica y el tipo de manifestaciones hemorrágicas permiten sospechar las causas de un trastorno hemorrágico, son las pruebas de laboratorio las que dan el diagnóstico definitivo.

Todos los componentes de la coagulación y el sistema fibrinolítico son sintetizados en el hígado, excepto los factores VIII y von Willebrand, el activador tisular del plasminógeno (t-PA) y la *uroquinasa*; los tres primeros son producidos por las células endoteliales de los vasos sanguíneos y la uroquinasa por el riñón. Por su parte, la proteína S se sintetiza en el hígado y las células endoteliales. Los factores II (protrombina), VII, IX, X y las proteínas S y C requieren de la vitamina K para su síntesis. Estos factores tienen residuos de ácido glutámico en la porción N-terminal de sus moléculas; para ser activados deben ser convertidos en ácido gamma-carboxiglutámico por una *carboxilasa* que requiere la vitamina K; la falta de carboxilación de estos factores conduce a la formación de moléculas no funcionantes. Con el uso de la warfarina se produce una disminución progresiva de los factores dependientes de la vitamina K; los primeros en disminuir son el factor VII (vida media 5 horas) y la proteína C; luego, el factor II, X y la proteína S y, por último, el factor IX.

En el *trastorno generalizado*, el sangrado ocurre usualmente en varios lugares, es espontáneo y se puede acompañar de petequias, equimosis o hematomas. Cuando es *localizado*, generalmente se debe a compromisos locales y proviene de sitios específicos, bajo la forma de epistaxis, metrorragias, hematemesis o melenas. Puede ser *mixto* (localizado y generalizado) en pacientes con coagulación intravascular diseminada (CID).

Los *trastornos congénitos* se manifiestan por lo general desde la infancia, y existen antecedentes familiares y personales de sangrados excesivos, particularmente epistaxis, extracciones dentarias, intervenciones quirúrgicas o traumatismos. Si el trastorno es leve, las manifestaciones hemorrágicas pueden aparecer en la adolescencia o incluso en la edad adulta, tras intervenciones quirúrgicas o traumas; en estos pacientes es muy difícil diagnosticar si el defecto es congénito o adquirido, inclusive, una historia familiar negativa no excluye la posibilidad de un defecto hemorrágico congénito.

Los trastornos *adquiridos* ocurren en los adultos mayores, por lo general asociados a enfermedades evidentes como hepatopatías o nefropatías. En algunas ocasiones el enfermo no presenta alteraciones orgánicas, pero la falta de antecedentes personales y familiares de trastornos hemorrágicos, o la ausencia de sangrado tras intervenciones quirúrgicas o traumas, refuerza la posibilidad de un defecto adquirido. Las hemorragias por trastornos plaquetarios (hemostasia primaria) se presentan usualmente en el momento del trauma y el sangrado persiste por poco tiempo (por no formarse el tapón hemostático primario); por el contrario, cuando es por defecto de la coagulación (hemostasia secundaria) tienden a ser tardíos y permanentes, ya que se forma un coágulo friable y no lo suficientemente estabilizado, es decir, se forma el tapón hemostático primario por las plaquetas, pero no el coágulo secundario.

Las alteraciones de las plaquetas pueden ser cualitativas y cuantitativas. Las manifestaciones clínicas consisten en petequias y equimosis espontáneas, hemorragias por mucosas (epistaxis y sangrado gastrointestinal, pulmonar o genitourinario). Las petequias son generalizadas y simétricas, a diferencia de la púrpura vascular que aparece en las partes declives del cuerpo como los miembros inferiores.

DIAGNÓSTICO DE LABORATORIO DE LOS TRASTORNOS HEMORRÁGICOS

Las pruebas de laboratorio son necesarias para confirmar la gravedad y, sobre todo, la naturaleza del trastorno hemostático. Cada tipo de prueba debe usarse individualmente según la característica de la hemorragia y la patología de base; éstas incluyen pruebas para valorar el defecto vascular y plaquetario (prueba del torniquete, tiempo de sangría, retracción del coágulo, recuento plaquetario, frotis de sangre periférica y agregación plaquetaria); pruebas que miden la coagulación (tiempo de protrombina y tiempo de tromboplastina parcial activada), estudio de la fibrinoformación (incluye la dosificación del fibrinógeno, el tiempo de trombina y el tiempo de reptilasa) y por último las pruebas especiales.

Prueba del torniquete (prueba de Rumpel-Leede)

Se usa para valorar defectos vasculares y plaquetarios; estos trastornos se estudian conjuntamente porque sus manifestaciones suelen ser similares (recordar, además, que las plaquetas son muy importantes para el mantenimiento normal de la integridad vascular). El estudio del enfermo con vasculopatía o trastorno plaquetario se orienta por el aumento de la *fragilidad vascular*. La prueba del torniquete consiste en mantener por un minuto el brazalete del tensiómetro por encima de la presión sistólica; es positiva cuando aparecen petequias por debajo del brazalete; es bastante inespecífica y obviamente puede ser positiva tanto en problemas vasculares como trombocitopenias o trombocitopatías. La positividad puede graduarse en cruces, es decir:

- 1+: pocas petequias en la cara anterior del antebrazo,
- 2+: muchas petequias en la cara anterior del antebrazo,
- 3+: muchas petequias en el brazo y antebrazo,
- 4+: abundantes petequias y confluentes en todo el antebrazo y mano.

Tiempo de sangría (VR= 3 a 8 min)

Consiste en medir el tiempo que dura el sangrado después de hacer una solución de continuidad en la piel. Explora la respuesta plaqueta-endotelio, por lo que refleja la actividad hemostática del tapón plaquetario o un defecto vascular. Si el recuento plaquetario es normal y el tiempo de sangría está prolongado, el diagnóstico es sugestivo de un trastorno cualitativo de la función plaquetaria o una vasculopatía.

En líneas generales el tiempo de sangría se alarga por alteración de la pared vascular, trastornos plaquetarios (trombocitopenias cuando las plaquetas disminuyen por debajo de 100.000 mm³ y en las trombocitopatías), la enfermedad de von Willebrand, disproteinemias, anemias severas y condiciones que produzcan sustancias parecidas a la prostaciclina como ocurre en la enfermedad renal crónica. Si se mantiene el diagnóstico de alteración de la función plaquetaria se deben hacer pruebas sofisticadas de adhesión y agregación plaquetaria (con difosfato de adenosina, epinefrina, colágeno, ristocetina, ácido araquidónico y trombina); además, evaluar las glicoproteínas de la membrana plaquetaria.

Tiempo de cierre.— Éste sustituye al tiempo de sangría y, es un tiempo de sangría "*in vitro*" que explora la función plaquetaria. Se emplea una muestra de sangre venosa, en tubo con citrato como anticoagulante; debe procesarse en menos de 4 horas. El proceso (PFA-100) es sencillo y estandarizado. La muestra de sangre pasa por un sistema constante de alto flujo, que tiene dos tipos independientes de membrana: CEPI (colágeno, epinefrina) y CADP (colágeno, adenosina difosfato) que es la membrana específica para la aspirina. El sistema mide el tiempo para ocluir las membranas. Valor de referencia con CEPI < 3 minutos. Si es normal, podemos decir con bastante certeza que la hemostasia está intacta (con excepción de enfermedad leve *von Willebrand* Tipo 1 o en defectos primarios de secreción). Se evidencia valores anormales en las siguientes condiciones:

- Anemia, con hematocrito menor al 35%. Cuando el hematocrito es menor de 35%, el cierre podría estar prolongado sin que haya relación con una condición de disfunción plaquetaria.

- Aspirina (CEPI solamente). Se usa para evaluar la resistencia a la aspirina.

- Enfermedad de von Willebrand. Los estudios sugieren que PFA-100 puede resultar útil para estratificar a las mujeres con menorragia, para eventuales estudios del factor de *von Willebrand* (Perfil de vWF). CEPI y CADP están aumentadas en la enfermedad de *von Willebrand*.

- Trombastenia de Glanzmann.

- Síndrome de Bernard Soulier.

- Trombastenia.

- Trombocitopenia con plaquetas < 100,000/mm³.

- El alcohol y la cafeína pueden alterar la prueba.

Retracción del coágulo

Consiste en observar la retracción del coágulo en un tubo de ensayo 24 horas después de extraer la sangre; es normal cuando existe un número adecuado de plaquetas funcionales. Actualmente no es una prueba de gran utilidad, aunque es anormal en los trastornos cuantitativos de las plaquetas o cualitativos como la tromboastenia de Glanzmann.

Recuento plaquetario (VR= 150.000 a 450.000 mm³)

Cuando las cifras de plaquetas están por encima de 40.000 mm³, no es frecuente la hemorragia espontánea, aunque se puede presentar por traumatismos o lesión local. Si el recuento plaquetario es inferior a 40.000 mm³, puede ocurrir una hemorragia espontánea en reposo. Si la cifra de plaquetas desciende a menos de 10.000 mm³, la hemorragia es espontánea y puede ser muy grave, particularmente si ocurre en el SNC. Cuando el recuento plaquetario es normal o ligeramente disminuido, con un síndrome purpúrico y tiempo de sangría prolongado, se debe pensar en un defecto plaquetario cualitativo (trombocitopatía), es decir, que existe un defecto en cualquier fase de la función plaquetaria: adherencia, agregación o reacción de liberación, con la consecuente formación anómala del tapón hemostático primario.

Frotis de sangre periférica

Una cuidadosa revisión de un frotis de sangre ayuda a orientar la naturaleza del defecto plaquetario, es decir, puede indicar el número de plaquetas, anisocitosis (presencia de plaquetas grandes y de tamaño normal) propia de la trombocitopenia asociada al recambio rápido de plaquetas, y finalmente por destrucción periférica de las plaquetas como ocurre en la púrpura trombocitopénica autoinmune. De igual modo nos orienta si la trombocitopenia es secundaria a un cuadro neoplásico hematológico, como ocurre en las leucemias.

Agregación plaquetaria

Esta prueba explora la propiedad de las plaquetas de agregarse *in vitro* con ciertos agonistas. Está indicada en individuos con tiempo de sangría prolongado en presencia de cuentas plaquetarias normales, hecho que orienta a una función plaquetaria anormal. Los reactivos agregantes que se usan son el ADP, adrenalina, colágeno y ristocetina (antibiótico que causa trombocitopenia). Se mide en un espectrofotómetro y se registra en un agregómetro plaquetario. Es una prueba muy útil, en particular para el diagnóstico de de la enfermedad de von Willebrand, Bernard-Soulier y la tromboastenia de Glanzmann. (Recordar que esta prueba puede ser anormal por el uso de antiagregantes plaquetarios como aspirina, clopidogrel).

Tiempo de protrombina, TP (VR= 11 a 13 seg)

Esta prueba informa sobre la integridad de la vía extrínseca de la coagulación, es decir; factores que dependen de la vitamina K (II, VII, IX y X) y del I. Para esta prueba se agrega al plasma del paciente una concentración óptima de tromboplastina tisular (comercialmente disponible), suficiente y necesaria para activar la vía extrínseca; seguidamente se añade calcio y se mantiene por un período de incubación y se mide el tiempo requerido para la formación del coágulo; por lo general es de 12 segundos, aunque varía de la tromboplastina utilizada. Es la prueba oro para vigilar el uso de warfarina en los trastornos tromboembólicos debido a que los anticoagulantes orales disminuyen la síntesis de los factores que dependen de la vitamina K. Las causas más importantes de deficiencia de la vitamina K y que alteran el tiempo de protrombina son:

- Obstrucción de las vías biliares. Por ser la vitamina K liposoluble, requiere de las sales biliares para su absorción intestinal.

- Hepatopatías crónicas.

- Uso de warfarina o antibióticos por más de dos semanas que destruyan la flora bacteriana del colon, recordar que la vitamina K, en parte es producida por estas bacterias.

- Disproteinemias, CID y presencia de anticoagulantes circulantes.

Tiempo de tromboplastina parcial, activada TTPa
(VR= 22 a 35 seg)

Informa sobre la indemnidad de la vía intrínseca de la coagulación; es particularmente sensible para detectar defectos en la precalicreína, kininógeno, factores XII, XI, IX y VIII, excepto el VII y XIII. Para hacer esta prueba se incuba el plasma problema citratado con cualquier sustancia como caolín, celita o ácido elágico, para activar los factores de contacto. Después de esta activación se añade un sustituto de plaquetas (generalmente un extracto de fosfolípido) y calcio; de esta manera se forma un coágulo que por lo general es < de 6 segundos con respecto al control.

Fibrinógeno (VR= 150 a 400 mg/dl)

El método más preciso y utilizado para la valoración del fibrinógeno es el funcional de Glauss, para el cual se induce la coagulación del plasma mediante una concentración elevada de trombina, de modo que el tiempo de coagulación es proporcional a la concentración de fibrinógeno, con escasa interferencia de otros elementos.

Ante una posible reducción del fibrinógeno por el método funcional, es recomendable procesar su cuantificación por el método inmunológico con la finalidad de descartar una anomalía funcional de esta molécula (disfibrinogenemia). En la simple reducción de la concentración del fibrinógeno (hipofibrinogenemia), las determinaciones funcional y cuantitativa están alteradas; mientras que, en la disfibrinogenemia sólo la funcional.

Tiempo de trombina, TT.— (16 a 24 seg). Esta prueba mide sólo la conversión del fibrinógeno a fibrina; para ello se agrega trombina al plasma problema citratado y se mide el tiempo de formación del coágulo. Un TT prolongado indica déficit de fibrinógeno, disfibrinogenemia o por el uso de inhibidores de la acción de la trombina como la heparina; de igual modo se prolonga cuando existe interferencia en la polimerización de la fibrina (producto final de degradación del fibrinógeno).

Tiempo de reptilasa.— (VN= 16 a 24 seg). Consiste en la adición de veneno de víbora del género *Bothrops*; éste contiene una enzima capaz de coagular el fibrinógeno y cuya actividad no es interferida por la presencia de heparina. Es una prueba complementaria al tiempo de trombina y se prolonga por las mismas causas, excepto por la presencia de heparina; de tal manera que su normalidad, en presencia de un tiempo de trombina prolongado, señala la existencia de heparina en la muestra.

INTERPRETACIÓN DE LOS RESULTADOS DE TP Y TTP

El médico debe conocer los resultados del TP y TTP, para interpretar anormalidades y seleccionar los exámenes confirmatorios más acertados que definen el trastorno que aqueja al paciente. A continuación, se describen cada una de las posibilidades que se pueden conseguir, así como las enfermedades hereditarias y adquiridas asociadas a tales alteraciones.

TP prolongado y TTP normal

El único factor que mide el TP y no el TTP, es el factor VII, es decir, con un TP anormal se diagnostica un déficit de factor VII. Se puede corroborar con la prueba de *tiempo de Stepven*, que consiste en agregar al plasma problema una alícuota de veneno de víbora de Russell; se considera normal cuando se produce la formación del coágulo. El principio consiste en que este veneno contiene una *proteasa* que activa directamente el factor X, en ausencia del factor VII. Si el TP está prolongado y el tiempo de Stepven es normal, se corrobora el déficit del factor VII.

Enfermedades hereditarias.— El déficit del factor VII se caracteriza por prolongar en forma exclusiva el TP. El nivel hemostático requerido de factor VII en el plasma debe ser 10-15%. El sangrado es muy variable, y en casos de niveles de factor VII menores al 1% pueden desencadenar hemartrosis (Se ha reportado trombosis, secundario al tratamiento con factor VII). El déficit leve de factor VII no se correlaciona con sangrado, aunque sí prolonga el TP. El TP es más sensible que el TTPa en los pacientes con déficit de los factores de la vía común (I, II, V y X) y en la disfibrinogenemia; de manera que, los pacientes con déficit leve se caracterizan solo por un TP prolongado y si el déficit es severo prolongación del TP y TTP.

Enfermedades adquiridas.— El TP es más sensible que el TTPa en los pacientes con insuficiencia hepática y deficiencia de vitamina K debido a la vida media del factor VII (6 horas). Consecutivamente, se prolonga el TTPa conforme existe una disminución importante del resto de los factores dependientes de la vitamina K. En la coagulación intravascular diseminada, el TP y el TTPa se prolongan, aunado a la trombocitopenia (por consumo), condiciones que incrementan el riesgo de sangrado en estos pacientes. En las paraproteínas se prolonga más el TP que el TTPa, porque estas interfieren con la polimerización de la fibrina, que además, prolonga el tiempo de trombina y el tiempo de reptilasa.

TP y TTP prolongados

Cuando ambas pruebas están anormales debe descartarse en primer lugar la "contaminación" con heparina; para descartar esta posibilidad se hace la prueba nuevamente, pero agregando sulfato de protamina, que neutraliza la presencia de heparina. Si las pruebas siguen prolongadas es necesario el estudio con mezclas para descartar inhibidores circulantes; éste consiste en mezclar plasma normal y plasma problema en proporción 1:1 y se repiten de nuevo las pruebas, si ambas se corrigen significa un déficit de algún factor en la vía común: fibrinógeno (I), protrombina (II), V (proacelerina) y X (Stuart-Prower), esto debido a que el plasma normal proporciona la cantidad suficiente de estos factores para normalizar el tiempo de coagulación. Si, por el contrario, no corrigen, significa que el problema es la presencia de un inhibidor circulante, que bloquea los factores del plasma normal como los del paciente.

Enfermedades hereditarias.— En los pacientes con déficit hereditario de los factores de la vía común se prolonga más el TP que el TTPa, como ocurre en el déficit de factores II, V y X, observados en ciertos trastornos hereditarios autosómicos recesivos. En los pacientes con trastornos del fibrinógeno se prolongan ambos tiempos y se compromete la hemostasia primaria. Las disfibrinogenemias son trastornos hereditarios y de transmisión autosómica dominante, que cursan con un TP prolongado más que el TTPa, además un tiempo de trombina y tiempo de reptilasa prolongados; solo un 25% de estos pacientes presentan sangrado.

Enfermedades adquiridas.— Los inhibidores adquiridos de los factores de la vía común son poco frecuentes. El más común es el inhibidor del factor V por el uso de trombina bovina tópica, contaminada con el factor V de origen bovino, que origina anticuerpos de reacción cruzada con el factor V humano. La amiloidosis cursa con déficit de los factores vitamina K dependientes, principalmente del factor X, debido a la malaabsorción de este factor por las fibras amiloides.

TP normal y TTP prolongado

Esto significa deficiencia de un factor de la vía intrínseca, es decir, factores V, VIII, IX, XI, XII y HMWk. Inicialmente se repite el TTP y se incuba por un período de 30 minutos con un activador, si corrige se diagnostica déficit de precalicreína; por el contrario, si no corrige se sospecha la presencia de un inhibidor circulante. Para identificarlo se procede a repetir de nuevo el TTP con una mezcla de plasma normal con el plasma problema, en la proporción de 1:1 y se incuba por dos horas a 37°C; si corrige se identifican inhibidores circulantes del factor VIII mayores de 0.5 unidades Bethesda, pero no menores de 0.5 U. Para determinarlos se procede a realizar una mezcla de plasma normal con "plasma problema", en la proporción 1:4 y se incuba a 37° C por dos horas; si corrige se determina su presencia, si no corrige, significa que existe un déficit de otro factor plasmático, para lo cual se procede a realizar las pruebas de sustitución o mezclas.

Enfermedades hereditarias.— Un TTPa prolongado amerita detectar pacientes con hemofilias A o B, o déficit del factor XI. Los pacientes con hemofilia A y B clínicamente son indistinguibles, sin embargo, es importante diferenciarlos porque el tratamiento es diferente; las dos son deficiencias hereditarias ligadas al cromosoma sexual X, aunque un 30% de pacientes se debe a mutaciones (hemofilia *de novo*), obviamente, sin antecedentes familiares. Los portadores de hemofilia A o B pueden cursar con una *ionización extrema* y presentar síntomas de sangrado si los niveles están disminuidos. Por lo general tienen niveles de factor superiores al 5% y pueden presentar sangrado solo en ciertas situaciones: postoperatorio, postparto o sangrado uterino.

Otra afección que cursa con un TTPa prolongado es la enfermedad de *von Willebrand (EvW)*; es la enfermedad hemorrágica más común en Norteamérica y Europa. El factor de vW (FvW) tiene dos funciones en la hemostasia: en la hemostasia primaria participa en la adhesión y agregación plaquetaria y en la hemostasia secundaria estabiliza el factor VIII. En los pacientes con EvW el factor VIII disminuye porque no hay quien lo estabilice y por ende el TTPa se prolonga (con valores de factor VIII < 35%). En la EvW tipo 1, el factor VIII es mayor del 35%, por lo que el TTPa es normal. El TTPa muy prolongado se encuentra en la EvW tipo 3, donde el nivel de factor VIII es menor de 5%. Por otra parte, en la EvW tipo 2N (Normandy) existe una alteración en la unión entre el FvW y el factor VIII, lo que ocasiona un TTPa prolongado.

Los pacientes con déficit de factor XI, presentan síntomas hemorrágicos de diferente intensidad, con niveles muy bajos suelen presentar sangrados leves. La mayoría de los pacientes con niveles menores del 10% son de origen judío Ashkenazi, poco frecuente en otro tipo de población. La intensidad del sangrado es menor que los pacientes con hemofilia A o B, no presentan hemartrosis espontáneas y sólo predominan los sangrados en mucosas.

Enfermedades adquiridas.— Las enfermedades hemorrágicas adquiridas de mayor prevalencia con un TTPa prolongado se deben a inhibidores, en especial contra el factor VIII y en menor prevalencia contra los factores IX y XI. Por lo general ocurren en pacientes mayores de 60 años, postparto y en enfermedades autoinmunes. En el diagnóstico, en las "pruebas pantalla" el TTPa se encuentra prolongado, el cual no corrige de inmediato con el estudio de las mezclas (50/50) y al incubarlos a 37 °C se prolongan aún más. Algunos pacientes con EvW adquirida, cursan con niveles bajos de factor VIII y un TTPa prolongado.

TP normal y TTP normal

Si el paciente cursa con trastornos de sangrado y los tiempos de coagulación están normales, es necesario descartar un déficit de factor XIII. Para corroborar dicha deficiencia se efectúa la prueba de solubilidad en urea, la cual se basa en que los coágulos estabilizados por el factor XIII son insolubles en urea 5 molar. En este procedimiento se agrega calcio al plasma problema para formar un coágulo de fibrina, se le añade urea y se incuba por 24 horas a temperatura ambiente. Si el coágulo permanece intacto al cabo de 24 horas se reporta que el factor XIII está presente, mientras que en un déficit de este factor, el coágulo se disuelve en este período de tiempo.

TP normal y TTPa prolongado sin sangrado

Enfermedades hereditarias.— En los pacientes con déficit de factor XII, precalicreína o cininógeno de alto peso molecular cursan con un TTPa prolongado sin presentar sangrado.

Enfermedades adquiridas.— En los pacientes que cursan con el anticoagulante lúpico presentan un TTPa prolongado y un TP normal. Si se prolonga el TP hay que pensar en una hipoprotrombinemia asociada.

Pruebas especiales

Las anormalidades en las pruebas anteriores deberán confirmarse con pruebas específicas de diagnóstico en centros especializados, ya sea la búsqueda de inhibidores circulantes, por lo general dirigidos contra el factor VIII y IX (expresadas en unidades Bethesda, Malmo, Nijmegen), o la medición de la actividad antigénica y coagulante del factor sospechado en el plasma problema (pruebas cromogénicas, inmunológicas, biología molecular y citometría de flujo), y análisis de las glicoproteínas de la membrana plaquetaria.

HEMOSTASIA Y CIRUGÍA

Existen guías de protocolo que indican qué tipo de exámenes de laboratorio son necesarios para evaluar el paciente de acuerdo al tipo de cirugía. En la práctica diaria todo paciente que va a ser sometido a una intervención quirúrgica (mayor o menor), requiere obligatoriamente una evaluación hematológica preoperatoria, con énfasis en el interrogatorio y exploración física. El monitoreo de la hemostasia en estos pacientes es esencial para el manejo de problemas de la coagulación y quienes reciben anticoagulantes.

Las pruebas tradicionales de la hemostasia como el TP y TTPa evalúan la formación del coágulo, pero no exploran los efectos de las plaquetas sobre la trombina y la estructura de la fibrina, lo que implica, que estas pruebas no determinan la calidad del trombo, sangrado en la cirugía, ni la respuesta de su tratamiento. El TP y TTPa fueron diseñados para detectar deficiencias de los factores de la coagulación y no para evaluar el riesgo quirúrgico de sangrado; la razón de hacerlos, es sólo para detectar enfermedades hereditarias de la coagulación; sin embargo, algunos autores los recomiendan previo a la cirugía para cubrir acciones legales. Los rangos normales están basados en la población general y no reflejan los valores del paciente sin historia de sangrado. Además, la probabilidad de un déficit hereditario de un factor de la coagulación en la población general es pequeña, aproximadamente 17 en 100 000 hombres y 5 en 100 000 mujeres. Recordar que no todos los pacientes con estas pruebas anormales sangran con la cirugía, por lo que se concluye, que estas pruebas pantalla no son predictores de sangrados perioperatorios. Estudios prospectivos y multicéntricos han comprobado que estas pruebas preoperatorias solo deben realizarse en pacientes con historia previa de sangrado, debido a su poca sensibilidad y bajo valor predictivo positivo.

La evaluación preoperatoria es fundamental y necesaria para valorar el paciente con sangrado, aunque hay mucho interés en desarrollar pruebas globales de la hemostasia; hasta la fecha no existe un examen que pueda predecir el riesgo de sangrado y trombosis. Actualmente existen nuevas técnicas para evaluar y monitorear la formación del coágulo, como son el trombograma, tromboelastograma, tromboelastograma rotacional (ROTEG/ROTEM) y el sistema de análisis de la hemostasia (Hemodyne). El *trombograma* calcula la concentración de trombina; el *tromboelastograma y el tromboelastograma rotacional* son instrumentos que evalúan la presencia de fibrina y monitorean los cambios en la elasticidad de la misma. El *tromboelastograma* además reporta los efectos de las plaquetas sobre la hemostasia desde el inicio de la coagulación a través del ensamblaje de fibrina y la lisis del coágulo. El *tromboelastograma rotacional* es similar al tromboelastograma excepto que los pistones internos rotan, pero los parámetros de medición son iguales. El *Hemodyne* puede detectar estados de sangrado o trombolíticos y puede proporcionar información clínica útil acerca de la respuesta a medicamentos anticoagulantes y procoagulantes.

HEMOSTASIA E INSUFICIENCIA HEPÁTICA

El hígado es el órgano de la hemostasia, sintetiza el 95% de las proteínas que intervienen en la coagulación, anticoagulación y fibrinólisis. Es por ello, que las manifestaciones precoces de la insuficiencia hepática son las alteraciones de la coagulación que obviamente llevan a una hemostasia defectuosa y sangrado.

En la génesis de la diátesis hemorrágica de los pacientes con cirrosis hepática intervienen diversas variables como son el aumento de la presión hidrostática y citoquinas con una altísima repercusión biológica, que ocasiona ruptura del balance que mantiene la sangre líquida intravascular. En términos generales, el riesgo de sangrado es proporcional al grado de insuficiencia hepática. De los exámenes de laboratorio a realizar en un paciente cirrótico, destacan como mejores predictores de sangrado el tiempo de protrombina y el tiempo de lisis de euglobulinas. Cuando el tiempo de protrombina está prolongado > de 4 segundos y el tiempo de lisis de euglobulinas < de 120 minutos, el riesgo de sangrado perioperatorio, trans o postoperatorio es mayor. El INR no es un buen indicador de riesgo de sangrado en estos pacientes. El enfermo con cirrosis hepática por alcohol o virus de la hepatitis C, tiene mucho más riesgo de sangrado que un paciente con colangitis biliar primaria. Entre los factores etiopatogénicos involucrados en el sangrado anormal del paciente cirrótico, se señalan a continuación.

Hipertensión portal.— El aumento de la presión hidrostática del sistema porta modifica la estructura y función de los vasos portales y como consecuencia de los órganos vecinos: hígado, bazo, esófago y estómago, con la generación de esplenomegalia y hemorragia digestiva superior por várices gastroesofágicas.

Trombocitopenia o trombocitopatías.— La trombocitopenia es un hallazgo constante en el paciente con cirrosis; los mecanismos etiológicos son múltiples: hiperesplenismo, que es la principal causa y consecuencia de la hipertensión portal, presencia de autoanticuerpos séricos contra las plaquetas (periférico) y alteraciones físicas y metabólicas de los megacariocitos en la médula ósea (central). Los mecanismos implicados en la trombocitopatía son los siguientes: disminución de la adhesividad, ausencia de agregación inducida por ADP, epinefrina, trombina, ristocetina y retracción anormal del coágulo. Estas alteraciones son secundarias al efecto inhibitorio de los productos de degradación del fibrinógeno (PDF) presentes en el plasma de estos pacientes, al etanol y a la presencia de altas concentraciones de lipoproteínas de alta densidad; además, alteraciones en los mecanismos de transmisión de señal transmembrana en la plaqueta.

Defecto en la síntesis de los factores de la coagulación.— Como bien se conoce, casi todos los factores de la coagulación se sintetizan en el hígado, excepto los factores VIII y de von Willebrand, que son producidos por las células endoteliales de los vasos sanguíneos. El hepatocito puede participar en la síntesis de la proteína completa, o bien en algunos casos solo una parte de ella como en el caso del factor XIII; pero, también puede procesar modificaciones proteicas en una fase postsintética, tal es el caso de los llamados factores dependientes de la vitamina K (II, VII, IX, X), proteína Z, proteína C y S y la osteocalcina, que resultan de una gamacarboxilación de una parte de la molécula (residuo de ácido glutámico en su porción N-terminal). Con este cambio, los factores adquieren la capacidad de "fijarse" en superficies lipídicas (cargas negativas) aptas para que se realicen las reacciones enzimáticas que culminan con la generación de trombina (enzima central de la coagulación). El bloqueo de este proceso, es el mecanismo de acción de la warfarina, es decir, en condiciones fisiológicas la vitamina K es oxidada a su forma epoxi-inactiva y debe ser restablecida a su forma reducida (activa), por medio de una *epoxi-reductasa*. Esta enzima es la bloqueada por los anticoagulantes orales con el consiguiente déficit funcional de la vitamina K.

Disfibrinogenemia.— El paciente con cirrosis tiene un exceso de ciertas enzimas, entre ellas las *transferasas de carbohidratos*; normalmente, estas catalizan los residuos de carbohidratos de algunas proteínas fibrilares como el fibrinógeno; el carbohidrato funcional para ésta molécula es el ácido siálico, en el caso del paciente con cirrosis, el fibrinógeno es disfuncional (disfibrinogenemia) porque contiene grandes cantidades de ácido siálico, y en éstas condiciones no es un buen sustrato para la trombina ni para las otras enzimas que ejercen acción sobre el fibrinógeno y la fibrina.

Hiperfibrinolisis.— Los mecanismos profibrinolíticos están aumentados en los pacientes con cirrosis hepática. Clínicamente esta condición se manifiesta por sangrados en mucosas y órganos como el sistema nervioso central. La alteración radica en un exceso de activadores del plasminógeno (t-AP) y una baja concentración de los inhibidores del proceso (α-2 *antiplasmina*), lo que resulta en una tendencia profibrinolítica que se manifiesta con mínimos traumatismos, y su intensidad es directamente proporcional al grado de insuficiencia hepática.

Cirrosis y trombofilia.— Aunque la diátesis hemorrágica es la situación que genera más problemas en la insuficiencia hepática, la trombosis puede ocurrir. Los principales sistemas anticoagulantes naturales del ser humano están constituidos por proteínas sintetizadas en el hígado. La antitrombina III (AT-III), es responsable de un 70% del poder anticoagulante de un individuo; el paciente con cirrosis tiene un déficit de ésta por disminución en su síntesis, por redistribución en un volumen expandido y por consumo; se ha demostrado que la infusión de AT-III en pacientes cirróticos, disminuye en forma notable la generación de trombina en términos de dimero-D: $F1+2$ (fragmentos polipeptídicos 1 y 2) que se liberan mediante la acción del factor X sobre la protrombina para formar trombina y fibrinógeno. El déficit de las proteínas C y S se deben a la falta de gammacarboxilación dependiente de la vitamina K por el daño hepático, a sabiendas que el grado de deficiencia de estas proteínas es directamente proporcional al grado de insuficiencia hepática. La coagulación intravascular diseminada (CID) por consumo, se presenta en la insuficiencia hepática avanzada, generalmente asociada a la presencia de ascitis a tensión, ya que, en estas condiciones, se establecen corto circuitos portosistémicos y en consecuencia es fácil que entre a la circulación sistémica material tromboplástico como el mismo líquido de ascitis, endotoxinas bacterianas o tejido necrótico del hígado.

Referencias

Bick RL. Acquired platelet function defect. Hemato/Oncol Clin N Am. 1992; 6(7): 1203-1228.

Butenas S, Brummel KE. Mechanism of factor VII-a- dependent coagulation in hemophilia. Blood. 2002; 99(3): 923-930.

Casas A, Salve ML, Amich S, Prieto S. Hematología laboratorio clínico. 1ª ed. Madrid: McGraw-HILL Interamericana de España; 1994.

Carr ME, Jr. Development of platelet contractile force as a research and clinical measure of platelet function. Cell Biochem Biophys. 2003; 38: 55-78.

Ewenstein BM, Putnam KG, Bohn RL. No hemophilic inhibitors of coagulation. In: Kitchens CS, editor. Consultative Hemostasis and Thrombosis. Philadelphia: WB Saunders; 2002. p. 75-90.

Góngora-Bianchi R. Agrupación Mexicana para el estudio de la Hematología. AC Hematología Tópicos en hemostasia. México: editorial, 2006.

Gabriel DA, Carr M, Roberts HR. Monitoring coagulation and the clinical effects of recombinant factor Va. Semin Hematol. 2004; 4:1 21-24.

Hirsh Jack, Brain Elizabeth. Hemostasis and thrombosis. New York: Churchill Livingstone INC; 1979. p 102. Falta el cap.del libro. Cuando es capítulo de un libro, se debe colocar¡¡

Houry S, Georgeac C, Hay JM, Fingerhut A. Porspective multi-center evaluation of preoperative hemostatic screening test. Am J Surg. 1995; 170 19-23.

Kamal AH, Tefferi A, Pruthi RK. How interpret and pursue and abnormal prothrombin time, activated partial thromboplastin time, and bleeding time in adults. Mayo Clin Proc. 2007; 82 864-873.

Lossing TS, Kasper CK, Feinstein DI. Detection of factor VIII inhibitors with the partial thromboplastin time. Blood. 1997; 49: 793-797.

Roberts HR, Stinchcombe, Gabriel DA. The dysfibrinogeaemias. Br J Haematolol. 2001; 114: 249-257.

CAPÍTULO
03 | Estados de hiper- coagulabilidad

Hildebrando Romero Sandoval

Los estados de hipercoagulabilidad se caracterizan por presentar episodios tromboembólicos que afectan tanto al territorio venoso como arterial. Normalmente existen proteínas plasmáticas antitrombóticas que actúan como inhibidores fisiológicos en sitios estratégicos de la cascada de la coagulación para mantener una fluidez sanguínea adecuada. Una alteración o disminución de estas proteínas lleva a estados de hipercoagulabilidad que pueden ser primarios denominados trombofilias (congénitas o adquiridas) y secundarios. Las *trombofilias primarias congénitas* incluyen las deficiencias de proteína C, proteína S y antitrombina III (AT-III); mutación del factor V Leiden, mutación G20210A del gen de la protrombina, mutación C46T del gen del factor XII, aumento del factor VIII y alteraciones combinadas. Las *trombofilias primarias adquiridas* incluyen básicamente el síndrome antifosfolípido. El aumento de la homocisteinemia es otra causa de trombofilia tanto primaria (mutación) como adquirida (déficit de folatos, B_6 y B_{12}). Los estados de *hipercoagulabilidad secundarios* se presentan en múltiples patologías médico-quirúrgicas como ocurre en la estasis venoso presentes en la obesidad, inmovilidad prolongada, la insuficiencia cardíaca congestiva y los estados postoperatorios; además, en condiciones que activan la cascada de la coagulación como ocurre en el embarazo, cáncer, síndrome nefrótico, SIDA y por el uso de anticonceptivos y estrógenos **(FIG 3)**.

FIG 3 Cascada de la coagulación (Adaptado de Biggs and Douglas).

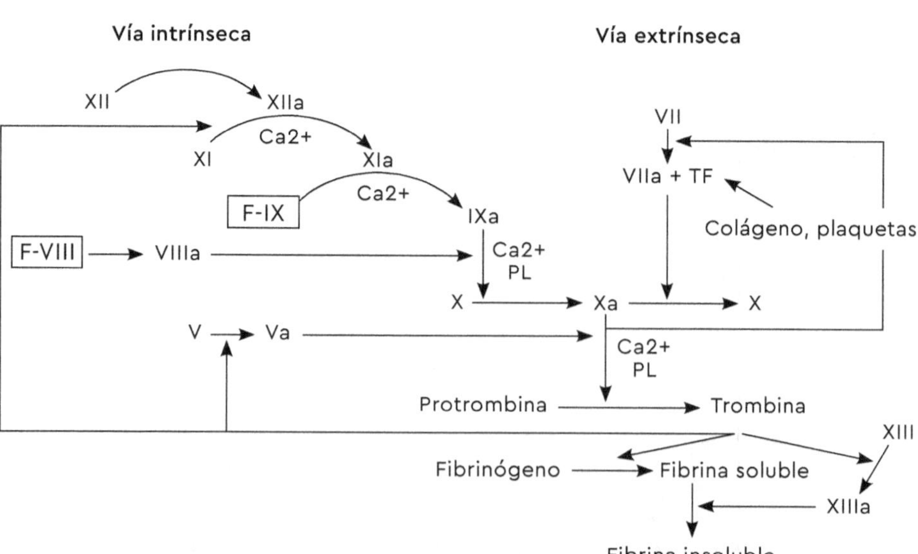

En líneas generales, la trombofilia se define como *una tendencia predispuesta genéticamente hacia el tromboembolismo,* es decir, que existen factores hereditarios, que por sí solos predisponen a la trombosis, pero que generalmente requieren la interacción de otros factores (hereditarios o adquiridos) para desencadenar la enfermedad. A continuación, se describen las causas más frecuentes de estados de hipercoagulabilidad observadas en la práctica diaria.

DEFICIENCIA DE PROTEÍNA C

La deficiencia de proteína C se transmite por herencia autosómica recesiva y el defecto puede ser cuantitativo o cualitativo. La síntesis de esta proteína ocurre en el hígado y depende de la vitamina K; esta proteína debe ser activada en la superficie del endotelio vascular por un complejo que forma la trombina con una proteína endotelial llamada trombomodulina. La proteína C activada se libera en la superficie endotelial y se une a un cofactor que es la proteína S, para formar el *complejo proteína C/S,* éste complejo se une a los fosfolípidos de la membrana plaquetaria donde ejercen una acción antitrombótica y además inhibe los factores de la coagulación Va y VIIIa.

La deficiencia de proteína C representa alrededor del 10% de los pacientes adultos con fenómenos trombóticos a repetición. Estos pacientes pueden presentar trombosis venosa y embolismo pulmonar recurrente en el adulto joven, necrosis cutánea inducida por el uso de la warfarina sódica y púrpura fulminante neonatal.

Los niveles de proteína C caen rápidamente cuando se comienza la terapia con warfarina; esto ocurre antes que los niveles de protrombina y el factor X disminuyan a un nivel de anticoagulación. Este desbalance temporal entre los mecanismos procoagulantes y anticoagulantes favorece la trombosis en los primeros días de la anticoagulación oral.

Existen dos métodos para analizar la proteína C: el funcional y el inmunológico; este último comprende (electroinmunoensayo, ELISA y radioinmunoensayo). Los estudios funcionales son los preferidos e incluyen:

- Aislamiento o purificación parcial de la proteína C del plasma.
- Activación de la proteína C por la trombina o el complejo trombina-trombomodulina.
- Cuantificación de la proteína C activada; se logra con la medición de la actividad anticoagulante o la habilidad para escindir substratos de bajo peso molecular.

DEFICIENCIA DE PROTEÍNA S

También se transmite por herencia autonómica. Es una glicoproteína vitamina K dependiente que se sintetiza en los hepatocitos, megacariocitos y células de Leydig del testículo. Actúa como un cofactor de la proteína C e inhibe los factores Va y VIIIa. La incidencia del déficit congénito de la proteína S es del 10% y existen dos formas diferentes: cuantitativa y cualitativa. En la forma cualitativa "tipo I" hay una disminución de la proteína S libre, pero normal la unida al C4b. En la cuantitativa, denominada "tipo II", hay una disminución de la proteína S libre y la unida al C4b. El tratamiento de estas afecciones consiste en el uso prolongado de heparina; sin embargo, existe el riesgo de recidiva de la trombosis cuando se cambia de las heparinas (alto o bajo peso molecular) a los anticoagulantes orales (ver cascada de la coagulación).

ANTITROMBINA III (ATT-III)

Es una globulina alfa$_2$ que inhibe la coagulación al inactivar no solamente la trombina, sino otras proteínas plasmáticas como los factores XIIa, XIa, Xa y IXa, la proteína C activada y la kalicreína. En presencia de la heparina, la inactivación de la trombina y Xa por la ATT-III es notablemente acelerada y casi instantánea. La deficiencia de ATT-III es generalmente hereditaria y autosómica dominante (0.2-0.4% de la población general). Sin mebargo, comúnmente hay una reducción de la síntesis de ATT-III, que puede ser una disfunción o defecto cualitativo. La enfermedad se presenta en jóvenes y ocurre cualquier fenómeno tromboembólico arterial o venoso. El tratamiento se hace a base a concentrados potentes de ATT-III.

MUTACIÓN DEL FACTOR V LEIDEN

El factor V es una glucoproteína plasmática que se sintetiza en el hígado y se activa por la trombina; es el cofactor del factor Xa en el *complejo protrombinasa* (Xa-Va). El trastorno molecular es una mutación que sustituye el aminoácido arginina por el ácido glutámico del factor V (alteración conocida como factor V Leiden), exactamente en el punto donde la proteína C inactiva este factor. La proteína C rompe, en condiciones normales, la unión *arginina-glicina* pero como lo que se encuentra unida a la glicina es el ácido glutámico, no lo reconoce y el factor V sigue acelerando la coagulación y por lo tanto la trombosis. Como importancia clínica destaca en primer lugar que la mutación del factor V Leiden, está relacionada con un mayor riesgo de trombosis asociada al uso de anticonceptivos orales (30 veces mayor) y en segundo lugar, que es la causa de trombosis más frecuente en personas relativamente jóvenes sin factores de riesgo.

Una manera de determinarlo es efectuando un tiempo de tromboplastina parcial activada (TTPa) control, luego, se repite añadiendo proteína C activada y se vuelve a medir el TTPa; en este caso no se prolonga como debiera hacerlo, ya que la proteína C actúa como un anticoagulante.

MUTACIÓN G20210A DEL GEN DE LA PROTROMBINA

En este trastorno se produce una mutación en el nucleótido 20210 de la molécula de protrombina (cambia la guanina por adenina en el último nucleótido de la región 3'UT). Este polimorfismo dialélico no ocasiona ninguna alteración estructural en la molécula de protrombina, pero sí cuantitativa, es decir, aumento de los niveles plasmáticos de protrombina en pacientes afectados de trombosis, con respecto a personas sanas. Esta anomalía fue descrita por primera vez en al año de 1996; el riesgo de trombosis es 2 a 3 veces mayor que en las personas normales y predomina entre los 40 y 50 años de edad. Como importancia clínica destaca una mayor prevalencia en pacientes con trombosis de los senos venosos intracraneales y mayor riesgo de trombosis con el uso de anticonceptivos orales. En la pruebas de coagulación *in vitro* se ha demostrado una mayor generación de trombina a medida que aumenta la concentración de protrombina. Estos pacientes tienen valores elevados de protrombina en el plasma.

MUTACIÓN C46T EN EL GEN DEL FACTOR XII

El factor XII es una *serin-proteasa* de contacto que forma parte del sistema de coagulación y fibrinólisis. La función del factor XII es controversial, ya que su deficiencia se ha asociado a fenómenos trombóticos. Debido a que el polimorfismo C46T en el gen del factor XII influye en los niveles plasmáticos de este factor, se ha observado un incremento de hasta un 6% en el riesgo de padecer trombosis venosa en los pacientes que presentan esta mutación. Curiosamente, el factor XII está disminuido, el TPT prolongado y no hay sangrado, pero el paciente cursa con tromboembolias.

AUMENTO DEL FACTOR VIII

El factor VIII constituye un importante cofactor en la activación del factor X; su deficiencia produce la hemofilia A (enfermedad hemorrágica); pero, niveles elevados se han asociado con el incremento del riesgo de trombosis. Un nivel por encima de lo normal se asocia a un riesgo de 3 a 5 veces mayor de padecer trombosis. Hoy día se acepta que este trastorno tiene una base genética, aunque también puede ser adquirido (enfermedades inflamatorias, hepatopatías y embarazo).

SÍNDROME ANTIFOSFOLÍPIDO

El síndrome antifosfolípido es un trastorno trombofílico adquirido que consiste en la presencia de anticuerpos antifosfolípidos IgG o IgM que tienen la propiedad de favorecer la coagulación *in vitro* pero de inhibirla *in vivo*, es decir, en el paciente se asocia con eventos tromboembólicos (inhiben las vías anticoagulantes), mientras que en el laboratorio estos anticuerpos ocasionan prolongación de los tiempos de coagulación (inhiben las vías procoagulantes).

Inicialmente se describió el llamado *anticoagulante lúpico* por haber sido descubierto en pacientes con lupus eritematoso sistémico; sin embargo, posteriormente se descubrieron otros anticuerpos antifosfolípidos llamados anticardiolipina, por lo general IgG o IgM y anticuerpos IgG o IgM contra el complejo *β2glucoproteína-1-fosfolípido (anti-β2glucoproteína)*. También se han encontrado anticuerpos anticardiolipina que tienen reacción cruzada contra algunos productos biológicos usados para la prueba de la sífilis, razón por la que estos pacientes presentan un VDRL falso positivo. Sin embargo, se debe destacar que los anticuerpos anticardiolipina son 200 a 400 veces más sensibles que el VDRL para detectar el síndrome antifosfolípido.

Los AAF se pueden encontrar en personas normales sin evidencias clínicas de trombosis o por el uso de medicamentos como la clorpromazina, procainamida, quinidina, difenilhidantoína e hidralazina, y en enfermedades autoinmunes como el LES, síndrome de Sjögren, enfermedades mixtas del tejido conectivo, artritis reumatoide, púrpura trombocitopénica autoinmune, enfermedad de Behçet y SIDA. Recordar que los pacientes con LES tienen tres veces más probabilidad de presentar púrpura trombocitopénica autoinmune cuando está presente el anticoagulante lúpico; la trombocitopenia se produce por unión de los AAF a los fosfolípidos de las plaquetas, lo que favorece su destrucción por el sistema fagocítico mononuclear.

Las manifestaciones clínicas de los pacientes con AAF consisten en trombosis de las arterias de la retina, cerebro, mesenterio, corazón, pulmones y miembros inferiores. La trombosis venosa ocurre en sitios poco habituales como las venas hepáticas (síndrome de Budd.Chiari), porta, axilar, renal y retiniana. También se ha observado *livedo reticularis* y abortos espontáneos recurrentes en el primer trimestre, por trombosis de los vasos placentarios.

La predisposición *in vivo* a desarrollar trombosis se debe a múltiples mecanismos:

- La unión de los AAF a los fosfolípidos plaquetarios (factor plaquetario III), favorece la adhesión y agregación de las plaquetas.
- La unión de los AAF a los fosfolípidos endoteliales deteriora el endotelio, factor que dificulta la generación de prostaciclina (potente inhibidor de la agregación plaquetaria) y del "factor relajante del endotelio", con el consiguiente espasmo vascular y cambios isquémicos.
- Los AAF promueven la coagulación a través de los factores V y VIII y activados, en presencia de Ca++, e inhiben la activación de la proteína C y S.
- Activa el complemento.
- Disminuye una proteína proteolítica fibrinolítica llamada *anexina V.*
- Reacción cruzada entre los anticuerpos antifosfolípido y los glucosaminoglucanos.
- Daño endotelial mediado por oxidantes.

A pesar de los esfuerzos internacionales para estandarizar las pruebas de laboratorio para detectar AAF, esto continúa siendo un problema por la variedad en su técnica. Los datos de prevalencia de estos anticuerpos varían de un centro a otro, lo cual seguramente ha contribuido a la generación de controversias para el entendimiento de este síndrome. A continuación, se describen las pruebas de laboratorio más prácticas para su detección.

Anticuerpos contra el anticoagulante lúpico

Primer paso.— Prolongación de la coagulación en por lo menos una prueba de coagulación *in vitro* dependiente de fosfolípidos. Estas pruebas pueden subdividirse de acuerdo con la vía de la cascada de la coagulación que se estudia:

- La vía extrínseca de la coagulación (tiempo de tromboplastina diluido: TTP diluido).
- La vía intrínseca de la coagulación (tiempo de tromboplastina parcial activada, TTPa diluido, tiempo de coágulo sílica-coloidal y tiempo de coágulo-caolín).

- La vía final común de la coagulación (tiempo de veneno-víbora de Russell, tiempo de veneno de Taipan, tiempos de Textarín y Ecarín).

Se recomienda el uso de dos o más pruebas sensibles antes de excluir el anticoagulante lúpico. Dichas pruebas deben evaluar distintas vías de la cascada de la coagulación.

Segundo paso.— Falta de corrección del tiempo de coagulación al mezclar el plasma del paciente con plasma normal.

Tercer paso.— Confirmación de la presencia de anticuerpos anticoagulante lúpico a través del acortamiento o corrección del tiempo de coagulación, anormalmente prolongado, después de agregar fosfolípidos en exceso o plaquetas congeladas (que enseguida se descongelan).

Cuarto paso.— Excluir otras coagulopatías si la prueba confirmatoria es negativa o si se sospecha la presencia de un inhibidor, por medio del uso de factores específicos de la coagulación.

Anticuerpos anticardiolipina

Se usan pruebas inmunológicas de fase sólida (generalmente es una prueba inmunoabsorbente ligada a enzima). Son efectuadas con plaquetas cubiertas de cardiolipina en presencia de $\beta 2$-GP1 sérica bovina. Los anticuerpos anticardiolipina de los pacientes con síndrome de anticuerpos antifosfolípido son dependientes de $\beta 2$-GP1, mientras que los anticuerpos de los pacientes con enfermedades infecciosas son independientes de ésta.

Anticuerpos anti-β2-glucoptoteína1 (anti-β2-GP1)

Igualmente se emplean pruebas inmunológicas de fase sólida (también es una prueba inmunoabsorbente ligada a enzima), que se llevan a cabo en plaquetas cubiertas de $\beta 2$-GP1. Las pruebas de anticuerpos anti-$\beta 2$-GP1 detectan anticuerpos contra la $\beta 2$-GP1 humana con mayor frecuencia que la $\beta 2$-GP1 bovina (como en la prueba de anticuerpos anticardiolipina).

El abordaje diagnóstico del síndrome de anticuerpos antifosfolípidos se basa en el Consenso Internacional de Sapporo (Wilson WA, 1999) sobre los criterios de Clasificación Preliminar para el Síndrome Antifosfolípido Definitivo, lo cual proporciona los parámetros diagnósticos actualmente vigentes. Un paciente con síndrome antifosfolípido debe manifestar al menos uno de los criterios clínicos (*trombosis vascular,* que puede presentarse en cualquier órgano o tejido e involucrar a vasos de cualquier calibre, inclusive lechos capilares, bien sea dentro del sistema venoso o arterial o, *morbilidad del embarazo, como abortos a repetición*), y al menos uno de los dos criterios de laboratorio: anticuerpos contra el anticoagulante lúpico positivo, o títulos medios o altos de anticardiolipina del isotipo IgG o IgM dependientes de β2-GP1, mediante una técnica de ELISA confirmadas en dos ocasiones y separadas por un mínimo de tres meses.

Consenso de Sapporo

Criterios clínicos	Criterios de laboratorio
1. Trombosis vascular Uno o más episodios de trombosis venosa, arterial o de pequeño vaso en cualquier órgano y en ausencia de vasculitis	1. Anticoagulante lúpico
2. Complicaciones obstétricas a. Uno o más muertes inexplicadas de un feto morfológicamente normal a partir de la semana 10 de gestación b. Uno o más partos prematuros antes de la semana 34 de gestación por preeclampsia, eclampsia o insuficiencia placentaria c. Tres o más abortos inexplicados antes de la semana 10 de gestación	2. Anticuerpos anticardiolipina (IgG/Ig M)

HOMOCISTEÍNA

La homocisteína es un aminoácido que contiene azufre y participa en el metabolismo de la metionina de la dieta. Su concentración depende de la ingesta adecuada de proteínas y vitaminas B_6, B_{12} y folato y, está regulada por tres enzimas:

- *CBS*, que convierte homocisteína en cistionina en presencia de vitamina B_6.
- *5,10 MTHFR* necesaria para la remetilación de la homocisteína a metionina en el ciclo del ácido fólico.
- *Metionina sintasa*, requiere la vitamina B_{12}.

Cualquier deficiencia de vitamina B_{12}, B_6 y folato; así como mutaciones funcionales de los genes CBS, MTHFR o *metionina sintasa* conducen a un aumento de la homocisteína sérica. La importancia de ello estriba en que el aumento de la homocisteinemia es un factor de riesgo independiente de trombosis arterial con un riesgo de 1.7 veces de padecer coronariopatía, 2.5 veces enfermedad cerebrovascular y 6.8 veces enfermedad arterial periférica.

ESTADOS DE HIPERCOAGULABILIDAD SECUNDARIOS

En determinadas situaciones clínicas existe un riesgo de trombosis. En estas circunstancias se producen cambios biológicos relacionados con la inflamación y las respuestas inflamatorias de fase aguda, que desequilibran los mecanismos antitrombóticos y protrombóticos. Actualmente, estas situaciones clínicas adquiridas pueden concurrir en pacientes con una base genética que favorezca la trombosis y en las cuales el riesgo trombótico es indudablemente mayor. A continuación, las condiciones adquiridas que frecuentemente cursan con fenómenos tromboembólicos.

Síndrome nefrótico.— Estos pacientes son susceptibles de padecer trombosis y se ha asociado a diferentes factores: pérdida renal de la ATIII, aumento del fibrinógeno y factor VIII; además, alteración de la función plaquetaria por la hiperlipidemia.

Situaciones obstétricas.— Pueden presentarse en el último trimestre del embarazo en mujeres mayores de 35 años, en la preeclampsia y partos intervenidos por cesárea. Los fenómenos trombóticos se deben a la compresión venosa y la relajación del músculo liso inducido por las hormonas; también al aumento de los factores de la coagulación, disminución de los niveles de ATIII, descenso de la actividad fibrinolítica y aumento del PAI-2 (inhibidor del activador del plasminógeno de tipo placentario).

Uso de anticonceptivos orales.— Se observan con el uso de altas dosis de estrógenos que ocasionan disminución del tono vascular y vasodilatación, elementos que promueven estasis venosa, proliferación del endotelio y engrosamiento de la íntima. También se produce aumento de los factores de la coagulación como el II, VIII, IX, X y fibrinógeno; finalmente, disminución de la capacidad del plasma para inhibir el factor Xa.

Neoplasias.— Es evidente la relación entre neoplasia y enfermedad tromboembólica. Su frecuencia se ha estimado alrededor de un 15% para todo tipo de cáncer, llegando incluso a un 50% para el cáncer de páncreas, lo cual representa un factor importante a tener en cuenta en el postoperatorio de estos pacientes. La trombosis venosa profunda parece ser el primer signo de la existencia de un tumor en más del 50% de los pacientes con cáncer de pulmón, útero y páncreas; Sin embargo, la tromboflebitis superficial migratoria (signo de Trousseau) es más sugestiva de cáncer que la típica TVP de un sólo miembro. Entre los mecanismos involucrados en su génesis se mencionan fallas en el sistema fibrinolítico (hipofibrinólisis secundaria a un aumento del PAI-1), anticuerpos anticoagulantes (parecidos al lupus) y citoquinas procoagulantes proinflamatorias.

Referencias

Angelo AD &, Vigano S. Protein S deficiency. Haematológica. 2008; 93: 498-501.

Bauer KA. Management of thrombophilia. J Thromb Haemost 2003; 1:1429-1434.

Bates SM, Greer IA, Middeldorp S, Veenstra DL, Prabulos AM, Vandvik PO; American College of Chest Physicians. VTE, thrombophilia, antithrombotic therapy, and pregnancy: Antithrombotic Therapy and Prevention of Thrombosis, 9th ed: American College of Chest Physicians Evidence-Based Clinical Practice Guidelines. Chest. 2012;141(2 Suppl): e691S-736S.

Dahlback B. Advances in understanding pathogenic mechanisms of thrombophilic disorder. Blood. 2008; 11:219-27

Furie B, Furie BC. Mechanisms of thrombus formation. N Engl J Med. 2008;359: 938-949.

Garcia D, Erkan D. Diagnosis and treatment of anti-phosphlipid syndrome. N Engl J Med. 2018; 378: 2010-2021.

Ginberg JS, Bates SM. Manangement of venous thromboembolism durin pregnancy. J Thromb Haemost 2001; 1: 1435-1442.

Jennings I, Cooper P. Screening for thrombophilia: A laboratory perspective. Br J Biomed Sci 2003; 60(1): 39-51.

Kadauke S, Khor B, Van Cott EM. Activated protein C resistance testing for factor V Leiden. Am J Hematol 2014; 9:1147-1150.

Levine JS, Branch W, Rauch J. The antifhosfholipid syndrome. N Engl Med 2002; 346(10): 752-763.

Membre A, Wahl D, Latger V. The effect of platelet activation of the hypercoagulability induced by murine monoclonal anthiphospholipid antibodies. Haematology. 2008. 93: 566-573.

Middeldorp S, Meinardi JR, Koopman MMW. A prospective study of asyntomatic carries of the factor V Leiden mutation to determine the incidence of venous thromboembolism. Ann Intern Med 2001; 135: 322-327.

Middeldorp S, Levi M. Thrombophilia a update. Semin Thromb Hemost. 2007; 33: 563-572

Miyawaki Y, Suzuki A, Fujita J, Maki A, Okuyama E, Murata M, et al. Thrombosis from a prothrombin mutation conveying antithrombin resistance. N Engl J Med. 2012; 366: 2390-6.

Petri M. Epidemiology of the antiphospholipid antibody syndrome. J Autoimmun 2000; 15: 145-151.

Prüller F, Raggam RB, Mangge H, et al. A novel factor V mutation causes a normal activated protein C ratio despite the presence of a heterozygous F5 R506Q (factor V Leiden) mutation. Br J Haematol. 2013; 163: 414-417.

Prüller F, Weiss E-C, Raggam RB, et al. Activated protein C resistance assay and factor V Leiden. N Engl J Med. 2014; 371: 685-686.

Rosendaal FR, Van Hyckama,Tanis BC. Estrogens, progestones and thrombosis. J Thromb Haemost. 2003; 1: 1371-1380.

Seligsohn U, Lubetsky A: Genetic susceptibility to venous thrombosis. N Engl J Med 2001; 344: 1222-1231.

Simioni P, Tormene D, Tognin G, Gavasso S, Bulato C, Iacobelli NP, et al. X-linked thrombophilia with a mutant factor IX (factor IX Padua). N Engl J Med. 2009; 361: 1671-5.

Wilson WA. International consensus statement on preliminary classification criteria for definitive antiphospholipid syndrome. Arthritis and Rheumatism. 1999; 42: 1309-1311.

Wolberg AS, Aleman MM, Leiderman K, Machlus KR. Procoagulant activity in hemostasis and thrombosis: Virchow's triad revisited. Anesth Analg. 2012; 114: 275-85.

Hildebrando Romero Sandoval

CAPÍTULO
04

Proteínas séricas en enfermedades hematológicas

Actualmente se han identificado innumerables proteínas en el suero, líquidos y tejidos del organismo. El valor total de las proteínas séricas es de 6 a 8 g%: la albúmina 3.3 a 5.5 g/dl y las globulinas 2 a 3.5 g/dl. Dentro de las gammaglobulinas (globulinas gamma) se encuentran cinco tipos, denominadas inmunoglobulinas: IgA, IgD, IgE, IgG y IgM. Mediante la electroforesis de las proteínas séricas y la inmunoelectroforesis de proteínas séricas y urinarias se pueden establecer diagnósticos de un grupo de enfermedades hematológicas; de igual manera, la determinación de anticuerpos específicos es de gran valor para orientar patologías que tienen un trasfondo autoinmune.

La composición de las proteínas séricas es muy heterogénea y mediante la electroforesis se distinguen, por lo menos cinco bandas bien definidas. Dentro de estas bandas, la más rápida y densa (según la velocidad de migración) es la albúmina, seguida por las agrupaciones de globulinas alfa$_1$, alfa$_2$, beta y gamma **(FIG 4)**.

Las proteínas séricas pueden incrementarse o disminuir en un grupo heterogéneo de enfermedades que a continuación se enumeran:

Hiperproteinemia.—

- *Gammapatías*:
  - *Policlonales:* enfermedades inflamatorias crónicas, hepatopatías crónicas (cirrosis y hepatitis crónica), enfermedades autoinmunes (LES), infecciones parasitarias (Kala-Azar) y enfermedades malignas.

FIG 4 Electroforesis de proteínas séricas.

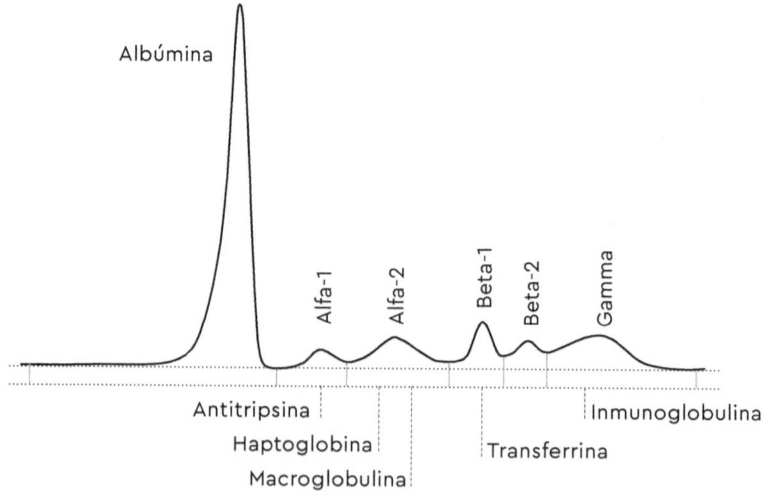

- *Monoclonales:* mieloma múltiple, macroglobulinemia de Waldenström, gammapatías monoclonales de significado indeterminado y amiloidosis primaria.
- Hemoconcentración (deshidratación).
- Pseudo-hiperproteinemia (desecación parcial de muestras de suero conservadas en tubos insuficientemente tapados).

Hipoproteinemia.—
- Disminución en la ingesta de proteínas.
- Absorción intestinal deficiente.
- Disminución en la síntesis proteica (enfermedades hepáticas crónicas: cirrosis).
- Pérdidas renales y gastrointestinales.
- Gammapatías de cadenas ligeras que cursa con hipogammaglobulinemia como el mieloma de Bence Jones.

SEMIOLOGÍA DE LAS ALTERACIONES ELECTROFORÉTICAS DEL SUERO

Albúmina sérica

Es la proteína que produce el hígado en mayor cantidad; representa el 50% de las proteínas plasmáticas y contribuye en dos tercios en la presión coloidosmótica del plasma. La albúmina tiene un peso molecular de 68.000 D, consta de 584 aminoácidos y es extremadamente hidrosoluble. El hígado sintetiza de 10 a 15 g de albúmina diariamente, su vida media es de 16 horas, pasa del plasma a los sitios de almacenamiento como el espacio intersticial de la piel, músculos y vísceras, donde tiene una vida media de 20 días. La mayoría de las enfermedades conduce a una disminución de los niveles de albúmina sérica. Cuando es muy marcada se debe pensar en enfermedades crónicas: hepática, renal o sistémica. En líneas generales, la *hipoalbuminemia* puede ser tanto por *disminución de la síntesis* como en las hepatopatías crónicas, alcoholismo, desnutrición (por falta de aminonácidos), infecciones graves o por *pérdida excesiva* como en el síndrome nefrótico, quemaduras, sepsis, malabsorción intestinal y enteropatías perdedoras de proteínas.

Globulinas séricas

Estas proteínas están formadas por las globulinas alfa y beta, producidas por los hepatocitos, y por las globulinas gamma (inmunoglobulinas) elaboradas por los linfocitos B y plasmocitos. Se analizarán las globulinas más útiles en la práctica diaria:

Globulinas alfa$_1$.— (VN= 0.2-0.4 g/dl). En este grupo de proteínas se encuentra la antitripsina α_1, la glucoproteína ácida, lipoproteínas de alta densidad, α-fetoproteína y algunas proteínas transportadoras de hormonas (cortisol y tiroxina).

Hipoglobulinemia alfa$_1$.— *Se observa en* deficiencia hereditaria o no hereditaria de antitripsina α_1, síndrome de membrana hialina y síndrome nefrótico. La *antitripsina* α_1 (VR= 85-213 mg/dl) representa el 70% de la fracción de alfa$_1$ y su función es la de inhibir la tripsina; valores bajos están relacionados con el enfisema pulmonar y la cirrosis hepática.

Hiperglobulinemia alfa$_1$.— Se encuentra en las neoplasias malignas, procesos inflamatorios, obstrucciones biliares, embarazo y medicamentos (estrógenos). La glicoproteína ácida alfa$_1$ representa el 30% de la fracción alfa$_1$, se encuentra elevada en las enfermedades inflamatorias crónicas y degenerativas y muy elevada en las enfermedades malignas.

Globulinas alfa$_2$.— (VR= 0.5-1 g/dl). En este grupo se encuentran la ceruloplasmina, la haptoglobina y alfa$_2$-macroglobulina; en menor proporción la eritropoyetina.

Hipoglobulinemia alfa$_2$.—

- *Hipoceruloplasminemia. Adquiridas:* síndrome nefrótico, síndrome de malabsorción intestinal, hepatopatías crónicas y síndrome de Menke. *Hereditarias*: enfermedad de Wilson.

- *Hipohaptoglobulinemia.* La haptoglobina (VR= 16-200 mg/100 ml) representa el 25% de la alfa$_2$; es una proteína de fase aguda, por lo que se eleva en presencia de inflamación aguda, necrosis o destrucción tisular. Disminuye en la crisis de anemia hemolítica autoinmune, anemia microangiopática, reacciones post-transfusionales, paludismo y hemoglobinuria paroxística nocturna.

Hiperglobulinemia alfa$_2$.—

- *Hiperceluroplasminemia.* Se observa en neoplasias, infecciones, embarazo y por el uso de anticonceptivos orales y estrógenos.

- *Hiperhaptoglobulinemia.* Presente en neoplasias, infecciones, traumatismos y por la terapia androgénica

- *Hipermacroglobulinemia alfa$_2$.* Representa el 25% del valor de la globulina alfa$_2$, se eleva en el síndrome nefrótico, enteropatía perdedora de proteínas, cirrosis hepática, diabetes mellitus, mieloma múltiple y linfoma no Hodgkin.

Globulinas beta.— (VR= 0.6-1.2 g/dl). Tienen un contenido proteico del 25% y transportan la mayor parte de los lípidos séricos. En este grupo de proteínas se encuentran la transferrina, varias fracciones del complemento (C2, C3, C4, C6, C7), la hemopexina y la proteína C reactiva. La transferrina (VR= 230-390 mg/100 ml), representa normalmente el 60% de las beta$_1$ y es importante para el transporte del hierro. La ferritina (VR= H: 30 a 284 ng/ml; M: 6 a 186 ng/ml) es la proteína que almacena el hierro, razón por lo que funciona como reserva de hierro del organismo; su disminución orienta al diagnóstico de anemia ferropriva y su elevación a las anemias de las enfermedades crónicas: infecciones, neoplasias (mama y ovario) y leucemias.

Hipoglobulinemia beta.—

- *Hipotransferrinemia. Congénitas:* atransferrinemia. *Adquiridas:* desnutrición, hepatopatías crónicas, infecciones crónicas, neoplasias renales, enteropatía perdedora de proteínas, síndrome nefrótico y quemaduras.

- *Hipohemopexinemia:* Se observa en procesos hemolíticos, síndrome nefrótico, hepatopatías crónicas y lupus eritematoso sistémico.

Hiperglobulinemia beta.—

- *Hipertransferrinemia:* anemias por deficiencia de hierro

- *Hiperhemopexinemia.* Se observa por el uso de sales de hierro (endovenoso), hiperliproteinemia, hipercolesterolemia primaria y la secundaria al síndrome nefrótico.

- *Otras.* Se encuentra en múltiples enfermedades como la diabetes mellitus, mixedema, ictericia obstructiva, xantomatosis, ateroesclerosis, hipertensión maligna y periarteritis nudosa.

Gammaglobulinas.— (VR= 0.7-1.7 g/dl). Incluye cinco tipos de inmunoglobulinas: IgG (615-300 mg/dl), IgA (60-300 mg/dl), IgM (50-350 mg/dl), IgD (0-14 mg/dl) y E (10-180 mg/d). Su elevación puede ser en forma de una espiga (monoclonal) o amplia (policlonal). La elevación policlonal de las gammaglobulinas se observa en la cirrosis, artritis reumatoide e infecciones crónicas (tuberculosis) y la elevación monoclonal en las enfermedades linfoproliferativas, mieloma múltiple y macroglobulinemia de Waldenström.

Hipogammaglobulinemia.—

- *Trastornos en los que se pierden inmunoglobulinas en forma excesiva:* síndrome nefrótico, enteropatía perdedora de proteínas, quemaduras y paracentesis frecuentes.

- *Síntesis defectuosa de inmunoglobulinas:* agammaglobulinemia e hipogammaglobulinemia congénita
- *Enfermedades linfoproliferativas:* leucemia linfoide crónica, enfermedades de cadenas pesadas y mieloma de Bence Jones

Hipergammaglobulinemia.—

- *Policlonal:* hepatopatías crónicas, enfermedades autoinmunes (lupus eritematoso sistémico, artritis reumatoide, síndrome de Sjögren y esclerosis sistémica); infecciones crónicas (tuberculosis, lepra, paludismo, Kala-Azar, actinomicosis y mononucleosis infecciosa) y neoplasias (linfoma Hodgkin y metástasis) **(FIG 5)**.

- *Monoclonal:* mieloma múltiple, macroglobulinemia de Waldenström y gammapatías monoclonales de significado indeterminado.

FIG 5 Gammapatía policlonal.

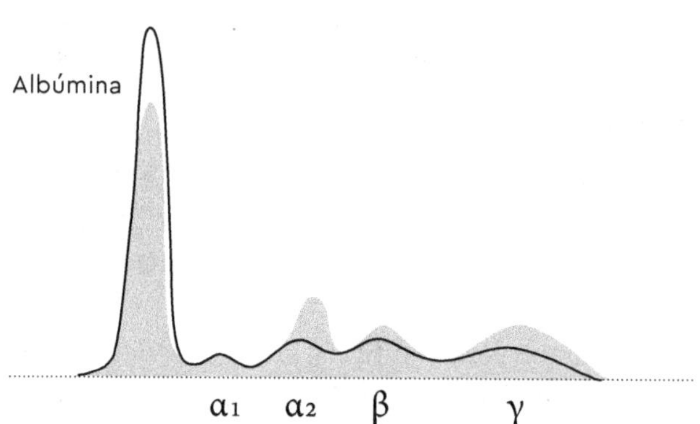

Inmunoglobulinas.— Son glicoproteínas séricas que tienen actividad de anticuerpos y son producidas por los linfocitos B y plasmocitos. Migran electroforéticamente como gammaglobulinas y comprenden cinco clases mayores de inmunoglobulinas (IgG, IgA, IgM, IgD e IgE). Estas moléculas están formadas por cadenas polipeptídicas de diferente tamaño molecular: dos cadenas pesadas idénticas y dos ligeras igualmente idénticas. La región constante de las cadenas pesadas son la G, A, M, D y E, tienen un peso molecular entre 50.000 y 70.000 y determina la clase de inmunoglobulina, y las dos ligeras pueden ser kappa (k) o lambda (λ) ambas están presentes en las cinco clases de inmunoglobulinas y tienen un peso molecular aproximado de 23.000. Estas cadenas polipeptídicas dispuestas en forma de «Y» **(FIG 6)**, están constituidas por dos brazos (formados por una porción de cadena

FIG 6 Estructura esquemática de la molécula de inmunoglobulina.

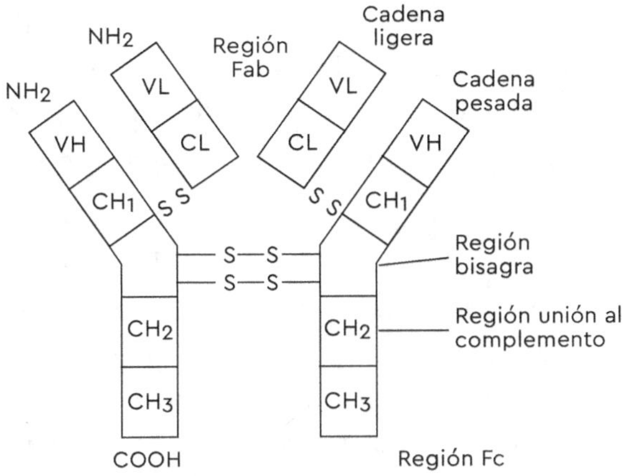

pesada y una de cadena ligera) y el tallo (constituido por dos porciones de cadena pesada). Los brazos y el tallo están unidos por puentes de disulfuro. El sitio de unión de los antígenos se ubica en la parte final de los brazos y se conoce como la parte FAB de las Ig. El tallo (parte FC), cumple otras funciones biológicas como la activación del complemento y la unión a receptores superficie de las células (basófilos, neutrófilos, linfocitos y macrófagos). A continuación, se describen las diferentes inmunoglobulinas.

IgG.— Es la inmunoglobulina más abundante en el suero (75% del total de inmunoglobulinas), con una vida media de 3 semanas. Tiene propiedades antivirales, antibacterianas, opsonizantes y neutralizadora de toxinas. Es la única inmunoglobulina que atraviesa la barrera placentaria, hecho que garantiza la inmunización del recién nacido en los primeros meses de vida. Los anticuerpos IgG, enlazados al antígeno (complejo inmune o complejo antígeno-anticuerpo), pueden fijar y activar el complemento por la vía clásica. Por otra parte, las células del sistema fagocítico mononuclear poseen receptores específicos para las IgG; por esta razón participan en los mecanismos de fagocitosis como sistema de ampliación de la respuesta inmunológica.

Ig A.— Está ubicada en la superficie de las mucosas y producida por los linfocitos B de las placas de Peyer, amígdalas y otros tejidos linfoides mucosos. Existe la *Ig A secretora* y la *IgA sérica*. La *Ig A secretora* es la principal Ig de los anticuerpos con acción antimicrobiana protectora de la saliva, lágrimas, sudor, calostro, líquido prostático, moco nasal y secreciones (bronquiales, gastrointestinales y genitourinarias). La *IgA sérica* comprende las antitoxinas, aglutininas, isoaglutininas y crioglobulinas, y se puede elevar en las enfermedades del tejido conectivo, alcoholismo, ictericia obstructiva y la colangitis biliar primaria; ésta también puede estimular el complemento por la vía alterna.

IgM.— Es una macroglobulina que se ubica en la superficie de las células B; constituye el primer anticuerpo que se genera en la respuesta inmune (respuesta primaria aguda) y es el primero que se forma en el neonato. Es un excelente activador de la citolisis dependiente del complemento, por lo que es una defensa poderosa de primera línea contra bacterias y virus. Disminuye en el síndrome nefrótico y la agammabglobulinemia.

IgD.— Constituye uno de los receptores de antígenos más importantes de la membrana de los linfocitos B.

IgE.— Es la inmunoglobulina de menor concentración en el suero y la más importante en los trastornos alérgicos. Las células inflamatorias que forman parte de la respuesta alérgica (basófilos y mastocitos), poseen anticuerpos IgE absorbidos de la sangre y actúan como receptores de antígenos. Cuando estas células entran en contacto con el antígeno, liberan sustancias mediadoras inflamatorias causantes de las manifestaciones clínicas de las enfermedades alérgicas. Por esta razón es importante en la hipersensibilidad inmediata (tipo I) y contiene los anticuerpos implicados en la anafilaxia y la sensibilidad cutánea.

GAMMAPATÍAS

Las gammapatías o hipergammaglobulinemias pueden presentarse en dos formas: *policlonal* con aumento de todas las inmunoglobulinas, en enfermedades inflamatorias crónicas como el LES y la hepatitis activa crónica, y la *monoclonal* (IgM), observada en el mieloma múltiple (MM) y la macroglobulinemia de Waldeström. En el MM, cualquier Ig pude elevarse, mientras que la IgM es más frecuente en otras entidades malignas como la macroglobulinamia de Waldenström. Se describirán las diferentes gammapatías monoclonales por ser el objetivo trascendental de este capítulo, es decir, enfermedades básicamente del campo hematológico.

Gammapatía monoclonal

La gammapatía monoclonal comprende un grupo de enfermedades hematológicas, por lo general de carácter maligno, caracterizadas por la elevación notable y exclusiva de las gammaglobulinas. La electroforesis de las proteínas séricas revela la proteína monoclonal característica (espiga-M) en la región γ gamma o beta β en el 80% de los casos. Otros exámenes que complementan el estudio de estos pacientes son la cuantificación de las inmunoglobulinas séricas, la inmunoelectroforesis de las proteínas en orina, calcio sérico, examen de la médula ósea, microglobulina β2, viscosidad sanguínea y crioglobulinas del suero. En líneas generales, la gammapatía monoclonal se puede clasificar en maligna y no maligna:

Gammapatía monoclonales malignas.—

- Mieloma múltiple.
- Formas especiales de mieloma múltiple: mieloma indolente, mieloma quiescente, no secretor, biclonal, osteoesclerótico (síndrome de POEMS), mieloma con mielofibrosis.
- Plasmocitoma localizados: óseo solitario y extramedular.
- Enfermedades linfoproliferativas malignas: macroglobulinemia de Waldenström, linfoma no Hodgkin y leucemia linfoide crónica con gammapatía monoclonal.
- Enfermedades de las cadenas pesadas: gamma, alfa, mu, delta.

Enfermedades no malignas.—

- *Gammapatías monoclonales de significado desconocido:*
  - Gammapatía monoclonal idiopática o esencial.
  - Proteinuria de Bence Jones.
  - Gammapatía monoclonal asociada a carcinomas (pulmón, colon y próstata).
- *Gammapatías monoclonales reactivas:* crioaglutininas, crioglobulinemias mixtas esenciales, síndrome de Sjögren, artritis reumatoide, enfermedad de Gaucher, sarcoidosis, cirrosis hepática y psoriasis.
- *Enfermedades infecciosas:* tuberculosis, citomegalovirus y SIDA
- *Gammapatías monoclonales transitorias:* trasplante de médula ósea y las asociadas a infecciones virales, bacterianas, fúngicas y parasitarias.

Mieloma múltiple

El mieloma múltiple (MM) es una neoplasia difusa de las células plasmáticas de la médula ósea. Los clones neoplásicos inducen un exceso de actividad osteoclástica que resulta en osteoporosis, múltiples lesiones osteolíticas y fracturas patológicas. La proliferación maligna de células plasmáticas genera en el 98% de los pacientes, inmunoglobulinas que se detectan en la sangre y orina como una banda monoclonal (gammapatía monoclonal). Estas inmunoglobulinas pueden ser de cualquier clase, excepto la IgM, que es muy rara. La determinación de esta paraproteína no sólo es útil para el diagnóstico sino para determinar la respuesta al tratamiento. Las tres características que definen al mieloma múltiple, son:

- Infiltración de la médula ósea por células plasmáticas (> 30%).
- Componente monoclonal en suero y orina.
- Lesiones osteolíticas.

Criterio electroforético del mieloma múltiple.—

- *Electroforesis de las proteínas en el suero.* Muestra la característica espiga monoclonal (M-espiga) en la región γ o β, excepto los mielomas no secretores. La inmunoelectroforesis en el suero se usa para confirmar que la electroforesis convencional de las proteínas séricas posee cadenas pesadas Ig G mayor de 3.5 g/dl o Ig A mayor de 2 g/dl **(FIG 7)**.

- *Inmunoelectroforesis de proteínas en la orina.* El 50% de los pacientes con mieloma de células plasmáticas tiene una excreción importante de proteína monoclonal urinaria de cadena ligera kappa o gamma (k o λ). Recordar que es el único examen para diagnosticar enfermedades de cadenas ligeras y por lo general expresa que es más agresiva. Se debe hacer en la orina de 24 horas; un resultado por encima de 500 mg y una relación de cadena ligera libre en orina/creatinina urinaria > de 1 g, se considera patológico."

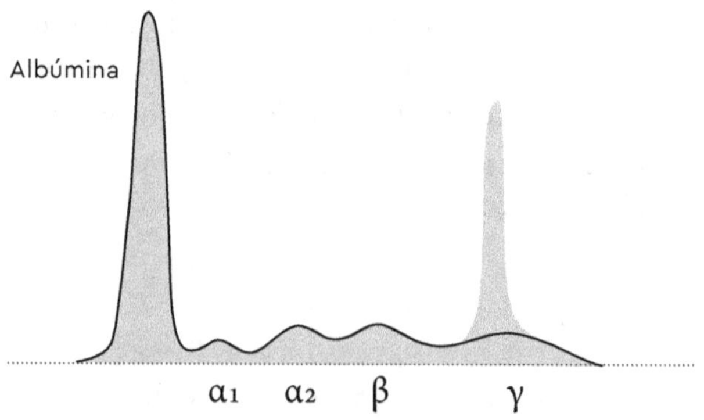

FIG 7 Gammapatía monoclonal.

Otras alteraciones en el mieloma múltiple.—

- Trastornos hematológicos. Se observa la formación de *rouleaux* debido al aumento de la globulina γ gamma. También se puede ver anemia normocítica normocrómica, reticulocitos bajos, leucopenia y trombocitopenia; todo esto debido a la infiltración de la médula por células plasmáticas en los estadios avanzados; además, células plasmáticas en la médula ósea > de 30%.

- Hipercalcemia. Se produce por factores que activan los osteoclastos como la interleucina 6 y el factor de necrosis tumoral β que producen osteoporosis y lesiones líticas en sacabocado.

- LDH elevada. Estadios avanzados de la enfermedad.

- β2-microglobulina aumentada por encima de 3 mg/L (cuando es > 5 y la albumina < 2.5 le confiere mal pronóstico ISS).

- 5Insuficiencia renal aguda (creatinina > de 1.3 mg%). Se debe a la disfunción tubular proximal por el exceso de inmunoglobulina de cadena ligera libre en el filtrado glomerular. Esta disfunción tubular es acelerada por la hipercalcemia, deshidratación severa y el uso de contrastes yodados.

- Plasmocitoma solitario. Sólo se diagnostica por biopsia; pues en líneas generales no son secretantes.

- Amiloidosis. Un 10% de los pacientes con mieloma múltiple tiene amiloidosis (recordar que el material amiloide es una sustancia proteinácea eosinofílica que refleja una birrefringencia verde a la luz polarizada con la coloración de rojo congo).

- Porcentaje de cadenas ligeras libres séricas ≥100 mg/dl.

- Pruebas citogenéticas. Existen diversas alteraciones citogenéticas en los pacientes con MM que involucran pronóstico y tratamiento, por ej., las trisomías responden en forma adecuada a lenalidomida, la t (4; 14) requiere una inducción y mantenimiento con bortezomib, la t (4; 14) se relaciona con escaso compromiso óseo al diagnóstico, mientras que t (14; 16) está asociada con altos niveles de cadenas ligeras libres en suero (FLC) y mayor riesgo de insuficiencia renal aguda.

- Citometría de flujo. El MM es una proliferación clonal de células linfoides B maduras que han pasado por el centro germinal del folículo linfoide. La finalidad de realizar estudios de citometría en estos pacientes es para realizar diagnóstico diferencial entre las células plasmáticas tumorales de las reactivas y sanas, además estimar marcadores de valor pronóstico.

Estadios del mieloma múltiple.—

- *Estadio I:* Masa tumoral baja (< de 0.6 x 10^{12} células plasmáticas/m²), Hb mayor de 10 g%, calcio sérico < de 12 mg%, pico sérico IgG < de 5 g/dl o IgA < de 3 g/dl. No lesiones óseas.

- *Estadio II:* Masa tumoral intermedia (0.6 a 1.2 x 10^{12} células plasmáticas/m²). No se puede ubicar ni en I ni en II.

- *Estadio III:* Masa tumoral alta (> de 1.2 x 10^{12} células plasmáticas/ m²). Hb < de 5 g%, calcio sérico > 12 g%, pico sérico IgG > de 7 g/dl o IgA > 5 g/dl. Lesiones osteolíticas.

Clasificación internacional.— El Internacional Myeloma Working Group (IMWG) decidió que los criterios para el diagnóstico de las gammapatías monoclonales deberían ser simples, fáciles de utilizar y basados en las pruebas rutinarias de laboratorio disponibles, como a continuación se describen:

- *Gammapatía monoclonal de significado incierto (GMSI):*
  - Proteína M sérica < 3 g/L
  - Plasmocitos clonales en la médula ósea < 10%
  - Ausencia de daño terminal de órganos o lesiones óseas

- *Mieloma asintomático (indolente, smouldering):*
  - Proteína M en el suero > 3 g/L.
  - Infiltración en MO > 10% de células plasmáticas.
  - Ausencia de síntomas o daño de órganos.

- *Mieloma múltiple sintomático:*
  - Proteína M en el suero y/o orina.
  - Infiltración en la médula ósea > 30% de células plasmáticas o presencia de plasmocitoma.
  - Daño de órganos.

- *Mieloma no secretor:*
  - Ausencia de paraproteína en suero y/o orina por inmunofijación.
  - Células plasmáticas igual o mayor al 10% en la médula ósea.
  - Daño de órganos.

- *Plasmocitoma óseo solitario:*
  - Ausencia de paraproteína en suero y orina.
  - Área única de destrucción ósea, asociada a las células plasmáticas.
  - Médula **ósea** no infiltrada por células plasmáticas.
  - Gammagrama ósea normal.
  - Ausencia de daño de órganos.

- *Plasmocitoma extramedular:*
  - Ausencia de paraproteína en el suero y l orina.
  - Tumor extramedular de células plasmáticas.

- Médula ósea normal.
- Gammagrama óseo normal.
- Ausencia de daño de órganos.

- *Plasmocitomas solitarios recurrentes:*
  - Ausencia de paraproteína en suero y orina.
  - Más de una lesión ósea destructiva o tumor extramedular de células plasmáticas.
  - Médula ósea normal.
  - Gammagrama óseo normal.
  - Ausencia de daño de órgano terminal.

- *Leucemia de células plasmáticas.* Requiere de un recuento absoluto de plasmocitos en sangre periférica de al menos 2.0 x 10^9/L y más de 20% en el diferencial.

- *Daño de tejido u órgano terminal (CRAB):*
  - Hipercalcemia.
  - Insuficiencia renal aguda.
  - Anemia (Hb < 10 g/dl).
  - Lesiones óseas: osteoporosis, lesiones líticas o fracturas patológicas como la compresión vertebral.
  - Otros: síndrome de hiperviscosidad sintomático, amiloidosis, infecciones bacterianas recurrentes (por más de 2 años).

Gammapatía monoclonal benigna (proteína M)

Estas patologías se caracterizan por una proteína M en el suero < de 3 g/dl; ausencia o pequeñas cantidades de proteína de Bence Jones en la orina; células plasmáticas en la médula ósea menor del 5% y ausencia de otras manifestaciones como anemia, hipercalcemia, insuficiencia renal o lesiones osteolíticas.

Amiloidosis

Puede ser primaria o secundaria. La *amiloidosis primaria* es una discrasia de células plasmáticas cuyas manifestaciones clínicas son causadas por el depósito tisular de material amiloide; éste es una proteína fibrilar de fragmentos de inmunoglobulinas de cadena ligera (proteína de Bence Jones) y aumento sérico de la proteína M. Esta proteína infiltra lengua, corazón, tubo digestivo, nervios y piel. Se caracteriza por un cuadro de insuficiencia renal, síndrome nefrótico, miocardiopatía con cardiomegalia, neuropatía periférica, síndrome del túnel del carpo, hipotensión ortostática por disfunción autonómica, púrpura por depósito de amiloide en los pequeños vasos y déficit adquirido del factor X. La biopsia de la mucosa rectal o gingival revela el material amiloide con birrefringencia positiva a la coloración de rojo congo y, con el microscopio electrónico, fibrillas amiloides.

La *amiloidosis secundaria* se debe a procesos infecciosos o inflamatorios crónicos; es una entidad independiente de la discrasia de células plasmáticas y las fibrillas están compuestas por una proteína A; afecta el hígado, bazo y riñones.

Macroglobulinemia de Waldenström

Es un trastorno crónico linfoproliferativo de células linfoplasmocitoides que secretan una inmunoglobulina monoclonal (IgM mayor de 3 g/dl en el suero), y caracterizada por un síndrome de hiperviscosidad plasmática que puede alcanzar valores de 4 a 6 (VR= < de 1.8). Las manifestaciones más resaltantes son confusión, cefalea, visión borrosa, sangrado fácil, sobrecarga de volumen con insuficiencia cardíaca congestiva, linfadenopatías, hepatoesplenomegalia y compromiso de la médula ósea, este último caracterizado por aumento de las células plasmáticas y linfocitos.

Gammapatía monoclonal en otros trastornos linfoproliferativos

Se observa enfermedades de cadena pesada asociada a trastornos linfoproliferativos y producción exclusiva de fragmentos de cadena pesada. La inmunoelectroforesis ha detectado tres tipos de cadenas pesadas (α γ μ alfa, gamma y miu). La inmunoelectroforesis del suero y la orina constatan la presencia de estas cadenas. La *enfermedad de cadena* α alfa o linfoma mediterráneo se caracteriza por un síndrome de malabsorción intestinal. La *enfermedad de cadena* μ *miu* es una variante rara de la leucemia linfocítica crónica, en la cual la hipogammaglobulinemia sérica se acompaña de excreción de grandes cantidades de cadenas ligeras libres en la orina. Ciertos trastornos linfoproliferativos, como el linfoma no Hodgkin tipo difuso y la leucemia linfocítica crónica, pueden cursar con gammapatía monoclonal, generalmente IgM.

Gammapatía monoclonal benigna de significancia indeterminada

Es un trastorno de las células plasmáticas no maligno ni progresivo abarca hasta un 70% de las gammapatías monoclonales. Aumenta en frecuencia con la edad y puede presentarse en un 3% de personas sanas mayores de 70 años; cursa con proteínas monoclonales pequeñas en el suero o la orina. La más frecuente ocurre en pacientes sanos con proliferación discreta de IgG monoclonal (niveles inferiores a 3 g/dl), otras inmunoglobulinas normales, menos de 20% de plasmocitos en la médula y nivel bajo de beta β2 microglobulina. Un 20% de estos pacientes puede evolucionar a una discrasia maligna de células plasmáticas.

Gammapatia monoclonal secundaria

Se han descrito una serie de enfermedades no malignas con gammapatía monoclonal secundaria a una proliferación de células plasmáticas, tales como enfermedades del tejido conectivo, osteomielitis, colangitis, hipersensibilidad a medicamentos (sulfas, penicilina). En estos pacientes, los niveles de gammaglobulina, obviamente son bajos.

Referencias

Attaelmannan M, Levinson SS. Understanding and identying monoclonal gammopathies. Review. Clin Chem 2000; 46(8 pt2): 1230-1238.

Chojkier M. Inhibition of albumin synthesis in chronic diseases: molecular mechanisms. Review. J Clin Gastroenterol 2005; 39 (4 suppl 2): S143-146.

Efthimiou P, Markenson JA. Role of biological agents in immune-mediated inflamatory diseases. Review. South Med J 2005; 98(2): 192-204.

Chou T. Multiple myeloma-recent advances in diagnosis and treatment. Review. Gan To Kagaku Ryoho. 2005; 32(3): 304-308.

Gonsalves WI, Leung N, Rajkumar SV, et al. Improvement in renal function and its impact on survival in patients with newly diagnosed multiple myeloma. Blood Cancer J. 2015; 5:e296.

Grimbacher B, Holland SM, Puck JM. Hyper-IgE syndromes. Immunol Rev 2005; 20(3): 244-250. Review.

Kokron CM, Errante PR, Barros MT et al. Clinical and laboratory aspects of common variable immunodeficiency. Review. An Acad Bras Cienc 2004; 76(4): 707-726. Epub 2004 nov 16.

Kumar S, Fonseca R, Ketterling RP, et al. Trisomies in multiple myeloma: Impact on survival in patients with high-risk cytogenetics. Blood. 2012; 119: 2100-2105.

O'Connell TX, Horita TJ, Kasravi B. Understanding and interpreting serum protein electrophoresis. Review. AFP 2005; 71(1): 105-112.

Quinlan GJ,Martin GS, Evans TW. Albumin: biochemical properties and therapeutical potencial. Hepatology 2005; 41(16): 1211-1219.

Rajkumar SV, Gupta V, Fonseca R, et al. Impact of primary molecular cytogenetic abnormalities and risk of progression in smoldering multiple myeloma. Leukemia. 2013; 27: 1738-1744.

Sarasquete M, Gutierrez N, Paiva B,Chillón M et al. Upregulation of Dicer is more frequent in monoclonal gammaopathies of undertemined significance than in myeloma multiple patients and is associated with longer survival in symptomatic myeloma patients. Haematologica. 2011; 96: 468-471.

Vladutiu AO. Immunoglobulin D: properties, meassurement, and clinical relevance Review. Clin Diag Lab Immunol 2000; 7(2): 131-140.

Wahner-Roedler DL, Witzig TE, Loehrer LL, Kyle RA. Gamma-heavy chain disease: review of 23 cases. Medicine (Baltimore) 2003; 82(4): 236-250.

Yuan X, Tiedemann, Chang X, Yin H, Bruins L, Braggio E et al. RNAa screen druggable genome identifies modulators of proteasome inhibitor sensitivity in myeloma inclunding CDK5. Blood. 2011; 117: 3847-3857.

Zangari M, Yaccoby S, Pappa L, Cavalo F et al. A prospective evaluation of the biochemical, metabolic, hormaonal and structural bone changes associated with bortezomib response in multiple myeloma patients. Haematologica. 2011; 96: 333-336.

Pruebas para el uso de anticoagulantes

José Agustín Caraballo Sierra

El mecanismo de los anticoagulantes orales (coumarínicos) está íntimamente ligado a la fisiología de la hemostasis debido a que inhiben la vitamina K, la cual interviene directamente en la síntesis de los factores de la coagulación: II (protrombina), VII, IX y X (todos dependientes de la presencia de la vitamina K). La vitamina K convierte el ácido glutámico del precursor de la protrombina a ácido gamma-carboxiglutámico de la protrombina funcionante. Por su parte, la heparina sódica estimula las propiedades anticoagulantes de una proteína plasmática llamada *antitrombina*, inhibidor natural de la trombina; además, inhibe los factores IX, Xa, XI y XII.

Para controlar el uso de la heparina sódica se emplea el tiempo de tromboplastina parcial activado (TTPa), cuya relación debe estar entre 1.5 a 2.5 veces del control (TTPp/TTPc). Este rango terapéutico equivale a un nivel sérico de heparina de 0.2 a 0.4 U/ml. Se debe obtener el TPTa antes del uso de la heparina, 4 horas después de la primera dosis y diariamente. Para un TPTa normal de 30 a 40 seg se recomienda llevarlo de 50 a 80 seg. Por el contrario, las heparinas de bajo peso molecular inhiben directamente el factor X activado (Xa) y; al no involucrar los factores de la cascada intrínseca, no ameritan el control con el TTPa.

El uso de la warfarina sódica amerita un estricto control de la coagulación para no excederse y producir sangrados fatales o ser insuficiente y favorecer el riesgo de tromboembolias. El control de su uso se hace con el tiempo de protrombina (TP), que obviamente se prolonga por la disminución de los factores de la coagulación que dependen de la vitamina K.

Para obtener el TP se agrega calcio y una tromboplastina al plasma citratado del paciente; el tiempo que toma el plasma para coagularse representa el tiempo de protrombina. La tromboplastina usada se obtiene por diferentes métodos y extractos de tejidos de animales (pulmón, cerebro o placenta); ésta contiene tanto el factor tisular como el fosfolípido necesario para promover directamente la activación del factor X a través del factor VII. El factor VII reacciona con el factor hístico y se forma un producto que convierte el factor X a su forma activa o factor X activado (Xa); éste, a su vez, reacciona con el factor V, calcio y fosfolípidos para convertir la protrombina en trombina. La prueba es sencilla para hacerse, pero difícil de interpretar debido a las distintas tromboplastinas comerciales utilizadas; como consecuencia, un mismo resultado de TP, a menudo refleja niveles diferentes de anticoagulación.

El paciente anticoagulado con warfarina debe tener normalmente una razón o relación de anticoagulación 1.5 a 3 veces del control TPp/TPc (VN del TPc = 12-15 seg). Sin embargo, al no tener en cuenta la variabilidad de la tromboplastina empleada, se cae en errores por la amplia variación del resultado de anticoagulación obtenido; de manera que se ofrece, en forma equivocada, mayor o menor dosis del anticoagulante oral de lo necesario. Este hecho motivó la idea de uniformar el reporte del resultado del TP mediante la *razón* o *relación internacional normalizada (INR)*; ésta ofrece la referencia para que toda terapia con anticoagulantes orales sea comparada, y que corresponda a un tiempo de protrombina estandarizado. El INR lo debe reportar el laboratorio como un valor numérico, y el TP en segundos. El INR se determina mediante una transformación matemática exponencial de la razón del TP y el *índice de sensibilidad internacional (ISI)* de la tromboplastina usada (ofrecido por el laboratorio):

$$INR = \frac{(TPp)^{ISI}}{TP\ control}$$

En principio, toda tromboplastina comercial debe salir al mercado con un ISI claramente expresado, cuyo valor generalmente oscila entre 1.5 y 2.5, sin embargo, debería tener, según las normas internacionales, un rango mucho más estrecho, de 1.5 a 1.8; idealmente debería ser 1 a 1.2. El ISI representa el valor de la actividad de las diferentes tromboplastinas, o sea, que es la medida de la respuesta de una tromboplastina dada, para inducir la coagulación. *Cuanto menor sea el ISI, mayor es la actividad de la tromboplastina y por lo tanto más corto el tiempo de protrombina.* El TP es más prolongado cuando se usa una tromboplastina tisular de cerebro humano, comparada con la de cerebro de conejo, por lo que se prefiere esta última. Para obtener una anticoagulación adecuada en cada enfermedad, según el INR establecido, se obtiene la proporción convencional del TPp/TPc y se relaciona con el ISI de la tromboplastina utilizada por cada laboratorio. El cálculo se facilita mediante tablas y nomogramas establecidos **(FIG 8)**.

El tiempo de protrombina aumenta en las siguientes circunstancias: disminución de la ingesta de vitamina K o su malabsorción, supresión de las bacterias intestinales por el uso de antibióticos, enfermedades hepáticas y estados hipermetabólicos como la fiebre. El TP disminuye en caso de exceso en la dieta de la vitamina K (vegetales verdes) o aumento de su absorción intestinal.

El primer INR se debe hacer previamente y al tercer día de iniciada la warfarina. La heparina se suspende cuando el INR sea igual o mayor de 2.5. El INR establecido por la American College of Chest Physicians, para las diferentes enfermedades se resume en la siguiente tabla **(TABLA 1)**.

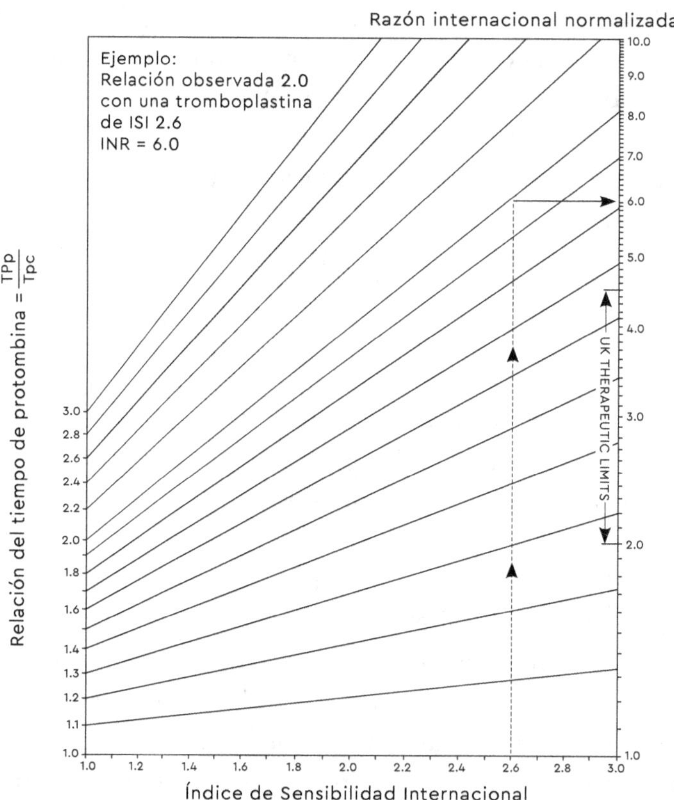

FIG 8 Nomograma para obtener el INR, según el ISI y la relación del tiempo de protombina (TP) del paciente (p) sobre el control (c)

TABLA 1 INR para la anticoagulación de las diferentes enfermedades.

Enfermedad	INR
Tratamiento de trombosis venosa Tromboembolismo pulmonar Prevención de embolismo arterial sistémico • Fibrilación auricular • Valvulopatías • Bioprótesis valvular	2 a 3
Prótesis valvular mecánica Embolismo arterial sistémico o TVP recurrente Síndrome antifosfolípido	2.5 a 3.5

Referencias

Holbrook A, Schulman S, Witt DM, Vandvik PO, Fish J, Kovacs MJ, et al: Evidence-based management of anticoagulant therapy: antithrombotic therapy and prevention of thrombosis, 9th ed: American College of Chest Physicians Evidence-Based Clinical Practice Guidelines. Chest 2012; 141(2 suppl): e152S-e184S

Intagliata NM, Henry ZH, Shah N, Lisman T, Caldwell SH, Northup PG: Prophylactic anticoagulation for venous thromboembolism in hospitalized cirrhosis patients is not associated with high rates of gastrointestinal bleeding. Liver Int. 2014; 34: 26-32.

Kahn SR, Lim W, Dunn AS, Cushman M, Dentali F, Akl EA, Cook DJ, Balekian AA, Klein RC, Le H, Schulman S, Murad MH; American College of Chest Physicians: Prevention of VTE in nonsurgical patients: antithrombotic therapy and prevention of thrombosis, 9th ed: American College of Chest Physicians Evidence-Based Clinical Practice Guidelines. Chest 2012; 141(2 suppl): e195S-e226S.

Saner FH, Gieseler RK, Akız H, Canbay A, Görlinger K: Delicate balance of bleeding and thrombosis in end-stage liver disease and liver transplantation. Digestion 2013; 88: 135-144.

Schulman S, Crowther MA: How I treat with anticoagulants in 2012: new and old anticoagulants, and when and how to switch. Blood 2012; 119: 3016-3023.

Biomarcadores para infarto del miocardio

José Agustín Caraballo Sierra

La destrucción de la célula miocárdica libera ciertas enzimas que, aunque no son específicas del corazón, pueden orientar hacia una injuria cardiaca. Las más usadas en la práctica diaria son las troponinas, creatina-fosfoquinasa MB (CK-MB), mioglobina, deshidrogensa láctica 1 (LDH_1) y la aspartato aminotransferasa (AST). *Actualmente, las troponinas constituyen la prueba de oro para el diagnóstico, seguimiento y pronóstico del infarto del miocardio.* La CK-MB es menos específica, pero puede solicitarse cuando no se dispone de las troponinas o se sospeche un reinfarto durante la convalescencia de un infarto agudo, y la mioglobina cuando se quiera reforzar el diagnóstico en las primeras 4 horas. La LDH y AST se describirán por su importancia histórica, hoy día no se justifica su uso por su escasa especificidad (TABLA 2).

TABLA 2 Aparición y duración de las enzimas cardíacas en el infarto cardíaco.

Enzima	Aparición (h)	Pico (h)	Duración (días)
Troponinas	3 a 4	12 a 48	14
CK-MB	4 a 8	12 a 20	2 a 3
CK-T	4 a 8	12 a 24	3 a 4
Mioglobina	1 a 2	10	1
LDH	8 a 12	3 a 6 días	8 a 14
AST	24 a 48	10 a 40	4 a 5

*Alta sensibilidad para necrosis del miocito.

Troponinas cardíacas (cTnT; VR= 0 a 0.1 ng/ml o μg/L)

El complejo *troponina-tropomiosina* cardiaca consta de 3 subunidades: C, I y T, que regulan la contracción del músculo cardíaco: la troponina C (TnC) liga calcio; la troponina I (TnI) regula la interacción de la *miosina* (enzima muscular) con la actina (proteína contráctil) y la T (TnT) liga tropomiosina. La *isoenzima TnC* tiene la misma secuencia de aminoácidos en el músculo esquelético y cardíaco y por esta razón es menos específica para la necrosis del músculo cardíaco; mientras que las *isoenzimas TnT y TnI* al poseer diferente secuencia de sus aminoácidos, las hacen más específicas para la detección de daño miocardiaco.

Con la necrosis de los miocitos se destruye la membrana sarcolémica, hecho que permite la salida de enzimas al intersticio y luego a la circulación. Las troponinas se elevan hasta 80 veces, a las 4 horas de iniciada la necrosis aguda del miocardio y se mantiene hasta por 14 días. Son extremadamente sensibles (98%) y específica (96%) para el infarto del miocardio; sin embargo, se pueden elevar en patologías cardíacas no isquémicas como la miocarditis, insuficiencia cardiaca congestiva, contusión cardíaca, hipertensión arterial severa, taquiarritmias, resucitación cardiopulmonar, cirugía del corazón, drogas cardiotóxicas, lesión ventricular por embolismo pulmonar, miopericarditis y cateterismo cardíaco. Es importante recordar que existen enfermedades no cardíacas que pueden elevar *isoenzimas de troponina,* como ocurre en sepsis, post-cirugía, rabdomiolisis, politraumatismos, miopatía asociada a la insuficiencia renal crónica y en todo paciente crítico.

Creatina-fosfoquinasa (VR= Total 20–200 UI/L; MB 0–20 U/L)

Esta enzima cataliza la reacción reversible que convierte el fosfato de creatina más ADP en creatina y ATP. La creatina-fosfocinasa (CK) tiene 3 isoenzimas: CK-MB, CK MM y CK BB. La isoenzima MB se encuentra en altas concentraciones en las células miocárdicas, razón por la que en el infarto del miocardio, la elevación de la CK-MB tiene una sensibilidad del 90% y una especificidad del 90%. Por su parte, la CK-MM se eleva en las lesiones del músculo esquelético y la CK-BB en el infarto cerebral.

La CK total y CK-MB comienzan a elevarse a las *4 horas después del infarto cardíaco,* alcanzan su máximo pico a las 24 horas y permanecen elevadas por dos a tres días. *La CK total se eleva más tardíamente y dura hasta 4 días en el suero;* además, se eleva en las miopatías, consumo excesivo de alcohol, politraumatismos, inyecciones musculares, convulsiones y ejercicios vigorosos. La CK-MB también se eleva en otras injurias del corazón no necesariamente relacionadas con la enfermedad coronaria: cardioversión (más de 400 J), contusión miocárdica, uso de trombolíticos, angioplastia coronaria, cirugía cardiovascular, miopericarditis y en la taquicardia supraventricular prolongada. Una CK-MB normal en las primeras 48 horas, descarta prácticamente que un dolor torácico sea debido a un infarto cardíaco. *Para orientar el diagnóstico de necrosis miocárdica cuando se produce un aumento de la CK-MB mayor del 50% entre dos muestras con un intervalo de 4 a 12 horas o si se dispone de una sola muestra, cuando está duplicado el valor normal.* Los pacientes con infarto agudo de miocardio que reciben trombolíticos presentan un lavado del área necrosada, razón por la que la trombolisis produce una elevación de la CK en los primeros 30 minutos de la reperfusión y alcanza un máximo a las 10 a 15 horas.

La CK-MB también se encuentra en el músculo esquelético (1-2%), por lo que se eleva en algunas enfermedades extracardiacas: alcoholismo, uso de aspirina, estatinas y tranquilizantes, dermatomiositis, distrofia muscular, politraumatismos, rabdomiolisis, mioglobinuria, hipotiroidismo, colecistits aguda, hemólisis, período periparto, tumores (pulmón, mama, próstata y riñones) y en el síndrome de Reye. Todas estas causas elevan los niveles de CK-MB pero nunca llegan a sobrepasar el 5% de la CPK total, como la observada en el infarto cardíaco.

Mioglobina (VR= 12–90 µg/L)

Es una proteína transportadora de O_2 que está presente en el músculo cardíaco y esquelético. Se libera en la necrosis miocárdica; sin embargo, se puede elevar en otras eventualidades como la cardioversión, insuficiencia cardíaca, shock, insuficiencia renal, cirugía, abuso de alcohol y lesiones del músculo esquelético. En el infarto cardíaco se eleva en 1 a 2 horas, alcanza su máximo nivel a las 10 horas y se normaliza a las 24. Con 3 medidas cada 2 horas se descarta la necrosis miocárdica.

Deshidrogenasa láctica (VR=100–190 UI/L)

Enzima que cataliza la reacción reversible del lactato a piruvato, en el último paso de la glucólisis. La LDH_5 se encuentra en el hígado y la LDH_4 en el músculo estriado. La *LDH_1 es más abundante en el miocardio y se eleva a partir de las 8 horas de haber ocurrido la injuria,* el pico entre los 3 y 6 días y retorna a la normalidad a los 14 días. Tiene gran valor cuando la relación LDH_1/LDH_2 es mayor de 1 (normalmente es inferior a 1).

Aspartato aminotransferasa (AST) (VR = 0–35 U/L)

Enzima mitocondrial que básicamente se produce en el hígado, músculo estriado y corazón; en ausencia de hepatopatías, una elevación de la AST orienta a una necrosis miocárdica. Se eleva a partir de las 8 horas del evento, máximo pico a las 36 horas y puede durar hasta 5 días.

Referencias

Christ M, Popp S, Pohlmann H, Poravas M, Umarov D, Bach R, et al. Implementation of High Sensitivity Cardiac Troponin T Measurement in the Emergency Department. Am J Med.2010; 123: 1134-42.

Eggers KM, Kempf T, Venge P, Wallentin L, Wollert KC, Lindahl B, et al. Improving long-term risk prediction in patients with acute chest pain: the Global Registry of Acute Coronary Events (GRACE) risk score is enhanced by selected non-necrosis biomarkers. Am Heart J. 2010; 160: 88-94.

Gamble JH, Carlton EW, Orr WP, et al. High-sensitivity cardiac troponins: no more 'negatives'. Expert Rev Cardiovasc Ther 2013; 11: 1129-39.

Gamble J.H., Carlton E., Orr W., Greaves K. High-sensitivity troponin: six lessons and a reading. Br. J. Cardiol. 2013; 20: 109-112.

Gupta S & Lemos JA. Use and Misuse of Cardiac Troponins in Clinical Practice. Prog Cardiovasc Dis. 2007; 50(2): 151-165.

Kumar A, Cannon CP. Acute coronary syndromes: diagnosis and management, part I. Mayo Clin Proc. 2009; 84: 917-38.

Maisel A., Mueller C., Neath S.X. Copeptin helps in the early detection of patients with acute myocardial infarction: primary results of the CHOPIN trial (Copeptin Helps in the early detection Of Patients with acute myocardial infarction) J. Am. Coll. Cardiol. 2013; 62: 150-160.

Makam AN, Nguyen OK. Use of cardiac biomarker testing in the emergency department. JAMA Intern Med 2015; 175: 67-75.

McCann CJ, Glover BM, Menown IB, Moore MJ, McEneny J, Owens CG, et al. Prognostic value of a multimarker approach for patients presenting to hospital with acute chest pain. Am J Cardiol 2009; 103: 22-8.

Mills NL, Churchhouse AM, Lee K. Implementation of a sensitive troponin I assay and risk of recurrent myocardial infarction and death in patients with suspected acute coronary syndrome. JAMA. 2011; 305: 1210-1216.

National Institute for Health and Care Excellence 167. National Institute for Health and Care Excellence; London: 2013. Myocardial Infarction With ST-segment Elevation: The Acute Management of Myocardial Infarction With ST-segment Elevation.

CAPÍTULO
07

Morella Bouchard

Marcadores tumorales

Los marcadores tumorales son productos biológicos que se originan normalmente en las células y se pueden detectar en suero, fluidos corporales (líquido ascítico, orina y heces) o, tejidos con técnicas de inmunohistoquímica. Estos pueden ser glucoproteínas (específicas, oncofetales y oncógenas), mucinas, enzimas, hormonas, receptores de esteroides y análisis genético. Se elevan en neoplasias (malignas y benignas) y en múltiples enfermedades inflamatorias, razón por lo cual la mayoría no son útiles para la detección precoz o rastreo masivo del cáncer, carecen de especificidad para un determinado tipo de neoplasia y ninguno de ellos es patognomónico de tumores específica. Sin embargo, algunos marcadores tumorales tienen utilidad para el diagnóstico (determinar la presencia o tipo de cáncer), en la búsqueda de neoplasias de origen desconocido, definir el pronóstico y seguimiento de la actividad tumoral y confirmar la efectividad del tratamiento. Algunos marcadores pueden tener al mismo tiempo valor diagnóstico, pronóstico y predictivo. Cabe recordar que los tumores primarios de origen desconocido con metastásis a distancia, representan el 5 a 10 % de todos los cánceres; cerca del 75 % de las "neoplasias ocultas" están por debajo del diafragma, particularmente en páncreas, estómago, colon e hígado y, por encima del diafragma, el pulmón con un 20 %. La importancia en el futuro inmediato es contar con marcadores biológicos altamente específicos que detecten precozmente los tumores, para su terapia y seguimiento oportuno.

CATEGORÍAS DE LOS MARCADORES TUMORALES

- *Glucoproteínas específicas:* antígeno prostático específico.
- *Glucoproteínas oncofetales:* antígeno carcinoembrionario (ACE) y α-fetoproteína.
- *Glucoproteínas oncógenas:* HER-2/neu, SRC, N-Myc y H-ras.
- *Glucoproteínas y mucinas:* Ca 125, Ca 15-3 y Ca 19-9.
- *Enzimas:* fosfatasa ácida prostática.
- *Hormonas:* gonadotropina coriónica humana, catecolaminas y sus metabolitos, hormona paratiroidea y calcitonina.
- *Receptores de esteroides:* receptores de estrógenos y progesterona.
- *Análisis genético:* Gen de cáncer de la próstata PCA3 (prostate cancer gen 3).

Antígeno prostático específico APE (VR= 2-4 ng/ml)

El cáncer de la próstata ocupa la segunda causa de muerte por neoplasias malignas en el hombre. El APE es una *proteasa* de naturaleza glucoproteica producida exclusivamente por el epitelio ductal y acinar de la glándula prostática y su acción más importantes es licuar el semen. Su elevación está relacionada con el tipo de enfermedad, volumen de la glándula y se emplea para la detección temprana del cáncer prostático; sin embargo, hay que recordar que también se eleva moderadamente en la hiperplasia benigna de la glándula y la prostatitis. El tacto rectal, el ultrasonido transrectal y las relaciones sexuales elevan los valores de este marcador, razón por lo que es importante solicitarlo antes de realizar estos eventos. La sensibilidad del APE para el cáncer prostático es del 60 a 80%, la especificidad del 60 al 70% y el valor predictivo positivo del 40 al 50%. Aunque los valores séricos son más acertados que el tacto rectal para el diagnóstico temprano del cáncer prostático; es importante resaltar que ante la mínima sospecha de esta patología es imprescindible realizar el ultrasonido transrectal y la biopsia prostática dirigida. La elevación del APE después de una prostatectomía por cáncer prostático sugiere recurrencia de la enfermedad, inclusive antes que otros estudios lo demuestren. En pacientes con un cáncer prostático recientemente diagnosticado, un APE alrededor de 10 ng/ml y ausencia de síntomas esqueléticos no amerita la gammagrafía ósea; ya que un APE menor de 20 ng/dl raramente (0.8%) tienen metástasis esquelética.

Alrededor de un 90% del APE se encuentra en la sangre unido a una *proteasa* sérica, la α_1-*antiquimotripsina* y, en forma libre (APE libre) como un zimógeno inactivo; la suma de ambos constituye el APE total. El 95% de los pacientes normales tienen un *APE libre* menor de 0.86 ng/ml, un APE total < de 4 y una relación APE libre/APE total > de 0.20. Existen una serie de cálculos que pretenden definir la posibilidad de una enfermedad maligna de la glándula como son la relación APE libre/APE total x 100, velocidad del APE y la densidad del APE; ellas en conjunto permiten definir qué paciente debe ir a una biopsia de la glándula dirigida por ultrasonido transrectal.

Relación APE libre/APE total x 100.— Es útil para orientar la posibilidad de un cáncer de próstata; mientras más baja es la relación mayor la posibilidad de serlo, por ej., un valor < 10% cerca de un 90% tienen cáncer prostático; 10 a 20% sospechoso; 20 a 30% hiperplasia prostática benigna y mayor de 30% normal.

Velocidad del APE.— Se refiere al incremento normal del APE total que ocurre por la edad. Se tiene como valor normal menos de 2.5 ng/ml en individuos menores de 50 años de edad; 3.5 entre 50-59; 4.5 entre 60-69 y 6.5 después de los setenta. En líneas generales, un 95% de los hombres sanos tienen valores por debajo de 4 ng/ml. En la evaluación periódica de una persona normal, un aumento del APE mayor de 0.75 ng/ml o más al año, es sugestivo de cáncer prostático.

Densidad del APE.— Consiste en la relación entre el APE total y el volumen prostático (promedio 20 ml), medido por ultrasonido transrectal (APEt/volumen prostático). Mientras más alto mayor la posibilidad de cáncer; por ej., se considera neoplasia maligna cuando la relación es mayor de 0.15. Esta relación obviamente expresa que el aumento de la glándula no está necesariamente en relación directa con el cáncer.

Gen de cáncer de la próstata PCA3 (prostate cancer gene 3).— (VR= < 35). Se trata de un análisis genético del PCA3, este es un ARNm no codificante, específico de la próstata, producido sólo por las células tumorales y es independiente del tamaño de la misma. Se mide con una muestra de orina tomada posterior al masaje prostático, de manera que las células cancerígenas se desprenden y pasan a la orina; tiene menor sensibilidad (68%) pero mayor especificidad (78%) que el APE; sin embargo, no lo sustituye. Los resultados determinan la necesidad de realizar una biopsia de próstata; a mayor puntuación mayor probabilidad que la biopsia sea positiva e indican la agresividad del cáncer; a mayor puntuación aumenta la probabilidad que el cáncer sea agresivo. No es útil para el diagnóstico rutinario de cáncer de próstata, sino para evaluar la probabilidad de detectar un cáncer en la segunda biopsia, con una primera negativa.

Antígeno carcinoembrionario (ACE).— (VR= 2.5 a 3.5 ng/ml). Es una glucoproteína que proviene del tejido entodermal; es secretada por las células epiteliales de las glándulas secretoras de mucina del intestino fetal y de las células de la mucosa del colon, esófago inferior, cardias, antro-píloro, intestino delgado, apéndice y, tractos biliar y urinario. Los carcinomas de estas regiones, así como también, enfermedades benignas (cirrosis, pancreatitis y la enfermedad inflamatoria intestinal), aumentan el ACE por crecimiento de la masa celular y desorganización de la membrana basal. *El ACE es útil para orientar el diagnóstico y facilitar el seguimiento del cáncer de colon*; aunque se puede elevar en múltiples tumores malignos del estómago, páncreas, recto, glándula tiroides (carcinoma medular), pulmón, mama, cuello uterino, ovario y tracto urinario. De igual manera, el ACE se puede medir en la orina y el líquido pleural para el diagnóstico del cáncer vesical y pleuropulmonar respectivamente. Los valores séricos que se pueden obtener son los siguientes:

- < de 3 ng/ml. Se encuentra en un 93 % de personas sanas.

- 5 a 10 ng/ml. Se observan en enfermedades inflamatorias del hígado, tubo digestivo y pulmón.

- > de 10 ng/ml. Orienta a una neoplasia maligna del colon y recto, estómago, páncreas, hígado (metástasis), pulmón, mama, cuello uterino, ovario, tracto urinario y la glándula tiroides (carcinoma medular).

La disminución del ACE después de la cirugía del cáncer colónico o recto habla en favor de una erradicación del tumor; por el contrario, su elevación en el postoperatorio orienta a la recurrencia de la enfermedad o la presencia de metástasis hepática; inclusive, 4 a 6 meses antes de aparecer evidencias clínicas de la enfermedad; por esta razón, es recomendable evaluar estos antígenos cada 4 a 6 meses. La mayor evidencia de éxito de una resección de cáncer colónico, se observa cuando los niveles del ACE caen por debajo de 11 ng/ml.

α-fetoproteína (AFP).— (VR= < de 10 ng/ml). Es una glucoproteína que se produce en el hígado y saco vitelino durante el desarrollo fetal y, en la vida adulta se origina en las células tumorales de diferentes órganos. Es útil para el diagnóstico del hepatocarcinoma y los tumores de células germinales no seminomatosos del testículo (coriocarcinoma), ovario y regiones extragonadales; patologías que pueden cursar con niveles superiores a 40 ng/ml. *Es el marcador tumoral más empleado para el diagnóstico del hepatocarcinoma.* Como regla general, en la hepatitis crónica y cirrosis se observan valores entre 15 y 100 ng/ml; valores > de 100 ng/ml y con imágenes sugestivas de neoplasia hepática en el ultrasonido o TC orientan a un hepatocarcinoma y, > de 200 a hepatocarcinoma, aún sin imágenes demostradas. Un 70% de los pacientes con carcinoma hepatocelular están por encima de 500 ng/ml. La AFP también se eleva en la enfermedad inflamatoria intestinal y en metástasis hepática del cáncer de estómago, colon, páncreas y pulmón; sin embargo, en las enfermedades no malignas los niveles suelen ser inferiores a 32 ng/ml. En pacientes de alto riesgo se recomienda la realización de la AFP y el ultrasonido abdominal cada 6 meses, sin embargo, algunas guías internacionales para el diagnóstico y seguimiento del hepatocarcinoma han excluido esta prueba del protocolo de despistaje, por su baja sensibilidad y especificidad. Con el objetivo de incrementar su sensibilidad se adelantan estudios donde se determina en conjunto con otras pruebas como *lens culinaris aglutinin-reactive fraction* de AFP (AFP-L3) y *des-γ-carboxyprothrombin* (DCP).

Antígeno CA-125.— (VR= 0 a 35 U/ml). El antígeno CA-125 es una glucoproteína común en muchos tumores epiteliales no mucinosos del ovario (serosos, endometroide, células claras e indiferenciados); sin embargo, también se elevan notablemente en la endometriosis, quistes ováricos, enfermedad inflamatoria pélvica, embarazo y la hepatitis. El cáncer de ovario es la 4ª causa de muerte relacionada a tumores en mujeres y, en el 70% de los casos se diagnostica en un estadio avanzado; las principales pruebas de despistaje son el CA-125 y el ultrasonido transvaginal. Es el marcador más usado en la búsqueda del carcinoma de ovario; tiene baja sensibilidad en estadios iniciales, pero se eleva a un 90% en estadio II y > 90% en estadio III y IV. El 99% de las pacientes sanas tienen cifras inferiores a 35 U/ml y niveles superiores a 65 U/ml se consiguen en los tumores malignos o benignos del ovario.

Ca 15-3.— (VR= < de 30 U/ml). Es una glucoproteína originada en el epitelio mamario y otros tejidos. Valores hasta de 30 U/ml se consideran normales; sobre 30 U/ml se presentan en el cáncer de mama y de 545 U/ml en la metástasis hepática del mismo. Sin embargo, puede aumentar en el cáncer del pulmón, colon, páncreas, hígado, ovario, cérvix y endometrio; además, en enfermedades no malignas como la hepatitis, cirrosis y enfermedades autoinmunes. *Es el marcador más usado en el rastreo del carcinoma de mama.* Posee poco valor diagnóstico, moderado valor pronóstico, es útil en la detección de micrometástasis y evaluación de la respuesta al tratamiento. Se recomienda medir sus niveles en el preoperatorio y cada 3 meses en pacientes con terapia endocrina. Se considera buena respuesta si hay reducción del 50% de sus niveles.

Ca 19-9.— (VR= < 37 U/ml). Es un gangliósido que se eleva en el cáncer de páncreas, estómago, colon, hígado, mama, pulmón y en el colangiocarcinoma; además en enfermedades no malignas como la hepatitis, pancreatitis y colangitis biliar primaria. *Es el marcador más usado en la búsqueda del carcinoma de páncreas.* Posee una sensibilidad de 81%, especificidad de 90% y valor predictivo positivo de 72%.

Fosfatasa ácida prostática.— (VR= < 5 U/L). Las fuentes principales de las fosfatasa ácida son la próstata y los eritrocitos. Niveles altos se observan en la invasión del hueso por un cáncer de próstata; sin embargo, tiene poca sensibilidad y especificidad porque es generada en múltiples órganos: hígado, pulmón, cerebro, corazón, músculo esquelético, vejiga, testículos, bazo y plaquetas. Cuando el APE está inhibido por el uso terapéutico de anti-andrógenos, la fosfatasa ácida es útil para determinar la aparición de metástasis óseas del cáncer prostático. Hasta un 40% de los pacientes con este cáncer tienen niveles normales de fosfatasa ácida prostática, particularmente en las etapas iniciales; sin embargo, cuando hay metástasis osteoblástica, se elevan en un 70 a 90% de los pacientes. Por otra parte, la FAP puede elevarse indistintamente en diversas afecciones de la próstata como la prostatitis, infartos prostáticos e hiperplasia prostática benigna; igualmente, está presente en otras neoplasias: estómago, páncreas, pulmones, tumores carcinoides y enfermedades mieloproliferativas. También se elevan en la osteoporosis, leucemias, metástasis ósea, enfermedad de Paget, hiperparatiroidismo primario y enfermedades tromboembólicas.

Gonadotropina coriónica humana (HCG).— (VR= < 5 mUI/ml). Es una hormona glucoproteica que normalmente se origina en el sincitiotrofoblasto de la placenta. Está formada por dos cadenas polipeptídicas (α y β). La cadena α es común a varias hormonas polipeptídicas (FSH, LH y TSH); la cadena β posee un carboxilo terminal que le confiere la actividad antigénica a esta hormona y es la que se usa como marcador tumoral. Las elevaciones de la HCG se encuentran casi exclusivamente en el embarazo y en los tumores que contienen tejido sincitiotrofoblástico (mola hidatiforme y coriocarcinoma), además en el cáncer testicular no seminomatoso (coriocarcinoma, embrionario y teratomas). Hay una relación directa entre la masa tumoral y las concentraciones de la hormona; niveles superiores a 8.000 ng/ml están asociados a un mal pronóstico de la enfermedad. La HCG se debe pedir sistemáticamente para detectar tumores trofoblásticos gestacionales en mujeres con patologías consideradas de alto riesgo, como la mola hidatiforme, aborto espontáneo y en el embarazo ectópico.

Calcitonina.— (VN=< 7.5 pg/ml). Es un polipéptido sintetizado por las células C de la glándula tiroides, se excreta en respuesta al aumento sérico de calcio y su función consiste en inhibir la liberación ósea de calcio y fosfato. La calcitonina se eleva en presencia de cáncer medular de la glándula tiroides y metástasis ósea. Mediante la prueba de estimulación con calcio endovenoso y pentagastrina se produce un aumento exagerado de la calcitonina cuando existe una hiperplasia de las células C de la glándula tiroides o un cáncer medular oculto de esta glándula.

Receptores de esteroides.— Comprenden los receptores de estrógeno y progesterona, ampliamente utilizados en el tratamiento del cáncer de mama. Son proteínas que se ubican en el citoplasma y núcleo de las células; las cuales se determinan en cortes de tejido tumoral por técnicas de inmunohistoquímica. La velocidad de crecimiento de muchos tumores de la mama depende de la acción estimulante del estrógeno sobre el complejo *receptor-estr*ógeno. Por esta razón, el uso de antiestrógenos como el tamoxifeno, al competir con el estrógeno por su unión al receptor es de gran utilidad para el tratamiento del cáncer de mama, particularmente en los estadios tempranos y metastásicos de la enfermedad. Los resultados han demostrado una respuesta positiva del 50 a 60 % en pacientes con receptores de estrógeno positivos en comparación con el 5 al 10 % de los negativos. Más aún, el 70-80% de los tumores que contienen ambos receptores, de estrógeno y progesterona, tienen mayor regresión con la terapia hormonal. Igualmente, la presencia de estos receptores no sólo predice la respuesta a la terapia hormonal, sino que se correlacionan con un buen pronóstico, al menos a corto plazo.

HER-2/neu.— Es una glucoproteína perteneciente a la familia de los receptores del factor de crecimiento epidérmico (HER); expresada en el 20-30% de los pacientes con cáncer de mama. El oncogen c-erbB-2 codifica esta glucoproteína transmembrana (HER-2) con actividad *tirosinaquinasa* intracelular. El HER-2/neu se determina en cortes de tejido por técnicas de inmunohistoquímica, hibridación *in situ* fluorescente (FISH) (ADN) y RT-PCR (ARN). La amplificación del oncogen c-erbB-2 o la sobre-expresión de su producto proteico HER-2/neu han sido asociados a un incremento de la mitogénesis, transformación maligna, aumento en la mortalidad celular, invasión y metástasis, razón por lo que es un marcador de mal pronóstico. En este sentido se han desarrollado anticuerpos monoclonales dirigidos contra el HER-2 para inhibir específicamente las líneas celulares que lo sobre-expresan. De esta manera se relaciona con un peor pronóstico y resistencia a la quimioterapia y hormonoterapia adyuvante, pero con adecuada respuesta a anticuerpos monoclonales específicos (trastuzumab y pertuzumab), lo que aumenta la tasa de supervivencia de estos pacientes. Recientemente, la determinación en suero del dominio extracelular de HER-2 (HER2/ECD) incrementa la sensibilidad de las pruebas tisulares y es útil en el seguimiento de estos pacientes.

Células tumorales circulantes (CTC).— Las células tumorales circulantes en sangre completa son biomoléculas que permiten la detección y pronóstico del cáncer, proporcionan información tanto en la composición molecular del tumor original como en su capacidad de generar nuevos focos tumorales. Su detección está asociada a menos supervivencia libre de enfermedad y menor supervivencia global en pacientes con cáncer de mama, colorrectal y cáncer de próstata metastásico. Los métodos utilizados para aislar las CTC, son el CellSearch® Circulating Tumor Cell System, que es capaz de detectar en sangre periférica una CTC por cada 10^5-10^7 células mononucleares, mediante electromagnetismo; otras técnicas de investigación son RT-PCR, FISH (*Fluorescent in situ hybridization*), microchips y citometría de flujo. En líneas generales se basa en distinguir las CTC epiteliales de las constituyentes normales de la sangre. El número de CTC encontradas en los carcinomas está directamente relacionado con el pronóstico, supervivencia y respuesta a la quimioterapia. Además de la cuantificación, caracterización y fenotipificación, se incrementa la sensibilidad y especificidad

ADN tumoral circulante (ADNtc).— El ADNtc es el material genético liberado por las células tumorales que mueren por apoptosis o necrosis. Existe una fuerte correlación entre las mutaciones identificadas en el tejido tumoral y las encontradas en sangre periférica, por lo que se les ha llamado "biopsias líquidas", como ocurre con las mutaciones en *K-ras* que se detectan en la sangre de pacientes con cáncer colorrectal y *EGFR* en cáncer pulmonar. Son útiles para instaurar la terapia adecuada según las mutaciones genéticas identificadas. La principal ventaja de utilizar las CTC es que estas células pueden ser caracterizadas molecularmente, mientras que el ADNtc solo detecta mutaciones. El ADNtc es más sensible, y puede estar presente en el 80% de los casos avanzados en quienes las CTC no son detectables. En estadio precoz de la enfermedad se ha reportado positivo en 73% del cáncer colorrectal, 57% gastroesofágico, 48% pancreático y 50% de mama.

MicroARN y microARN exosomal (microARNex). Los microARN son ARN de cadena sencilla de 18 a 24 nucleótidos de longitud que pueden inducir silenciamiento al unirse al ARN mensajero; la expresión de ellos está alterada en cáncer y han demostrado utilidad en el diagnóstico y posibles blancos terapéuticos. Los exosomas son vesículas extracelulares derivadas de los endosomas, se ha descrito que éstos transfieren microARN entre las células, por lo que son importantes en la comunicación intercelular, pueden alterar la conducta de la célula receptora que facilita la progresión y sus metástasis; además, proporcionar una vía para limitar la abundancia intracelular de microARN supresores de tumor y de esta manera mantener la oncogénesis. Alteraciones en el perfil de expresión de los microARN se han asociado con progresión, agresividad, metástasis y recurrencia del cáncer. Tienen potencial diagnóstico, pronóstico y permiten distinguir tejido normal del tumoral; pueden ser detectados en biopsias y líquidos corporales como suero, plasma, LCR y orina.

Seguidamente, algunos ejemplos que ilustran los marcadores tumorales en ciertas situaciones clínicas (TABLA 3).

TABLA 3 Marcadores tumorales en ciertas situaciones clínicas.

Situación clínica	Descartar	Marcador (suero u orina)
Joven hombre o mujer con masa mediastinal o retroperitoneal	Tumores testiculares no seminomatosos. Tumor trofoblástico (coriocarcinoma). Tumor primario de células germinales extragonadales (trofoblástico)	β-HCG α-fetoproteínas
Joven hombre o mujer con masa pélvica	Neuroblastoma	HVA* VMA**
Mujer con primario desconocido o adenocarcinoma metastásico en ganglio axilar	Cáncer de mama	Ca- 15–3
Hombre con metástasis difusa del pulmón o de los huesos	Cáncer prostático	APE
Mujer con ascitis asociada o no a masa pélvica	Cáncer de ovario	Ca-125
Hombre o mujer con masa hepática única o múltiple	Cáncer hepático	α-fetoproteínas

*HVA: ácido homovanílico. **VMA: ácido vanililmandélico

Referencias

Bottoni P, Scatena R. The Role of CA 125 as Tumor Marker: Biochemical and Clinical Aspects. Adv Exp Med Biol. 2015; 867: 229-44.

Cho JY. Lung Cancer Biomarkers. Adv Clin Chem. 2015; 72: 107-70.

Duffy MJ. Use of Biomarkers in Screening for Cancer. Adv Exp Med Biol. 2015; 867:27-39.

Hatakeyama S, Yoneyama T, Tobisawa Y, Ohyama C. Recent progress and perspectives on prostate cancer biomarkers. Int J Clin Oncol. 2016 Oct 11.

Henry NL, Hayes DF. Uses and abuses of tumor markers in the diagnosis, monitoring, and treatment of primary and metastatic breast cancer. Oncologist. 2006; 11(6): 541-52.

Hermida Lazcano I, Sánchez Tejero E, Nerín Sánchez C, Cordero Bernabé R, Mora Escudero I, & Pinar Sánchez J. Marcadores Tumorales. Rev Clín Med Fam. 2016; 9(1): 31-42.

Isgrò MA, Bottoni P, Scatena R. Neuron-Specific Enolase as a Biomarker: Biochemical and Clinical Aspects. Adv Exp Med Biol. 2015; 867: 125-43.

Paoletti C, Hayes DF. Circulating Tumor Cells. Adv Exp Med Biol. 2016; 882 :235-58.

Ravelli A, Reuben JM, Lanza F, Anfossi S, Cappelletti MR, Zanotti L, et al. Solid Tumor Working Party of European Blood and Marrow Transplantation Society (EBMT). Breast cancer circulating biomarkers: advantages, drawbacks, and new insights. Tumour Biol. 2015; 36(9): 6653-65.

Saini S. PSA and beyond: alternative prostate cancer biomarkers. Cell Oncol (Dordr). 2016; 39(2): 97-106.

Salman JW, Schoots IG, Carlsson SV, Jenster G, Roobol MJ. Prostate Specific Antigen as a Tumor Marker in Prostate Cancer: Biochemical and Clinical Aspects. Adv Exp Med Biol. 2015; 867: 93-114.

Scarà S, Bottoni P, Scatena R. CA 19-9: Biochemical and Clinical Aspects. Adv Exp Med Biol. 2015; 867: 247-60.

Schiffman JD, Fisher PG, Gibbs P. Early detection of cancer: past, present, and future. Am Soc Clin Oncol Educ Book. 2015: 57-65.

Sisinni L, Landriscina M. The Role of Human Chorionic Gonadotropin as Tumor Marker: Biochemical and Clinical Aspects. Adv Exp Med Biol. 2015; 867: 159-76.

Song PP, Xia JF, Inagaki Y, Hasegawa K, Sakamoto Y, Kokudo N, Tang W. Controversies regarding and perspectives on clinical utility of biomarkers in hepatocellular carcinoma. World J Gastroenterol 2016; 22(1): 262-274.

Thind A, Wilson C. Exosomal miRNAs as cancer biomarkers and therapeutic targets. J Extracell Vesicles. 2016; 5: 31292.

Voorzanger-Rousselot N and P. Garnero P. Biochemical markers in oncology. Part I: Molecular basis. Part II: Clinical uses. Cancer Treatment Reviews. 2007; 33(3): 230-283.

CAPÍTULO
08

Pruebas en el síndrome de inmunodeficiencia adquirida

José Ángel Cova

El virus de la inmunodeficiencia humana (HIV) comprende dos tipos de retrovirus, el HIV-1 y el HIV-2, ambas pertenecientes a la familia *retroviridae*, subfamilia de los *lentivirus*. El HIV-1 se encuentra distribuido mundialmente, mientras que el HIV-2 se localiza principalmente en África, Angola y Mozambique. El virus de la inmunodeficiencia humana se caracteriza por ocasionar enfermedades con largos períodos de latencia clínica, afectación directa de las células del sistema inmunológico y viremia persistente. A más de 30 años de la descripción del primer caso del HIV-1 se estima que 1,2 millones de personas murieron en el 2014 por esta enfermedad, y 36,9 millones viven con la infección. En el año 2014 alrededor de 2 millones personas fueron infectadas por el virus.

Los retrovirus comprenden una larga familia de virus, constituidos por ácido ribonucleico (RNA) de tamaño variable, entre 7 y 12 Kb, cubiertos por una envoltura lipídica de la cual emergen las glucoproteínas virales. El virus tiene un diámetro entre 80 y 100 nm. De esta familia, tres géneros son de importancia en la medicina, a saber:

- Grupo HTLV/BLV. Incluyen el HTLV- I y II (virus linfotrópico de células T del humano) y el STLV-I (virus linfotrópico de células T del simio).

- Lentivirus: incluyen el HIV-1, HIV-2 (virus de inmunodeficiencia del humano tipo 1 y 2) y el SIV (virus de inmunodeficiencia del simio).

- Spumavirus: incluyen el HFV (virus espumoso del humano) y el SFV (virus espumoso del simio).

Los virus T-linfotrópicos (HTLV) producen enfermedades malignas en el hombre: el HTLV- I está asociado a la leucemia/linfoma de células T del adulto y el HTLV-II a la leucemia de células peludas. Los HIV producen una inmunodeficiencia progresiva que trae como consecuencia la aparición de infecciones oportunistas y no oportunistas. Los spumavirus no parecen ser patógenos para el hombre, aunque se han reportado alteraciones hepáticas en pacientes infectados con estos virus.

El genoma del HIV está constituido por los genes estructurales y los genes accesorios o reguladores. Entre los primeros existen: env, gag y pol, todos importantes y necesarios para la replicación viral **(FIG 8)**:

- *Env (envoltura)*. Este gen codifica los precursores para las glucoproteínas de la envoltura superficial del virus: gp41, gp120 y gp160. Recordar que el polipéptido gp160 se escinde por acción de la proteasa viral en gp41 y gp120.

- ***Gag (grupo antígeno específico del núcleo, core o nucleocápside).*** Codifica los precursores de las proteínas virales del núcleo: p24 (cápside), p6/p7, p17 (nucleocápside), p18 y p55. Este grupo de proteínas se ubican alrededor del RNA viral formando el core. La proteína viral que más frecuentemente se detecta en las pruebas del SIDA, es la p24.

- ***Pol (polimerasa).*** Este gen es responsable de la expresión de las subunidades p51 y p66 de la enzima *transcriptasa reversa*; la p11 de la *proteasa* y la p31 de la *integrasa*.

El HIV básicamente está compuesto por un core o "núcleo" cilíndrico central con dos hebras de RNA genómicos de una sola cadena, rodeado por una envoltura lipídica **(FIG 9)**. El virus entra en la célula mediante la interacción de la proteína gp120 viral con el receptor CD4 presente en varias células, particularmente en los linfocitos T ayudadores (Th) y otras (monocitos, macrófagos, células dendríticas y neurales). La unión requiere de correceptores expresados en la célula del huésped (CCR5 y CXCR4). Una vez ubicado el virus dentro de la célula del huésped, la enzima *transcriptasa reversa*, a partir del RNA genómico del virus, hace una copia de DNA, inicialmente de una cadena y luego de doble cadena (transcripción en forma inversa); luego, la enzima *integrasa* incorpora este DNA proviral al DNA del genoma de la célula del hospedero. El DNA proviral puede ser transcrito en RNA para sintetizar cadenas polipeptídicas, que luego son escindidas por la enzima *proteasa* en varias proteínas virales que formarán los nuevos viriones **(FIG 10)**.

FIG 9 Estructura del virus de la inmunodeficiencia humana (VIH).

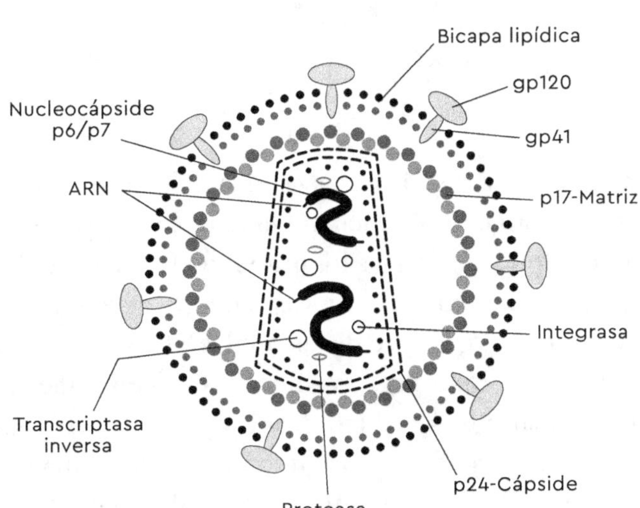

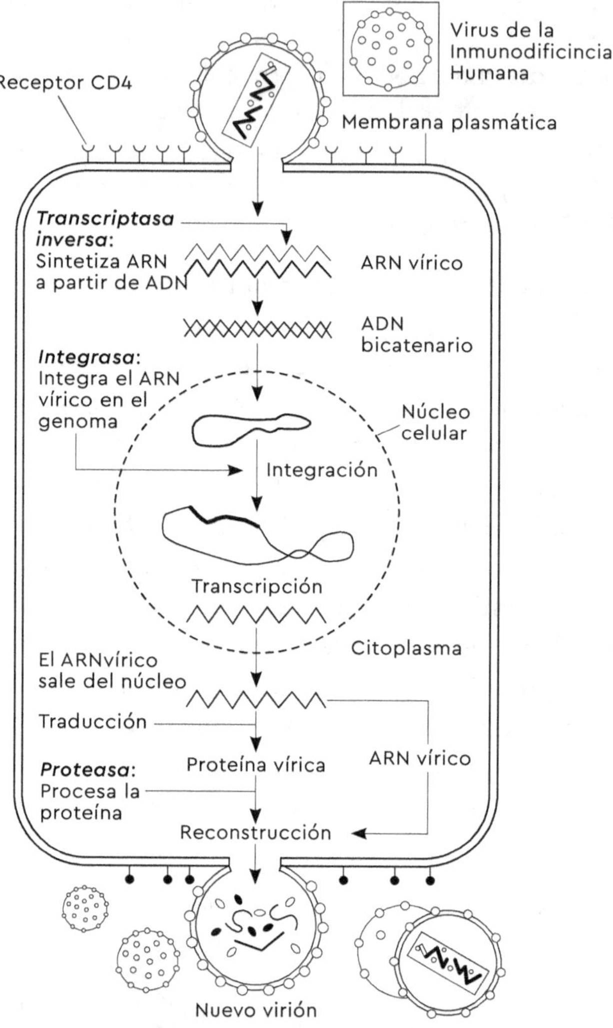

FIG 10 Ciclo de replicación viral.

En los sitios de entrada del virus, las células infectadas, por ej., las células presentadoras de antígenos (principalmente de las mucosas), migran a los tejidos linfáticos, donde infectan a los linfocitos TCD4+; desde allí se multiplican y propagan para reinfectar nuevas células. A medida que la infección progresa, el descenso y deterioro de las células TCD4+ predispone al desarrollo de la disfunción inmune. La evolución de la enfermedad consiste en una infección primaria o inicial (síndrome agudo de seroconversión) que se manifiesta como un cuadro viral agudo inespecífico; una fase de latencia clínica o asintomática y una fase sintomática o SIDA **(FIG 11)**.

FIG 11 Estadios de la infección por HIV.

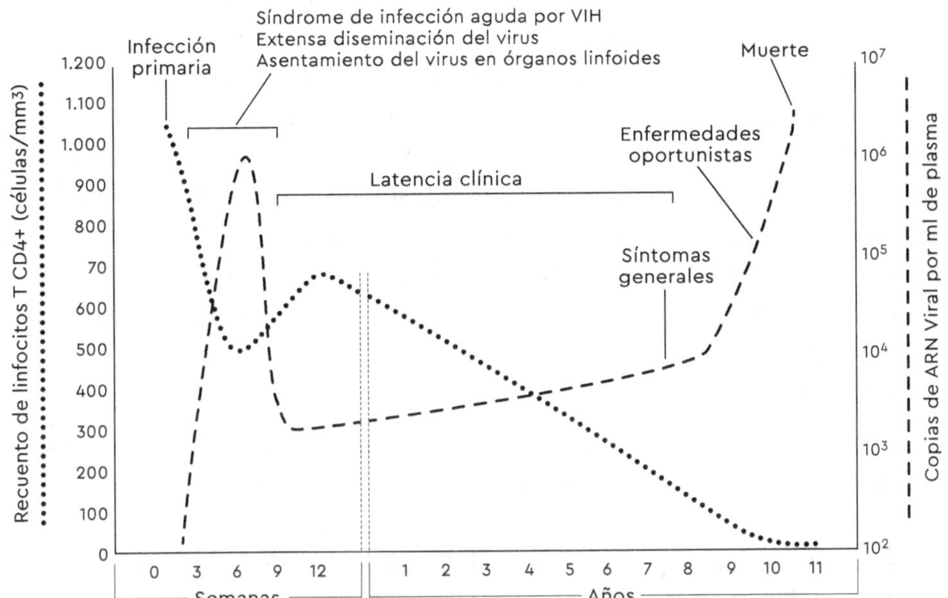

Síndrome agudo de seroconversión

Aparece 2 a 6 semanas después de la exposición al virus; se caracteriza por un cuadro febril parecido a la mononucleosis infecciosa (fiebre, decaimiento, letargia, cefalea, faringitis y linfadenopatías), que puede durar de 1 a 2 semanas. Sólo un pequeño porcentaje de pacientes se diagnostica en esta fase debido a que se confunde con procesos virales inespecíficos. En esta etapa se puede detectar la presencia del virus mediante las siguientes pruebas:

- La captura del antígeno p24 mediante un inmunoanálisis enzimático (ELISA)

- DNA proviral del HIV en las células mononucleares de sangre periférica mediante la reacción en cadena de la polimerasa (PCR)

- Aumento de los linfocitos TCD8+ y disminución temporal de las células TCD4+ (hallazgo poco sensible)

- Detección directa del RNA del HIV por RT-PCR.

Fase asintomática

Se inicia después de haber culminado la fase aguda. El paciente carece de síntomas y puede durar en esta fase de latencia entre 2 a 10 años. La replicación viral y la viremia declinan notablemente o desaparecen y a la vez emerge una respuesta inmune específica contra el HIV. Se produce la seroconversión y aparecen los primeros anticuerpos de la clase IgG, fundamentalmente contra el antígeno *p24* y *gp120,* y una caída brusca del antígeno p24. Los anti-gp120 persisten a lo largo del período de latencia (2 a 10 años) y los anti-p24 disminuyen progresivamente hasta iniciarse el SIDA, e inclusive pueden ser indetectables con la progresión de la enfermedad; al final de esta fase, el antígeno p24 se eleva nuevamente. La mayoría de los pacientes presentan la seroconversión a las 4-6 semanas después de la infección, y a los 6 meses el 95% de los infectados resulta positivo a las pruebas convencionales que detectan anticuerpos. En casos aislados, la seroconversión se produce a los 3 años.

La principal célula blanco del HIV es el linfocito T conocido como CD4+ ayudador y, secundariamente múltiples células: monocitos, macrófagos, células de Langerhans de la piel, células epiteliales del intestino, células cervicales del útero, microglía del SNC, células de las glándulas suprarrenales y células dendríticas foliculares de los ganglios linfáticos. Específicamente, la infección por el HIV resulta en una inmunodeficiencia progresiva debido a la disminución inexorable y progresiva de las células TCD4+, de 1.500 a 50 cel/mm^3 (VR= 500-1.500 mm^3). Es importante saber que un 40% de los pacientes portadores del virus (seropositivos asintomáticos) tienen anormalidades en el LCR, parecidos a los hallazgos observados en las afecciones virales, tales como proteínas alrededor de 60 mg%, células mononucleares > de 10 x mm^3, aumento de la IgG y presencia de bandas oligoclonales.

Fase sintomática

Se caracterizada por la disminución de los linfocitos TCD4+. Basado en la clasificación del Centro de Control de Enfermedades (CDC), aquellos individuos con la infección que presenten niveles de CD4+ menores de 200 cel/mm^3 son incluidos en el síndrome de inmunodeficiencia adquirida con o sin infecciones oportunistas. Algunas de las patologías frecuentemente encontradas en este estadio incluyen infecciones por citomegalovirus y *Herpes-virus humano* tipo 8 (HHV-8), infecciones del sistema nervioso central (SNC) por *Toxoplasma gondii;* bronquitis y neumonía por *Pneumocystis jirovecy;* tuberculosis extrapulmonar, candidiasis esofágica, diarreas por cryptosporidiosis e isosporiasis; además, desórdenes producidos por el *virus del papiloma humano* (HPV) como displasia y cáncer cervical en la mujer y verrugas, condilomas y carcinoma perianal en el hombre. Finalmente, sinusitis bacteriana, signos neurológicos de demencia, leucodistrofia multifocal progresiva por *papovavirus* y neuropatías periféricas. También pueden observarse anorexia inexplicable y un síndrome de desgaste (pérdida importante de peso y caquexia).

PRUEBAS DE USO CLÍNICO PARA EL DIAGNÓSTICO Y SEGUIMIENTO DE LA INFECCIÓN POR HIV

Las pruebas clínicas para el diagnóstico de la infección por HIV se basan en la demostración de los anticuerpos dirigidos contra varios de sus productos proteicos, fundamentalmente las proteínas del núcleo p17, p24 y el pol p31 y los productos de la envoltura gp41 o gp120. Existen dos pruebas esenciales para la detección de anticuerpos del HIV en grandes poblaciones: la prueba de ELISA (inmunoanálisis enzimático) y la de Western Blot (WB). La primera es usada como prueba de detección selectiva y la segunda como prueba confirmatoria. Otra prueba de detección selectiva de la infección es el antígeno p24. Además del WB, los análisis por inmunofluorescencia constituyen otra prueba confirmatoria.

ELISA anti-HIV (inmunoanálisis enzimático)

Es una prueba usada para la detección primaria de anticuerpos en el suero o plasma. Normalmente, la persona expuesta al virus desarrolla los anticuerpos aproximadamente en 4-6 semanas después de la exposición. Esta prueba revela anticuerpos contra todas las proteínas del virus, tiene una sensibilidad de 93 a 99%, pero es poco específica (excepto las de tercera y cuarta generación). Para esta prueba se utilizan antígenos recombinantes provenientes de las proteínas y péptidos del HIV que fijan los anticuerpos primarios IgG de la muestra del paciente; luego, anticuerpos secundarios (anti-IgG humanos provenientes del ratón) conjugados con una enzima, se unen al anticuerpo primario. Finalmente, estos complejos se detectan por una reacción colorimétrica al añadir un substrato específico para la enzima; el cambio de color obtenido es cuantificado mediante un espectrofotómetro, y es proporcional a la concentración de anticuerpos en la muestra examinada. En general, el período de ventana promedio en las pruebas de detección de anticuerpos de tercera generación es de 22 días. Las pruebas convencionales de detección de antígenos disminuyen el período ventana a aproximadamente 16 días, aquí se incluye el ELISA de cuarta generación, ya que puede detectar tanto antígenos como anticuerpos. La prueba de ELISA puede dar falsos negativos en las siguientes condiciones:

- Infección inicial aguda (ventana seronegativa). Esto se tiende a resolver con el ELISA de cuarta generación, que incorpora a la prueba un anticuerpo monoclonal anti-p24 para capturar antígenos p24, presente en altas concentraciones en la fase inicial y final de la enfermedad.
- En el SIDA avanzado.
- Manipulación de las muestras.
- Recordar que existe un ELISA para HIV-1, poco sensible para la infección por HIV-2; por esta razón se han añadido antígenos HIV-2 recombinante a esta prueba.

También se han detectado falsos positivos debido principalmente a la presencia de anticuerpos policlonales en la muestra o reactividad cruzada de éstos. Las causas de resultados falsos positivos incluyen:

- Error humano.
- Enfermos que están en hemodiálisis.
- Individuos con VDRL reactivo o falso positivo.
- Pacientes con enfermedades autoinmunes, mieloma múltiple, leucemias, hepatitis alcohólica y hemofilia. Incondicionalmente un resultado positivo de ELISA debe ser confirmado por Western Blot.

Western Blot anti-HIV

Detecta anticuerpos dirigidos contra las proteínas específicas del virus. Se efectúa mediante la incubación del suero del paciente con una tira de nitrocelulosa sobre la cual se han colocado proteínas virales, separadas mediante electroforesis. Se puede considerar positiva si la prueba revela al menos dos de las siguientes bandas de antígenos principales: p24, gp41, gp120 o gp160 **(FIG 12)**.

La especificidad del Western Blot es de 99.9%, sin embargo, puede dar falsos negativos por las mismas razones de la prueba de ELISA o que la enfermedad sea por virus HIV-2; también puede haber falsos positivos por hiperbilirrubinemia, enfermedades del tejido conectivo y gammapatías monoclonales. Estos errores pueden deberse en parte a la presencia de bajas concentraciones de moléculas de histocompatibilidad de clase II, que reaccionan con el suero del paciente. Cuando el Western Blot es negativo y se sigue sospechando la enfermedad, se debe hacer un seguimiento para

FIG 12 Diagnóstico confirmatorio de la infección por HIV con la prueba de Western Blot (inmunotransferencia). En el cuadro se encuentran los criterios para reportar la prueba como positiva según diferentes organizaciones.

HIV WESTERN BLOT STRIP*

ENV: p160, p120, p41
POL: p68, p53, p32
GAG: p55, p40, p24, p18

AFR	AUS	FDA	RCX	CDC 1	CDC 2	CON	GER	UK	FRA	MAC
ANY 2	ANY 1	ANY 1	ANY 1	p160/ p120 AND p41	p160/ p120 OR p41	p160/ p120 OR p41	ANY 1	ANY 1	ALL 3	3 WEAK BANDS OR ANY STRONG BAND
	ANY 3 GAG OR POL	p32 AND p24	ANY 1 AND ANY 1		AND p24	p32 OR p24	ANY 1 GAG OR POL	p32 AND p24	ANY 1 OR ANY 1	

AFR= Africa[1]; AUS= Australia[2]; FDA= US Food and Drug Administration[3]; RCX= US Red Cross[3]; CDC= US Center for Disease Control[3]; CON= US Consortium for Retrovirus Serology Standardization[3]; GER= Germany; UK= United Kingdom; FRA= France; MACS= US Multicenter AIDS Cohort Study 1983–1992. *Bands not in electrophoretic order.

confirmar la seroconversión, que puede ocurrir en 3 a 6 meses, después de la infección primaria. Sin embargo, se pueden usar pruebas para detectar directamente cantidades pequeñas de antígenos o la PCR en la sangre o tejidos, aunque son costosas y no están disponibles en la mayoría de los laboratorios clínicos:

Pruebas ambulatorias.— Están diseñadas y aprobadas para personas de alto riesgo; con ellas, el mismo paciente aclara su categoría de infectado o no infectado. *Confide* y *Home Access* son dos pruebas disponibles en el comercio; el paciente se pincha el dedo con una lanceta y la gota de sangre es colocada en un papel especial de filtro donde se detectan los anticuerpos. *Orasure kits* es una prueba que detecta anticuerpos en el fluido oral; la muestra de la mucosa se recoge entre la mejilla y la encía, con una almohadilla que contiene anticuerpos de la clase IgG. *Sentinel HIV-1 urine EIA* es una prueba que detecta anticuerpos en la orina. Las pruebas rápidas se pueden realizar en < 15 minutos (OMS) o en < 30 minutos (CDC). Estas pruebas son de utilidad en casos de urgencia (por ej., mujeres embarazadas en el momento del parto). Poseen una sensibilidad notablemente elevada. De todas maneras, si estas pruebas resultan positivas se requiere su confirmación por los métodos clásicos.

Pruebas de HIV-1/2 3.0.— Es una prueba inmunocromatográfica rápida para la detección cualitativa de anticuerpos en el suero humano de todos los isotipos específicos (IgG, IgM e IgA) y simultáneos para los HIV-1 (gp24 y p41) y HIV-2 (gp36).

Ensayos de captura del antígeno p24.— Son usados para el diagnóstico de la infección aguda, antes que los anticuerpos sean detectables; se emplean en el tamizaje de muestras en los bancos de sangre y en la edad perinatal (menor de los 18 meses de edad). La ventaja es que la infección puede ser detectada antes de la aparición de los anticuerpos (menos de 55 días después del contagio). Se puede determinar por el método ELISA; éste se basa en la captura de antígenos p24 mediante anticuerpos anti-p24 monoclonales o policlonales inmovilizados, los cuales se unen al antígeno presente de la muestra en estudio. El antígeno p24 se detecta a través de la fijación del IgG anti-HIV ligado a la enzima, seguido por un ensayo colorimétrico mediante espectrofotometría.

DNA proviral por PCR.— También es un método útil para la detección temprana de la enfermedad; se recomienda en los recién nacidos de alto riesgo y en el personal médico que ha sufrido pinchazos accidentalmente. La PCR detecta DNA proviral del HIV a los 12 días de la exposición. Se logra mediante la amplificación de un segmento corto de la región del gen Gag del HIV-1 en las células mononucleares de sangre periférica. Tiene una sensibilidad mayor del 95% y especificidad superior al 98%.

El siguiente paso, una vez confirmado el diagnóstico de la infección por el HIV, consiste en determinar el estadio de la enfermedad, la necesidad de terapia antirretroviral altamente activa (HAART) y el seguimiento de estos pacientes. Dos pruebas son usadas para estos propósitos: el contaje de los linfocitos T/CD4+ (subpoblación linfocitaria) y la cantidad de RNA viral en sangre (carga viral o viremia plasmática).

Métodos cuantitativos para medir la cantidad de RNA viral presente en el plasma.— Pueden detectar niveles plasmáticos muy bajos (hasta 50 copias de RNA/ml), esto depende de la prueba usada. Existen tres métodos disponibles: el más empleado es la transcripción inversa con amplificación enzimática del DNA resultante (RT-PCR), detecta menos de 50 copias y, la amplificación de una señal del RNA viral por una cadena ramificada de DNA que detecta menos de 500 copias. Estas pruebas son de utilidad en el seguimiento de la enfermedad y para constatar la efectividad de la terapia antirretroviral.

Contaje de linfocitos TCD4+.— Es otra prueba para evaluar el estado de inmunosupresión y por lo tanto el riesgo de adquirir infecciones oportunistas. Es de elección y debe hacerse en un mismo laboratorio, a la misma hora y que no existan otras infecciones virales. Los linfocitos TCD4+ y los macrófagos son los principales blancos del HIV. El descenso en las células TCD4+ está claramente asociado al curso de la infección y constituye una guía de progresión de la enfermedad, por lo que se deben cuantificar cada 3 o 4 meses **(TABLA 1)**. Existe una relación del recuento total de linfocitos en la sangre periférica con los linfocitos TCD4+; de manera que en la práctica, la disminución del recuento linfocitario total se puede correlacionar con el descenso de los TCD4+; menos de 2.500 linfocitos por mm^3 orienta a que la enfermedad se ha acercado a un estado sintomático; con menos de 1.900 ya existen síntomas y menos de 1000 se asocia en un 98% a una infección sintomática tardía **(TABLA 4)**.

TABLA 4 Clasificación de la infección por HIV, su relación con los linfocitos T/CD4+ y totales.

Células T CD4+	A Asintomático	B* Sintomático	C SIDA**	Linfocitos mm3
> 500	A1	B1	C1	> 2.500
200 – 499	A2	B2	C2	2.500 – 1.000
< 200	A3	B3	C3	< 1.000

Los pacientes en el grupo A pueden tener un síndrome viral agudo y linfadenopatías. *Las manifestaciones clínicas expresan cierta deficiencia de la inmunidad celular, no necesariamente por SIDA establecido como angiomatosis bacilar, candidiasis, fiebre prolongada, diarrea más de un mes, herpes zoster, carcinoma "*in situ*" del cuello uterino, leucoplasia vellosa oral, púrpura trombocitopénica, enfermedad por *Listeria*, neuropatía periférica y enfermedad inflamatoria pélvica. **Candidiasis avanzada, micosis profundas (coccidioidomicosis, criptococosis e histoplasmosis), criptosporidiosis, isosporiasis, citomegalovirus, herpes simple, toxoplasmosis cerebral, infecciones por *Mycobacterias tuberculosis y avium*, linfomas, sarcoma de Kaposi, leucoencefalopatía multifocal progresiva, cáncer cervical y síndrome de desgaste.

Otros hallazgos que pueden encontrarse en el SIDA son la disminución de la relación CD4/CD8 (VN= 1.5-2.5), anemia inexplicable, aumento de la VSG y trombocitopenia.

Las pruebas utilizadas para el seguimiento de la infección en pacientes confirmados positivos, son:

- Determinación cuantitativa del RNA viral (carga viral) cada 3 meses.
- Subpoblación linfocitaria T (linfocitos TCD4+) y linfocitos CD8+ cada 3 meses.

En resumen, con pacientes de alto riesgo o con sospecha clínica de la infección se hace un tamizaje con ELISA anti-HIV de cuarta generación; si esta prueba resulta positiva, se repite. Si esta vuelve a ser positiva (doble positivo) se recurre a las pruebas confirmatorias con el Western-blot (anti-HIV-WB) o la inmunofluorescencia indirecta (anti-HIV-IFI). Si éstas son positivas se reportan como enfermedad y si resulta indeterminada se repite a los 3 meses **(FIG 13)**.

FIG 13 Flujograma para el diagnóstico de laboratorio de la infección por HIV.

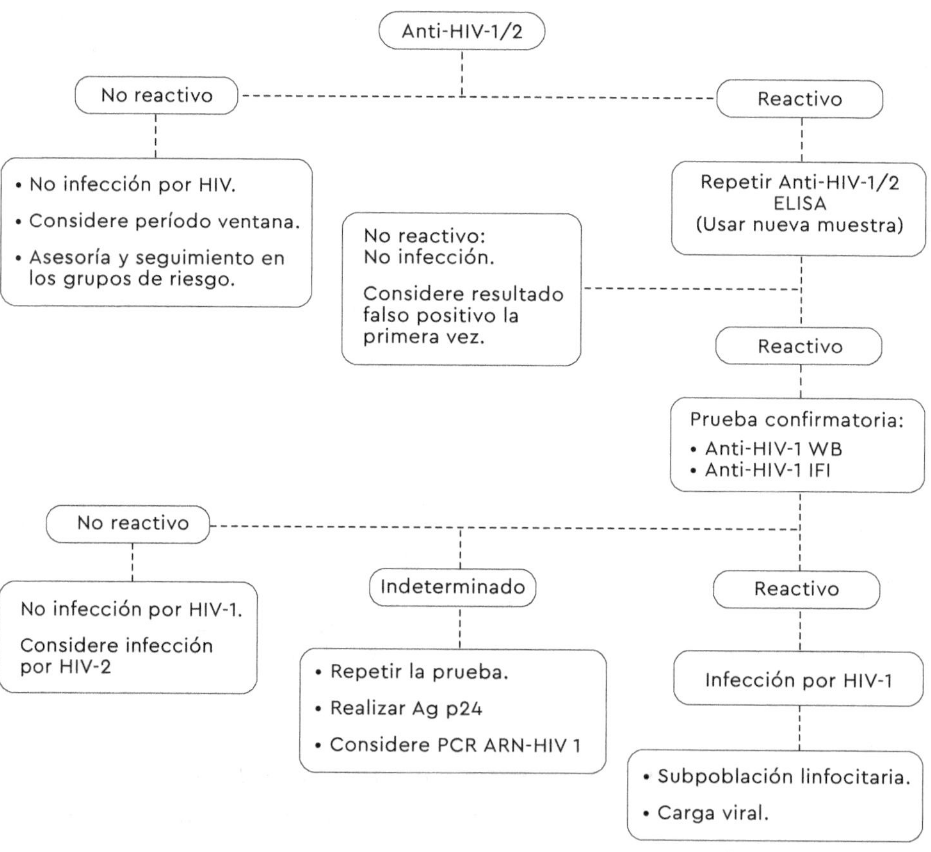

Referencias

Centers for Disease Control and Prevention and Association of Public Health Laboratories. Labortory Testing for the Diagnosis of HIV Infection: Updated Recommendations. Disponible en http://stacks.cdc.gov/view/cdc/23447. Published June 27, 2014.

Constantine N, Sill A, Jack N et al. Improved classification of recent HIV-1infection by employing a two-stage sensitive/less sensitive test strategy. J Acquir Immune Defic Syndr. 2003; 32: 94-103.

Coutée F, Olivier C, Cassol S et al. Abscense of prolonged immunosilent infection with human immunodeficiency virus in individuals wirh high-risk behaviors. Am J Med 1994; 96: 42-48.

Duvic M. HIV and skin disease: the molecular biology of the human immunodeficiency virus. Am J Med Sci 1992; 304 (3): 180-187.

Paiardini M[1], Müller-Trutwin M.HIV-associated chronic immune activation. Immunol Rev. 2013 Jul;254(1):78-101.

Pantaleo G, Graziosi C & Fauci AS. The immunopathogenesis of human immunodeficiency virus infection. N Engl J Med 1993; 328: 327-335.

Portincasa P, Grillo R, Sauri P et al. Multicenter evaluation of the new HIV DUO assay for simultaneous detection of HIV antibodies and p24 antigen. New Microbiol 2000; 23: 357-365.

Preiser W, Brink NS, Hayman A et al. False-negative HIV antibody test results. J Med Virol 2000; 600:43-47.

Roitt Ivan. Inmunodeficiencia. En: Inmunología Fundamental. Editorial médica Panamericana, Madrid 2003. pp 357-366.

Saracco M, Romagnoli P, Salomón H. Marcadores virológicos e inmunológicos en la infección por el Virus de la Inmunodeficiencia Humana tipo 1 y su progresión hacia el Síndrome de Inmunodeficiencia Adquirida. En: Rabinovich. Inmunopatología Molecular. Editorial médica Panamericana, Madrid 2004. pp 340-347.

United Nations for Acquired Immunodeficiency syndrome. http://www.unaids.org/sites/default/files/media asset/ AIDS by the numbers. 2015 en.pdf.

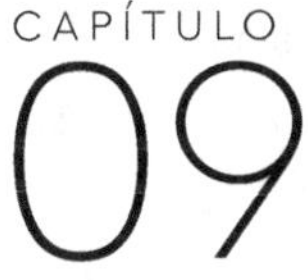

CAPÍTULO
09

Pruebas del líquido cefalorraquídeo

Carlos Peñaloza
Hilarión Araujo Unda

El cerebro es uno de los órganos más complejos del hombre; el análisis del LCR tiene un valor trascendental en el diagnóstico de sus enfermedades. El encéfalo está protegido por envolturas membranosas llamadas meninges, rodeado por el líquido cefalorraquídeo (LCR) y relativamente aislado del resto del organismo por la presencia de la barrera hematoencefálica (BHE); este hecho hace que se tengan que realizar análisis de sangre para orientar la localización de una enfermedad en el sistema nervioso central (SNC).

El LCR está contenido en compartimientos conectados entre sí: los ventrículos cerebrales (laterales, tercero y cuarto) y el espacio subaracnoideo. El adulto posee normalmente un total de 125 ml de LCR, con 20 ml en los ventrículos; se produce en los plexos coroideos localizados fundamentalmente en los ventrículos cerebrales a una velocidad de 20 ml por hora, y se reabsorbe en las vellosidades aracnoideas ubicados a lo largo del seno sagital superior.

Antes de hacer una punción lumbar para obtener LCR debe hacerse un fondo de ojo y eventualmente un estudio de neuroimagen para excluir una hipertensión intracraneana, que puede expresarse clínicamente por un edema de papila, y así evitar una herniación transtentorial o compresión del tallo cerebral por las amígdalas cerebelosas, ejercida a través del agujero occipital (herniación y enclavamiento de las amígdalas). Es importante recordar que la hipertensión intracraneana se puede deber a neoplasias cerebrales, meningitis, abscesos, colecciones subdurales y epidurales (supuradas y hematomas), hidrocefalia hipertensiva, hemorragia intracraneal, encefalitis infecciosa (*Herpes simple*) y el síndrome de Reye; pocas veces puede ocurrir por aumento del líquido intracraneal.

Aparte de la utilidad del LCR en el neurodiagnóstico existen condiciones en las que el drenaje de LCR mediante la punción lumbar constituye una forma de tratamiento, por ej., en la hidrocefalia normotensiva (síndrome de Hakim-Adams), hipertensión intracraneal idiopática, en algunos casos de meningitis para aminorar la presión intracraneal y en la administración de antibióticos o antineoplásicos por vía intratecal. Se debe conocer las indicaciones, contraindicaciones y complicaciones de la punción lumbar a fin de sopesar el riesgo-beneficio de su utilización (TABLA 5).

La muestra de LCR se obtiene mediante la introducción de agujas especiales (agujas raqu*ídeas*) en las áreas por donde circula el LCR. Hay tres regiones en las cuales se puede obtener el líquido:

TABLA 5 Indicaciones, contraindicaciones y complicaciones de la punción lumbar.

Indicaciones	*Contraindicaciones*	*Complicaciones*
• Meningitis aguda y crónica • Encefalitis aguda y subaguda • Hemorragia subaracnoidea (cuando la tomografía de cráneo no logre demostrar la presencia de sangre) • Esclerosis múltiple • Neuroparasitosis (neurocisticercosis y neurotoxoplasmosis) • Micosis del sistema nervioso central • Epilepsia de etiología desconocida • Infiltración neoplásica del sistema nervioso central • Síndrome de hiper o hipotensión de LCR • Polineuritis, neuropatías y mielopatías • Indicaciones terapéuticas	• Infección en el sitio de punción • Hipertensión intracraneal (tumor cerebral, obstrucción del sistema ventricular o herniación cerebral) • Compresión del cordón medular • Coagulopatías • Inconciencia* • Septicemia*	• Herniación cerebral • Cefalea postpunción lumbar • Diplopía • Hemorragia subaracnoidea o subdural espinal • Dolor de espalda y/o síntomas radiculares • Atrapamiento de raíz nerviosa • Infección

* Es muy arriesgado hacer una punción lumbar como examen inicial en estados de inconciencia; se debe contar previamente con un estudio de neuroimagen; más que contraindicación, es una precaución. En septicemia, exsite el riesgo es introducir una infección sistémica al interior del SNC, sin embargo, en la práctica es crucial el descarte de neuroinfección asociada a septicemia, por lo cual se cita como precaución.

Ventricular.— La muestra se obtiene con la introducción de un catéter directamente en los ventrículos cerebrales laterales; este procedimiento está reservado a los neurocirujanos y se debe llevar a cabo en un ambiente de quirófano.

Cisternal.— El LCR se logra con la introducción de una aguja raquídea en la cisterna magna; este abordaje puede hacerse en una sala de hospitalización o consultorio, siempre y cuando se guarden las normas de higiene, asepsia y antisepsia. Debe ser realizda por especialistas debidamente entrenados

Lumbar.— Es el procedimiento de menor riesgo, razón por la que es utilizado con mayor frecuencia por especialistas y médicos generales. Se efectúa mediante la introducción de la aguja raquídea en el espacio intervertebral L3-L4 o L4-L5. El análisis del LCR incluye el estudio físico-citoquímico, microbiológico e inmunológico.

ESTUDIO FÍSICO-CITOQUÍMICO

El estudio físico-citoquímico es trascendental para la orientación diagnóstica inicial de una enfermedad del SNC y se puede hacer en la mayoría de los laboratorios clínicos. Consta de 3 elementos: características físicas, estudio citológico y pruebas bioquímicas:

Características físicas

El primer análisis del LCR lo hace el médico tratante en la cabecera del paciente. Consiste en evaluar las características organolépticas de la muestra obtenida, anotarlas en la historia del paciente y en la hoja de solicitud que se consigna al laboratorio; esta es una información valiosa tanto para el médico como para el Bioanalista. Se debe anotar el tipo de punción (si es ventricular, cisternal o lumbar), ya que las cifras normales de células y proteínas difieren según el tipo de muestra. A continuación, se describen los elementos básicos a estudiar: volumen, efecto Tyndal, presión, aspecto y color (TABLA 6 y 7):

Volumen.— La cantidad de muestra extraída se registra en mililitros; ésta depende de las pruebas y está condicionada por la presión inicial del LCR. Se puede extraer cierta cantidad con seguridad y sin riesgo, *siempre que la presión final no sea menor de la mitad de la inicial.*

Efecto Tyndall.— Es un efecto óptico basado en la presencia de partículas que pueden observarse suspendidas en la muestra de un LCR límpido e incoloro. El efecto Tyndall indica la presencia de elementos formes, aproximadamente 50 a 200 por mm^3; pueden ser células, eritrocitos o levaduras, por lo que su presencia frecuentemente es un indicio de pleocitosis. Obviamente, a simple vista no se pueden identificar o diferenciar el tipo de células, sin embargo, es un dato que se adelanta al resultado del laboratorio y expresa además un control de calidad de éste.

Presión.— (VN= 5 a 20 cm/H_2O o 50 a 200 mm/H_2O; para una posición en decúbito lateral). Se mide con un manómetro que se conecta a la aguja raquídea mediante una llave de tres vías. De este modo se mide la presión del LCR durante la toma de la muestra; se debe anotar la presión inicial y final en centímetros de agua, aunque es conveniente hacer mediciones durante el procedimiento. De manera fisiológica la presión aumenta con la tos, llanto, maniobra de Valsalva, presión de las yugulares internas o, con la defecación.

Es importante determinar la permeabilidad del espacio subaracnoideo, o sea, que no exista un obstáculo (lesión ocupante de espacio) en el canal raquídeo. Para ello se practica la maniobra de Queckenstedt y la compresión abdominal; en la primera se comprimen ambas venas yugulares, internas, hecho que provoca un aumento rápido de la presión intracraneal, que es trasmitida al canal medular y de allí al manómetro. El incremento de la presión no se produce en el segmento distal a la obstrucción. En condiciones normales se produce un ascenso y descenso rápido de la columna del líquido. La compresión del abdomen transmite la presión a las venas intrarraquídeas y se consigue el mismo efecto que en la anterior, pero a un nivel más bajo. La presión de LCR puede estar alterada por hipo o hipertensión:

- *Hipotensión del LCR.* La presión se ubica por debajo de 5 cm/H_2O en la posición decúbito lateral. Ocurre por debajo de toda obstrucción en el canal espinal o, altas como en el agujero occipital, acueducto de Silvio, agujeros de Lushka o Magendie, fuga de LCR por una fístula (congénita, postraumática o postquirúrgica), deshidratación marcada o *shock* y posterior a la irradiación de los plexos coroideos.

- *Hipertensión de LCR.* La presión se registra por encima de 20 cm/H_2O en decúbito lateral. Recordar que es importante sospechar esta circunstancia con la historia clínica del paciente de una hipertensión endocraneana. La obtención de LCR es un acto médico de capital importancia en muchos casos para toma de decisiones diagnósticas y terapéuticas los cuales influyen sobre el pronóstico funcional y vital del paciente. Se debe sopesar el riesgo-beneficio del procedimiento y, de ser necesaria la punción, se hace con aguja raquídea fina (N° 22, o en su defecto N° 21); con esto se impide la salida rápida del LCR, y es prudente registrar continuamente la presión (monitoreo). Al comenzar la salida de LCR por la aguja, se mide de inmediato la presión. Si está por encima de 20 cm de agua, se toma la cantidad de LCR contenida solo en el manómetro, se mide nuevamente la presión. De continuar elevada se siguen tomando en pequeñas cantidades de 0,5 a 1 ml con mediciones sucesivas de la presión; en caso de caer 2 cm de agua o más de manera brusca, se interrumpe el procedimiento. La cantidad de LCR que se puede extraer en la hipertensión intracraneal es entre 1 y 5 ml (menor al promedio usual, que es de 10 a 12 ml). Ante la eventualidad de un aumento de la presión intracraneal, es importante diferenciar dos circunstancias posibles:

  - *Aumento de contenido sólido.* La presión se encuentra inicialmente elevada, pero disminuye rápidamente a medida que se extrae el LCR, inclusive puede llegar a cifras cercanas a la mitad de la presión inicial, con sólo tomar 1 o 2 ml. Ocurre por lesiones ocupantes de espacio; en estos casos la extracción de LCR puede acarrear el riesgo de herniación y enclavamiento de las amígdalas.

– *Aumento del contenido líquido.* La presión inicialmente está elevada y disminuye lentamente a medida que se extrae el LCR. En estas circunstancias, la extracción del líquido es de mínimo riesgo e incluso puede ayudar a aliviar los síntomas del paciente, como el edema cerebral, meningitis, hemorragia subaracnoidea e hipertensión intracraneal idiopática (anteriormente pseudotumor cerebral). También a la hipersecreción de LCR por irritación de los plexos coroideos o eventual compresión tumoral de la vena de Galeno. Finalmente, puede existir un descenso de la reabsorción del LCR como consecuencia de meningitis o hemorragia subaracnoidea previa.

En ausencia de neuroimagen previa, dos índices pueden orientar acerca de la naturaleza de la hipertensión intracraneana por una masa sólida o aumento de líquido intracraneal: el índice de Ayala y el cociente raquídeo diferencial.

$$\text{Índice de Ayala} = \frac{\text{presión final x volumen de LCR extraído}}{\text{presión inicial}}$$

Si el valor resultante es menor de 3 el incremento es por una masa sólida y si es mayor de 7 indica aumento de presión a expensas de líquido

$$\text{Cociente raquídeo diferencial} = \frac{\text{presión inicial – presión final}}{\text{volumen de LCR extraído}}$$

Si el valor resultante es mayor de 1.5 la hipertensión intracraneana es por una masa sólida. Cuando es inferior a 0.5 ocurre a expensas de líquido.

Aspecto y color.— Normalmente, el LCR tiene un aspecto *límpido, transparente e incoloro* "agua de roca"; sin embargo, este mismo aspecto puede observarse en muchas enfermedades neurológicas como la meningitis viral, los tumores y las enfermedades desmielinizantes. El LCR puede tener un color *xantocrómico* o tonalidad amarillenta asociado a un incremento de la proteinorraquia, carotinemia o presencia de bilirrubina (bilirrubinorraquia) por hiperbilirrubinemia o posterior a una hemorragia subaracnoidea; también sugiere una hemorragia previa y aparece 2 a 4 horas después de estar los eritrocitos en el LCR. En algunos casos, como en la meningitis tuberculosa, tras 2 o 3 horas de extracción del LCR, puede observarse en el tubo de ensayo un retículo fibrinoso con aspecto de "tela de araña", llamado *retículo de Mya.*

El LCR puede tener grados variables de turbidez: ligeramente turbio, turbio (agua de arroz) o purulento. La turbidez sugiere un incremento de las células en el LCR (pleocitosis), aunque también contribuyen las bacterias, hongos y fibrina. La turbidez comienza a hacerse visible ante un recuento celular > de 200 por mm³. El grado de turbidez es directamente proporcional a la magnitud de la pleocitosis.

Un líquido hemorrágico se observa en la hemorragia subaracnoidea (> 400 eritrocitos mm³) por ruptura de un aneurisma o malformación vascular intracraneal, fracturas del cráneo, hematoma subdural o intracerebral abierto al espacio ventricular o subaracnoideo, hemorragia medular o diátesis hemorrágica. En este caso, el color rojizo permanece estable en los tres tubos tomados secuencialmente. Una punción traumática presenta un líquido hemorrágico (el color rojizo se va aclarando a medida que se drena en los tres tubos de las muestras tomadas), tiene tendencia a coagular y se acompaña de un gran número de neutrófilos sin signos de alteración de su morfología. Cuando es por hemorragia subaracnoidea, el aspecto permanece similar en la "prueba de los tres tubos", el perfil celular suele ser a predominio de monocitos y neutrófilos con presencia de macrófagos (del tipo eritrófago y/o hemosiderófago) y la sangre no coagula por consumo de los factores de coagulación; un predominio linfocitario se observa con el transcurrir de los días, posterior al sangrado subaracnoideo por reacción inflamatoria. Un líquido con xantocromía inmediatamente después de centrifugarlo, habla en favor de hemorragia subaracnoidea y/o hiperproteinorraquia. Como regla general podemos decir que *las proteínas pueden dar xantocromía, pero no turbidez, y que las células dan turbidez, pero no xantocromía.* En el bloqueo espinal (compresión medular por tumores) es característico el síndrome de Froin (xantocromía, coagulación espontánea y disociación albúmino-citológica).

TABLA 6 Estudio físico-citoquímico del líquido cefalorraquídeo.

Físicas	*Citología*	*Bioquímico*
Tipo de punción	Recuento celular	Proteínas totales
Volumen	Grado de pleocitosis	Reacción globulínica (Pandy, Nonne)
Efecto Tyndall	Recuento diferencial	Reacción de Takata- Ara
Presión inicial y final	Citomorfología	Glucosa en LCR y suero
Aspecto y color inicial	Grado citológico	Cloro
Aspecto y color luego de centrifugar		LDH

TABLA 7 Hallazgos y valores normales en el estudio físico-químico y de la electroforesis de proteínas en el LCR.

Hallazgo	*Valor de referencia normal*		
Aspecto	Límpido		
Color			
Prematuros y neonatos	Incoloro o xantocrómico		
Lactantes en adelante	Incoloro		
Presión (punción lumbar en decúbito lateral)	5 – 20 cm/H_2O		
Efecto Tyndall	Negativo		
Maniobra de Queckenstedt	La presión a los 10 segundos postcompresión de ambas venas yugulares es igual a la presión inicial		
Prueba de Tobey-Ayer	Las mediciones de la presión deben ser iguales, o casi iguales tras comprimir por separado la vena yugular derecha e izquierda		
Proteínas			
Adolescentes y adultos	15 – 40 mg%		
Mayor de 60 años	15 – 60 mg%		
Glucosa	45 – 80 mg%		
Relación glucosa LCR/suero	50-80% de la glucemia. Media= 0,6 (60%)		
Cloruros	690–750 mg% (118–128 mEq/L)		
Reacción de Pandy	Negativa		
Reacción de Nonne	Negativa		
Reacción de Takata-Ara	Negativa		
Electroforesis de proteínas (cuantitativa)	**% en LCR**	**SUERO**	
Prealbúmina	3,5–10%	no aplicable	
Albúmina	45–67%	3,2–5 g%	
$Alfa_1$	2,7- 6%	0,1–0,4 g%	
$Alfa_2$	4 -11%	0,6–1 g%	
Beta	6,3–13,5%	0,6–1,3 g%	
Tau	3,3–7,3%	no aplicable	
Gamma	6,7–13,4%	0,7–1,5 g%	
Electroforesis de proteínas (cualitativa)_(revelada con sales de plata)	Zona gamma de aspecto normal		
Índice IgG/Albúmina entre LCR/suero (marcador de producción intratecal de inmunoglobulinas)	0,20 – 0,85		
Relación albúmina LCR/suero (marcador de lesión de la barrera hematoencefálica)	Menor de 0,65		

Estudio citológico

Se refiere al número de células, recuento diferencial y características citomorfológicas:

Recuento celular (análisis cuantitativo).— Se refiere al número de cualquier elemento forme: células, hematíes o levaduras. La cifra normal de células depende del tipo de punción y de la edad. En un líquido lumbar se considera normal hasta 4 células por mm³; en el cisternal hasta 2 células y en el ventricular 1 célula por mm³; debe tomarse en cuenta que estas células disminuyen con el almacenamiento del líquido. Por encima de esta cifra se considera que existe una *pleocitosis* **(TABLA 8)**. Las células son importantes marcadores del estado de las meninges; una pleocitosis suele indicar compromiso o inflamación meníngea. Una pleocitosis ligera (5-10 por mm³) a discreta (11 a 50 por mm³*)* se observa con frecuencia en la encefalitis, esclerosis múltiple, meningitis crónica con poco compromiso meníngeo, infección parameníngea por ej., mastoiditis y en los tumores (cerebrales o medulares). *Pleocitosis moderada* (50 a 200 células por mm³) orienta a los estadios iniciales de una meningitis infecciosa (viral o bacteriana), meningitis bacteriana parcialmente tratada y meningitis crónica con moderado compromiso meníngeo, como ocurre en la cisticercosis y micosis. *Pleocitosis nítida* (200 a 1.000 células por mm³) orienta a meningitis y meningoencefalitis viral, meningitis crónica con importante repercusión meníngea (sífilis y tuberculosis). *Pleocitosis intensa* (> 1000 células por mm³): meningitis bacteriana y absceso cerebral con drenaje al espacio subaracnoideo **(TABLA 8)**.

TABLA 8 Valores normales citológicos.

Hallazgo	Lactantes, niños, Adultos, ancianos
Número de hematíes	0 x mm³
Número de células	0 – 4 x mm³
Recuento diferencial - Linfocitos - Reticulomonocitos	70 – 90% 10 – 30%

Recuento diferencial (análisis porcentual).— Indica el predominio de un tipo de célula y la frecuencia porcentual de aparición en la muestra; en condiciones normales, éste varía según la edad. Normalmente hay dos tipos de células en el LCR: linfocitos (células del sistema inmunológico) y reticulomonocitos (células del sistema mononuclear fagocítico). La relación entre ellas suele ser a predominio linfocitario (**TABLA 9**). Las demás células aparecen en forma aislada debido a la barrera hematoencefálica; de manera que su presencia generalmente indica alteración del SNC, con algunas excepciones como las punciones traumáticas. Un incremento de segmentados neutrófilos puede observarse en meningitis bacteriana o hemorragia subaracnoidea; un aumento de eosinófilos en parasitosis como la neurocisticercosis. La presencia de plasmocitos indica una patología subaguda o crónica y se observa en enfermedades productoras de anticuerpos (inmunoproducción local), como ocurre en la esclerosis múltiple y algunas neuroinfecciones como la meningoencefalitis herpética y la meningitis crónica sifilítica. La presencia de macrófagos es indicativa de una respuesta inflamatoria del SNC, particularmente en la fase de resolución de una meningitis (viral, bacteriana o micótica) o de una hemorragia subaracnoidea. Estos macrófagos pueden observarse con partículas celulares fagocitadas (leucófagos), bacterias (bacteriófagos), hongos (micófagos) o cuerpos extraños, y en la hemorragia subaracnoidea: eritrófagos, pigmentófagos o hemosiderófagos. Los tipos de meningitis linfomonocitaria más frecuentes son:

- *Infecciones bacterianas:* meningitis bacteriana parcialmente tratada, tuberculosis, sífilis, brucelosis, leptospirosis, *Mycoplasma pneumoniae* y enfermedad de Lyme.

- *Infecciones micóticas:* meningitis producidas por *Blastomyces, Coccidioides* (antes *Coccidioides* immitis), *Blastomyces dermatidis, Cryptococcus neoformans* e *Histoplasma capsulatum.*

- *Enfermedades malignas:* leucemias y linfomas.

- *Enfermedades parasitarias:* neurocisticercosis, toxoplasmosis y amibiasis.

- *Enfermedades sistémicas inflamatorias:* LES y sarcoidosis.
- *Vacunas:* parotiditis, sarampión, rubéola y poliomielitis.
- *Medicamentos:* azatioprina, TMP-SMX, ibuprofen y globulina inmune.

Características citomorfológicas o citología (análisis cualitativo).—
Se refiere al análisis de las características morfológicas de las células presentes en la muestra de LCR. Su importancia radica en reconocer los cambios que ocurren en las células propias del LCR (linfocitos y reticulomonocitos), identificar la presencia de otras células que no sean propias del LCR y signos de destrucción celular:

TABLA 9 Líquido cefalorraquídeo entre los diferentes tipos de meningitis

Tipo	Leucocitos mm³	Diferencial (%)	Proteínas mg%	Glucosa
Viral	5 – 500**	Linfocitos > 50	30 – 150	Normal
Micótica	5 – 500	linfocitos > 50	130 – 150	Normal
Tuberculosa	100 – 1000	linfocitos > 80	300 – 400	Normal o baja
Bacteriana	400 – 100.000	PMN > 90	80 – 500	< 35

** En el inicio del proceso pueden predominar los neutrófilos PMN.

- Reconocer los cambios que ocurren en las células propias del LCR (linfocitos y reticulomonocitos):
  - Signos de activación linfocitaria (linfocitos grandes e hipercromáticos) o presencia de plasmocitos, que indican actividad inmunocompetente.
  - Modificaciones en los reticulomonocitos (alteración de la forma con incremento en las vacuolas citoplasmáticas); indican actividad de células presentadoras de antígenos.
  - Presencia de macrófagos (eritrófagos, hemosiderófagos y micófagos), que indican actividad macrofágica.
- Identificar la presencia de otras células que no sean propias en el LCR:
  - Presencia de segmentados neutrófilos, eosinófilos, basófilos (expresan un compromiso patológico).
  - Hallazgo de células ocasionales o accidentales en el LCR (sin implicación patológica): vasos sanguíneos y células cerebrales o leptomeníngeas.
  - Presencia de cambios celulares como blastos o células atípicas, observadas en las enfermedades neoplásicas malignas, leptomeningitis carcinomatosa e infiltración en leucemias y linfomas.
  - Existencia de agrupaciones celulares (frecuente en infecciones o tumores) y placas meníngeas (característica de la meningitis bacteriana).
- Signos de destrucción celular. Se debe a una muestra mal conservada o mal transportada.

Un recuento celular normal no siempre es indicativo de indemnidad, pues muchas veces es el estudio cualitativo (citomorfología) el que detecta alteraciones que orientan el diagnóstico. La citología puede ser grado I normal, II inflamatoria, III atipias sin evidencia de malignidad, IV sospecha de malignidad y grado V neoplasia maligna. Este análisis es particularmente importante en caso de neoplasia del SNC con repercusión en el LCR, como ocurre en la carcinomatosis meníngea e infiltración leucémica del SNC. También ofrece un apoyo en el diagnóstico de neoplasias primarias y secundarias del SNC; sin embargo, no sustituye los estudios de neuroimagen. La citología del LCR para la detección de neoplasias es de baja sensibilidad (con frecuencia se requiere una buena cantidad de muestra y/o punciones repetitivas para la detección de atipias) y elevada especificidad (alto grado de confiabilidad diagnóstica si son detectadas). Además, es importante saber que la citología del LCR es más un tamizaje (presencia o no de neoplasia del SNC) que un diagnóstico anatomopatológico (es decir, asignar ciertos cambios citológicos a una neoplasia específica); esto es particularmente cierto en las metástasis al SNC por un carcinoma distante.

Características bioquímicas.— Se analizarán las de mayor importancia clínica: glucosa, cloro y proteínas. El estudio de las proteínas es de gran importancia para el neurodiagnóstico y se divide en *proteínas totales, reacciones globulínicas y electroforesis de proteínas.*

Glucosa. Normalmente existe una relación entre la glucorraquia y la glucemia; los valores normales de la glucosa en el LCR en el adulto son de 45 a 80 mg% (*Valor en LCR equivale al 50 - 80% del valor en suero*; relación de la glucosa LCR/suero: 0,5 – 0,8, media= 0,6). La glucosa ventricular es mayor que la cisternal y esta mayor que la lumbar:

- *Incremento de la glucorraquia.* Por lo general se asocia a una hiperglucemia. No es infrecuente hacer el diagnóstico inicial de diabetes mellitus a raíz de la toma de una muestra de LCR en un paciente con síntomas neurológicos.

- *Descenso de la glucorraquia.* Puede ser producto de hipoglucemia; sin embargo, en ausencia de ella es un marcador de mal pronóstico en enfermedades del SNC. La *hipoglucorraquia* se observa en la meningitis bacteriana y fúngica por alteración del transporte de la glucosa a través de la barrera hematoencefálica y consumo por parte de las células y microorganismos. Las cifras de glucorraquia regresan más rápido a la normalidad que el recuento celular, por lo que es un buen índice de mejoría. El pronóstico es peor en la medida en que el nivel de glucorraquia sea más bajo. Hay otras enfermedades neurológicas que suelen cursar con hipoglucorraquia, como la neurocisticercosis severa, meningitis crónica, neoplasias del SNC y carcinomatosis meníngea.

Cloro. (VR= 690-750 mg/dl o 118-128 mEq/L). El nivel de cloro en el LCR es relativamente estable e independiente del tipo de punción o edad del enfermo. Existe una relación entre el nivel de proteinorraquia y de clorurorraquia, denominado *equilibrio de Donan:* "el incremento de la proteinorraquia trae aparejado un descenso en la clorurorraquia". Es por ello que el nivel de cloro desciende en caso de alteración importante de la BHE con hiperproteinorraquia entre nítida e intensa, como ocurre en la meningitis bacteriana subaguda, meningitis crónica tuberculosa y en alteración notable de la dinámica del LCR (bloqueos o bridas aracnoideas). Recordar que la hipoclorurorraquia es frecuente en la neurotuberculosis, pero de ninguna manera se considera patognomónica.

Proteínas totales o proteinorraquia (VR en el adulto= lumbar: hasta 40 mg%; cisternal: hasta 30 y ventricular: hasta 20 mg%). La proteinorraquia del líquido lumbar (VR= 15 a 40 mg%) está compuesta en un 70% por albúmina y 30% por globulinas; la relación albúmina del LCR/sérica es de aproximadamente 1:200. Esta diferencia se debe a la presencia de la BHE, por lo tanto, la proteinorraquia es un buen indicador del estado de esta barrera. Por encima de los valores normales existe una hiperproteinorraquia indicativa de un proceso que afecta la BHE, como ocurre en la meningitis infecciosa aguda o crónica (tuberculosa), hemorragia subaracnoidea, compromiso de la dinámica del LCR (bloqueos espinales y bridas subaracnoideas), neuroparasitosis, neurosífilis, micosis del SNC, tumores y polirradiculopatías (síndrome de Guillain-Barré). La hiperproteinorraquia puede ser ligera hasta 50 mg%; moderada 51-200; nítida 201-1000 e intensa > 1000 mg%.

Reacciones globulínicas. Existen varias pruebas que separan las globulinas (o anticuerpos) del resto de las fracciones proteicas y se denominan *reacciones globulínicas,* tales como las reacciones de Pandy, Nonne y Takata Ara. Las reacciones de Pandy y Nonne evidencian un desequilibrio en la relación entre la albúmina y las globulinas, cuando estas últimas incrementan. La reacción *de labilidad coloidal de Takata Ara* discrimina las enfermedades que lesionan la BHE (positivo rojo) de aquellas que promueven la producción intratecal de inmunoglobulinas (positivo floculante; basado en la aglutinación y sedimentación en el fondo del tubo) o de una combinación de ambas (positivo mixto).

En condiciones normales hay un equilibrio entre la proteinorraquia y las reacciones globulínicas (normalmente existe negatividad de las reacciones globulínicas), de manera que su positividad indica incremento de las globulinas en el LCR. La interpretación de este incremento depende del contexto proteico general, que puede ser armónico o disociado.

- *Incremento armónico:* positividad de las globulinas y proteinorraquia elevada; es indicativo de enfermedades que lesionan la BHE, como la meningitis aguda o crónica, hemorragia subaracnoidea y defecto en la dinámica del LCR.

- *Incremento disociado:* positividad de globulinas y proteinorraquia normal; es indicativo de enfermedades que promueven una producción intratecal de anticuerpos, como la esclerosis múltiple y la neurocisticercosis.

Electroforesis de proteínas. La electroforesis de proteínas es una prueba muy útil para diferenciar enfermedades que lesionan la BHE de aquellas que promueven la producción intratecal de anticuerpos. En la práctica, esta diferencia es un gran apoyo en la orientación diagnóstica, sin embargo, no es patognomónica de ninguna enfermedad en especial. La electroforesis consiste en separar las diversas fracciones proteicas de una muestra de LCR o suero, al exponerlas a un campo eléctrico; de este modo se logra la separación de sus componentes proteicos según la carga eléctrica de las moléculas en las siguientes fracciones:

- LCR: prealbúmina, albúmina, globulinas (alfa$_1$ y alfa$_2$), globulinas beta, TAU y gammaglobulinas.

- Suero: albúmina, globulinas (alfa$_1$ y alfa$_2$), globulinas beta y gammaglobulinas.

Como se observa, hay dos fracciones proteicas (prealbúmina y TAU) que se encuentran sólo en el LCR debido a que son proteínas propias del SNC. La electroforesis de proteínas se divide en dos tipos:

- *Cuantitativa.* Utiliza como soporte un gel de acetato de celulosa que por su resistencia permite manipularlo y pasarlo por los lectores con el fin de cuantificar las fracciones proteicas o "bandas".

- *Cualitativo.* Utiliza como soporte el gel de agar agarosa que permite separar las diversas fracciones proteicas y luego colorearlas con el fin de conseguir su análisis visual. El revelado puede hacerse con colorantes como el *amidoblack* o las sales de plata. Mediante este sistema es posible detectar bandas anormales sugestivas de enfermedad.

De particular importancia para la interpretación de la electroforesis de proteínas en el LCR se encuentra la zona gamma (zona de gammaglobulinas o anticuerpos) cuyo incremento *cuantitativo* (mayor de 13,4%) o la presencia *cualitativa* de bandas oligoclonales se debe por lo general a enfermedades que producen anticuerpos intratecalmente como la esclerosis múltiple, neurocisticercosis y algunos casos de infecciones crónicas del SNC, particularmente cuando existe normalidad en la zona gamma del suero. En vista de que no siempre es fácil determinar si un incremento en la zona gamma es debido a una producción intratecal de anticuerpos o reflejo de un incremento sérico, se utilizan índices comparativos entre LCR y suero **(TABLA 10)**.

TABLA 10 Electroforesis de proteínas y su aplicación en el neurodiagnóstico.

Enfermedad	Electroforesis cuantitativa lcr	Electroforesis cualitativa lcr (sales de plata)	Índice igg /albumina lcr/suero*	Relación albúmina lcr/suero**	Electroforesis en suero
Enfermedades que lesionan la BHE (meningitis y hemorragia subaracnoidea)	Albúmina elevada Gammaglobulina normal Descenso relativo de prealbúmina y TAU	Zona gamma con reforzamiento de aspecto policlonal	Normal	Elevado	Normal
Enfermedades que producen anti-cuerpos intratecal (esclerosis múltiple y neurocisticercosis)	Incremento de gammaglobulina***	Zona gamma de aspecto oligoclonal***	Elevado	Normal	Normal
Enfermedades degenerativas (Alzheimer y esclerosis lateral amiotrófica)	Eventual incremento de TAU globulina	Normal	Normal	Normal	Normal
Manifestación en el LCR de compromiso sérico (gammapatías monoclonales, mieloma múltiple)	Normal	Zona gamma de aspecto monoclonal	Normal	Normal	Zona gamma de aspecto monoclonal

* Índice IgG/Albúmina LCR/suero: su incremento es un indicador de producción intratecal de inmunoglobulinas. ** Relación Albúmina LCR/suero: su incremento es un indicador de lesión de la barrera hematoencefálica. *** Inmunoglogulina IgG. Su elevación se debe al aumento del paso de anticuerpos a través de la membrana o síntesis de anticuerpos en el SNC. La presencia de bandas oligoclonales en LCR, no vistas en la electroforesis del suero, habla en favor de una respuesta inmune del SNC (producción intratecal de inmunoglobulinas), como se suele observar en la esclerosis múltiple.

ESTUDIO MICROBIÓLOGICO

El estudio microbiológico es sumamente importante para el diagnóstico inicial de la neuroinfección y su tratamiento adecuado; consiste en el estudio bacterioscópico y cultivos **(TABLA 11)**.

TABLA 11 Estudio microbiológico.

Estudio bacterioscópico	Cultivos
Tinción de Gram (bacterias)	Cultivo para bacterias
Tinción de Ziehl-Neelsen (micobacterias)	Cultivo para BK (micobacterias)
Tinta china (hongos)	Cultivo para hongos
KOH (hongos)	

Estudio bacterioscópico

Se refiere a las diversas tinciones que se hacen con el fin de identificar directamente los microorganismos con el microscopio: bacterias (coloración de Gram y azul de metileno); micobacterias (tinción de Ziehl-Neelsen), *Cryptococcus neoformans* y otros hongos neurotrópicos (tinciones de tinta china o extendidos con KOH).

Cultivos

El tipo de cultivo solicitado depende de la sospecha clínica: cultivos para bacterias aeróbicas (agar sangre, agar chocolate y agar Mac Conkey); cultivos especiales para gérmenes anaeróbicos; hongos (Sabouraud), *Mycobacterium tuberculosis* (Löwenstein-Jensen o de Middlebrook 7H10) u otros microorganismos de crecimiento lento (caldo de thioglicolato).

ESTUDIO INMUNOLÓGICO

En general son reacciones antígeno-anticuerpo del LCR que detectan un agente etiológico (infeccioso o no); se hace mediante la identificación de fracciones proteicas, bien sea del patógeno (antígenos) o del huésped (anticuerpos). El tipo de reacción solicitada depende de la sospecha clínica; las más importantes y frecuentes se describen a continuación **(TABLA 12)**: reacciones inmunológicas para detectar *bacterias* (reacción de Phadebact y reacciones para *sífilis*); *parásitos* (reacciones para neurocisticercosis y toxoplasmosis); *hongos* (Inmunodifusión para hongos y prueba del *látex* para *Cryptococcus* *neoformans*); *virus* (ELISA, reacción de inmunofluorescencia indirecta, ELISA y Western Blott para HIV; *otras reacciones* (enfermedad de Alzheimer, demencia por hidrocefalia de presión normal, enfermedades priónicas (enfermedad de Creutzfeldt-Jakob) y enfermedades desmielinizantes).

TABLA 12 Estudio inmunológico.

Bacterias	*Parásitos*	*Hongos*	*Virus*
Reacción de Phadebact	ELISA** para cisticerco	Inmunodifusión para hongos	ELISA o IF**** para *Herpes virus*
VDRL* para sífilis	EITB*** para cisticerco	Látex para criptococos	ELISA o IF para *Epstein-Barr*
	Toxoplasma IgG e IgM		ELISA o IF para *Citomegalovirus*
			HTLV-1*****
			VIH******
			Enterovirus

*VDRL: Venereal Disease Research Laboratory para detección de sífilis. **ELISA: inmunoanálisis enzimático. ***EITB: Enzyme-Linked Immunoelectrotransfer Blot Assay (inmunoelectrotransferencia ligada a enzima). ****IF: Inmunofluorescencia. *****HTLV-1: Virus de la paraparesia espástica tropical. ******VIH: Virus de la inmunodeficiencia humana.

Reacción de Phadebact

Es una prueba inmunológica que identifica la presencia en el LCR de antígenos de las bacterias que con mayor frecuencia producen meningitis bacteriana: *Neisseria meningitidis, Streptococcus pneumoniae, Haemophilus influenzae, Staphylococcus aureus* y *E coli*. Esta prueba se fundamenta en el empleo de partículas libres de anticuerpos que identifican antígenos mediante una reacción de floculación o aglutinación. Estos exámenes son menos sensibles que los cultivos y permanecen positivos después de que ellos se hacen negativos. Son especialmente útiles en meningitis bacteriana parcialmente tratada con antibióticos, hecho que disminuye la posibilidad de identificar el microorganismo con las tinciones o los cultivos.

Reacciones para sífilis

VDRL, TPH, ELISA y FTA-ABS. Estas reacciones se emplean para identificar la presencia de *Treponema pallidum* en el LCR; de ellas la más empleada y difundida por su sencillez es el VDRL pero la de mayor especificidad y sensibilidad para el diagnóstico de neurosífilis es el FTA-ABS.

Reacciones para neurocisticercosis

Se usan las pruebas de ELISA (sensibilidad hasta del 92% y especificidad 97%); inmunofluorescencia indirecta o IF (sensibilidad hasta del 87%, especificidad 99%); reacción de Weinberg o reacción de fijación de complemento (sensibilidad hasta del 48%, especificidad 90%) y la prueba de inmunoelectrotransferencia ligada a enzimas o Enzyme-Linked Immunoelectrotransfer Blot Assay-EITB (sensibilidad de 98% y especificidad 99-100%). Las cifras máximas de sensibilidad y especificidad descritas varían según el laboratorio, con posibilidad de falsos negativos en pacientes con pocos quistes, alejados del espacio aracnoideo o con sólo calcificaciones residuales. La prueba de ELISA es la más difundida; detecta anticuerpos del huésped que reaccionen ante los antígenos de cisticerco; se destaca por su buena sensibilidad, especificidad y ser ser la más difundida. La prueba EITB, a pesar de ser de mayor costo y de estar restringida a centros especializados, constituye una gran herramienta para aquellos casos en que no se logra confirmar la enfermedad con las pruebas ordinarias; además, ha mejorado su precisión en estudios sero-epidemiológicos.

En líneas generales estas reacciones buscan identificar la presencia de antígenos de *Cysticercus cellulosae* (estadio larvario de *Taenia solium* en el SNC) o de su homólogo antigénico el cisticerco de *Taenia crassiceps murina,* cuyo manejo en el laboratorio es más sencillo y su similitud antigénica con el cisticerco de *T. solium* es del 98%. Recordar que en la neurocisticercosis se suele observar además en el LCR: pleocitosis a predominio de linfocitos y eosinófilos, aumento de las proteínas y eventualmente hipoglucorraquia.

Reacciones para *Toxoplasma gondii*

Al igual que la larva de *Taenia solium* es un parásito con gran neurotropismo, particularmente en situaciones de inmunosupresión. Se usan diversas reacciones mediante las cuales se puede detectar la presencia de este parásito en el LCR como la hemaglutinación indirecta (HAI), ELISA e IF.

Inmunodifusión para hongos

Es una reacción de doble difusión que utiliza como soporte la agarosa. Busca determinar la presencia de anticuerpos que reaccionen contra uno o más antígenos de diversos hongos reunidos dentro de un *pool,* entre los cuales se destacan *Aspergillus (fumigatus, niger y flavus), Coccidioides immitis, Spo-*

rotrichum schencki, Histoplasma capsulatum, Paracoccidioides brasilienses y Candida albicans. La investigación de estos hongos también puede hacerse con otros métodos como el ELISA.

Prueba del látex para *Cryptococcus neoformans*

A través de una reacción antígeno-anticuerpo; al utilizar como fase sólida un soporte de partículas de latex, se detecta la presencia de antígenos capsulares polisacáridos de criptococo.

ELISA para virus

Mediante esta técnica se detectan anticuerpos contra partículas antigénicas virales, bien sea del tipo IgM (marcador de infección aguda) o IgG (infección crónica o memoria inmunológica de infecciones pasadas). Se puede hacer para diversos virus; los más frecuentes en el SNC son *Herpes virus, Epstein-Barr* virus, *Citomegalovirus,* virus de la parotiditis, *Coxsackie* virus B5, *Echovirus* y *Arbovirus.*

Reacción de inmunofluorescencia indirecta para virus

Permite la visualización de la reacción antígeno-anticuerpo a través del microscopio de inmunofluorescencia; ésta usa como sustrato una sustancia inmunofluorescente que se hace visible cuando esta reacción antígeno-anticuerpo ocurre. Se pueden detectar los mismos virus descritos anteriormente.

ELISA y Western Blott para HIV

Estas reacciones se usan para la detección del HIV, tanto en el suero como en LCR. La detección en sangre suele ser suficiente para el diagnóstico y sus repercusiones neurológicas. Sin embargo, puede ser igualmente evaluado en muestras de LCR como método confirmatorio de la presencia de esta afección en el SNC.

Otras reacciones para virus

Existen reacciones para otros virus neurotrópicos como los enterovirus, HTLV-I y II, sarampión y rubéola. Técnicas como la reacción en cadena de la polimerasa (PCR) incrementan la precisión diagnóstica de todos estos microorganismos. Igualmente, otras pruebas enzimáticas como los niveles elevados de la enzima *adenosin-deaminasa* en LCR orientan hacia una meningitis tuberculosa. A nivel experimental, en la actualidad se utilizan muestras de LCR para identificar marcadores moleculares, neurotransmisores o sustancias tóxicas en diversas enfermedades neurológicas, pero su descripción escapa a los objetivos de este manual.

Pruebas para la enfermedad de Alzheimer

En el LCR los biomarcadores *Tau* están elevados y beta amiloide reducidos. Podrían ser útil para el diagnóstico temprano de la demencia tipo Alzheimer o predecir el deterioro cognitivo.

Demencia por hidrocefalia de presión normal

Existe una prueba útil para predecir una respuesta favorable de la demencia con la derivación de LCR. Mediante la punción lumbar se extrae abundante líquido (40 ml); se mide la presión del LCR al inicio y cierre; se debe realizar un video de la marcha del paciente durante 8 minutos antes y después del procedimiento. Mediciones de la presión posterior a la extracción, incluso en rango de lo normal (entre 12 y 20 cmH_2O) apoyan este diagnóstico. El resultado orienta al diagnóstico si la marcha mejora después de la extracción del LCR.

Enfermedades priónicas (enfermedad de Creutzfeldt-Jakob)

El recuento de células en el LCR y la glucorraquia son normales, pero la proteinorraquia puede estar elevada. Elevaciones de la proteína 14-3-3 y proteína Tau apoyan el diagnóstico de la enfermedad de Creutzfeldt-Jakob pero no excluye otras patologías; ni su ausencia descarta la posibilidad de esta enfermedad, particularmente en los casos leves.

Enfermedades desmielinizantes: esclerosis múltiple (EM) y neuromielitis óptica de Devic

Cuando existe la sospecha clínica de EM, pero la RM cerebral es normal, es necesario estudiar el LCR; éste es anormal en un 85 a 90% de los casos. Aunque la proteinorraquia sea normal, es característica la síntesis intratecal de gammaglobulina, medidas por la elevación de IgG totales, o la presencia de dos bandas oligoclonales de IgG, las cuales no están presentes en el suero examinado simultáneamente. No se modifica con el uso de glucocorticoides. Sin embargo, la síntesis intratecal de gammaglobulinas no es exclusiva de la EM, ya que puede observarse en la panencefalitis esclerosante subaguda, sífilis y en la enfermedad de Lyme. De igual manera existe una pleocitosis en el LCR, estudiada en la primera hora posterior a la extracción del LCR; se encuentra en menos del 25% de pacientes con EM, con 5 a 20 linfocitos por mm³. En la enfermedad de Devic el LCR presenta una pleocitosis importante mayor de 100 linfocitos por mm³ y una proteinorraquia mayor de 100 mg/dl; también pueden detectarse anticuerpos antiglicoproteínas de la mielina del oligodendrocito (anti-MOG) y, autoanticuerpos contra los canales de agua de las células astrogliales: acuaporina-4 (AQP4), altamente específicos, pero con sensibilidad del 70%.

Referencias

Bourahoui A et al. CSF isolectric focusing in a large cohort of MS and other neurological diseases. Eur J Neurol. 2004; 11: 525-529.

Chirinos L, Peñaloza C. Características físicas del líquido cefalorraquídeo. LI convención Anual de AsoVac. Acta Científica Venezolana 2001.

Centro Panamericano de Zoonosis. Reunión técnica sobre normatización para la implementación del inmunodiagnóstico de la cisticercosis humana. Boletín de la OPS Buenos Aires, Argentina; 15 al 19 de mayo de 1989: 1-7.

Del Brutto O, Sotelo J. Neurocysticercosis: an update. Rev Infect Dis. 1988; 10: 1075-87.

Díaz JF, Verstegui M, Gilman R, et al. Immunodiagnosis oh human cysticercosis (T. solium): field comparison of antibody-ElISA, antigen-ELISA, and EITB assays in Peru. Am J Trop Med Hyg. 1992; 46: 610-15.

Eide PK, Sorteberg W. Diagnostic intracraneal pressure monitoring and surgical management in idiopathic normal pressure hydrocephalus: A 6-year review of 214 patients. Neurosurgery. 2010; 66: 80-91.

Fischbach F. Manual de Pruebas Diagnósticas. McGraw-Hill Interamericana, México 1997 (Tomo 2).

Herndon RM, Brumback RA. The Cerebrospinal Fluid. Boston, Kluwer Academic Publishers, 1989.

Kölmel HW. Atlas of Cerebrospinal Fluid Cells. Germany, Springer-Verlag Berlin Heidelberg, 1976, pp 2-39.

Maxson S & Jacobs RJ. Viral meningitis. Postgrad Med 1993; 93 (8).

Moro P, Guevara A, Verastegui M, et al. Distribution of hidatidosis and cisticercosis in different peruvian populations as demonstrated by an Enzyme-Linked Immunoelectrotransfer Blot (EITB) Assay. Am J Trop Med Hyg. 1994; 51 (6): 851-855.

Ordaz P, Ordaz T, Torres B. Inmunoepidemiología de la neurocisticercosis en Venezuela. Memorias del II Congreso Venezolano de Neurología. Puerto La Cruz. 1986.

Ordaz P. Anormalidades del líquido cefalorraquídeo y esclerosis múltiple. IV Jornadas Nacionales de Neurología Tropical y Neuroinfección. Maracay 2000.

Peñaloza C, Duin F, Duran A y col. Características Epidemiológicas, clínicas y del líquido cefalorraquídeo en pacientes con esclerosis múltiple, procedentes de la región andina. Revista del Colegio de Médicos del Estado Táchira. 2003. Volumen XII; N° 1: 32-36.

Pilarissi C, Vaz A, de Souza A, Nakamura P, Camargo E, da Silva M, Ueda M. Estudio comparativo de testes sorológicos no diagnóstico imunológico da neurocisticercose. Rev Inst Med trop Sao Paulo. 1987; 29(6): 367-73.

Rinaldi M, Ardanaz S, Notario R. Líquido Cefalorraquídeo. Buenos Aires: Editorial Médica Panamericana; 1982.

Ruiz L, Peñaloza C. Características bioquímicas del líquido cefalorraquídeo en la neuroinfección. LI convención Anual de AsoVac. Acta Científica Venezolana 2001.

Sarral de C, Sotelo J, Montoya R, Palencia G, Padilla A, Govezensky T, Díaz M,Sciutto E. Immunodiagnosis of human cisticercosis in cerebrospinal fluid. Antigens from Murine Taenia crassiceps Cysticerci effectively substitute those from Taenia solium. Arch Pathol Lab Med. 1990; 114: 926-28.

Scheld M, Whitley R, Durack D. Cererbrospinal Fluid in Central Nervous System Infections. In: Greenlee J editor. Infections of the Central Nervous System. New York: Raven Press; 1991. p. 861-885.

Tabares A. Artículos Científicos. Estudio del Líquido Cefalorraquídeo. Una historia en cuatro capítulos. Capítulo uno. Neurología Somos Todos. Revista Digital de la Sociedad Venezolana de Neurología. 2016; 4: 19-26.

Tabares A. Artículos Científicos. Estudio del Líquido Cefalorraquídeo. Una historia en cuatro capítulos. Capítulo dos. Neurología Somos Todos. Revista Digital de la Sociedad Venezolana de Neurología. 2016; 5: 11-18.

Tsang VCW, Brand JA & Boyer AE. An enzyme-linked immunoelectrotransfer blot and glycoprotein antigens (EITB) for diagnosing human cysticercosis (Taenia solium). J Infec Dis. 1989; 159(1): 59-59.

Urdaneta H, Cova J, Hernandez M. Cisticercosis: antígenos útiles para el inmunodiagnóstico. XLV Convención Anual de la AsoVAC. Acta Científica Venezolana 1995; 46 (suppl 1): 109-115.

Van Everbroeck B et al. Cerebrospinal fluid biomarkers in Creutzfeldt-Jakob disease. Clin Neurol Neurosurg. 2005; 107: 355-360.

CAPÍTULO
10

Pruebas de la función hepática

Mariflor Vera
Agustín Caraballo Sierra

Las llamadas *pruebas de la función hepática* no tienen una especificidad exclusiva del hígado; aunque algunas de ellas intentan definir la existencia de una hepatopatía, su etiología, gravedad y pronóstico. Estas pruebas están alteradas hasta un 40% de los pacientes y, aunque sean leves, se correlacionan con tasas mayores de mortalidad por diferentes causas. Es importante recordar que estas pruebas pueden estar normales aun en los estados finales de la enfermedad hepática o estar notablemente alteradas en casos leves, razón por la que se deben repetir las veces que sea necesario y siempre correlacionarlas con la historia clínica del paciente. En líneas generales, las pruebas hepáticas comprenden la función no sintética (patrón hepatocelular y excretor) y la sintética (producción de albúmina y factores de la coagulación).

La función no sintética incluye el *patrón hepatocelular:* Las aminotransferasas (anteriormente denominadas transaminasas) incluyen la alanina aminotransferasa (ALT), la aspartato aminotransferasa (AST) y la deshidrogenasa láctica (LDH). El *patrón excretor* comprende la bilirrubina conjugada, fosfatasa alcalina, gamma-glutamiltranspeptidasa (GGTP), 5´nucleotidasa, leucin-aminopeptidasa y excreción de sustancias como colorantes (bromosulftaleína), galactosa y ácidos biliares. Recordar que la GGTP y la 5´nucleotidasa son enzimas de preferencia excretoras, pero como se encuentran en las áreas de excreción del hígado también se pueden elevar en el daño hepatocelular; por esta razón son útiles para orientar un daño hepático cuando se sospeche que una elevación de la fosfatasa alcalina sea de origen extrahepático **(TABLA 19)**.

Existen las llamadas *pruebas adicionales* estrechamente relacionadas con el daño hepático como la serología viral (virus de la hepatitis A, B, C, D y E; *Epstein-Barr* y *Citomegalovirus*), estudio del hierro o ferrocinética (nivel de ferritina, hierro sérico, capacidad de unión del hierro y la saturación de la transferrina), inmunológicas como los anticuerpos antimúsculo liso, antimicotondriales y antinucleares, y finalmente las globulinas (antitripsina α_1 y α-fetoproteínas). Es necesario recordar que el diagnóstico de una enfermedad hepática se complementa con la *elastografía de transición* (dinámica) y la biopsia del hígado (estática); la primera permite determinar la evolución y la segunda, naturaleza y gravedad de la afección; además, con la endoscopia digestiva superior se pueden observar signos indirectos de hipertensión portal como várices esofágicas y gástricas (gastropatía hipertensiva).

La elevación de las enzimas hepáticas y la bilirrubina se puede clasificar en cinco patrones:

- Predominantemente citólisis en rango de necrosis hepatocelular aguda.
- Elevación moderada de transaminasas de curso crónico y recurrente.
- Predominantemente colestásico o infiltrativo.
- Hiperbilirrubinemia aislada.
- Fosfatasa alcalina y GGTP elevadas aisladamente.

Patrón predominantemente de citólisis en rango de necrosis hepatocelular aguda

Ocurre fundamentalmente en la necrosis hepática, con liberación notable de las aminotransferasas, particularmente la ALT, y aumento discreto de la fosfatasa alcalina; de manera que la relación ALT/fosfatasa alcalina es mayor de 5. Secundariamente se elevan la GGTP y 5´nucleotidasa. El patrón de necrosis hepatocelular se puede encontrar en la hepatitis viral (aguda y crónica), la hepatopatía alcohólica, hepatitis autoinmune, hemocromatosis, en la deficiencia de antitripsina α_1, por el uso de medicamentos o la ingestión de sustancias tóxicas.

Patrón de elevación moderada de transaminasas de curso crónico y recurrente

Se observan valores elevados de ALT-AST menores de 250 U/L por más de 6 meses. Este patrón se puede observar en pacientes con diabetes mellitus, obesidad, esteatosis hepática, hepatitis B y C, uso de medicamentos, alcohol, enfermedad celíaca, hemocromatosis, insuficiencia suprarrenal y patología tiroidea.

Patrón predominantemente de colestasis

Ocurre esencialmente por estasis intrahepática: embarazo, uso de medicamentos, colangitis biliar primaria, colangitis esclerosante primaria y enfermedades granulomatosas hepáticas. Cursa con elevación importante de la bilirrubina y la fosfatasa alcalina; secundariamente la GGTP y moderada elevación de las aminotransferasas, particularmente la ALT; de manera que la relación ALT/fosfatasa alcalina es menor de 2. Este patrón también ocurre por procesos obstructivos extrahepáticos: obstrucción biliar por cálculos, tumores de estructuras que obstruyan las vías biliares (colédoco, páncreas, linfadenopatías y neoplasias hepáticas).

Hiperbilirrubinemia aislada

Se refiere básicamente a la elevación predominante de bilirrubina total. Se observa ictericia con valores de bilirrubina total mayores de 2,5 mg/dL. Puede obedecer a una producción excesiva de bilirrubina o falla en los mecanismos de captación, transporte y conjugación del pigmento. Lo principal es determinar si la hiperbilirrubinemia es no conjugada (fracción no conjugada > 85%) o conjugada (fracción conjugada > 50 %). La hiperbilirrubinemia no conjugada puede explicarse por una sobreproducción de bilirrubina que sobrepasa la capacidad de los mecanismos de conjugación hepática, como ocurre en las anemias hemolíticas o en la eritropoyesis ineficaz (niveles generalmente inferiores a 5 mg/dL) o, por un problema en los mecanismos de captación y/o conjugación del pigmento en el retículo endoplásmico liso, como ocurre en el síndrome de Gilbert o en el síndrome de Criggler-Najjar en sus dos variantes (I y II). En la hiperbilirrubunemia conjugada únicamente cabe pensar en un problema en el transporte intrahepatocitario desde el retículo endoplásmico hasta el polo biliar del hepatocito (síndromes de Dubin-Johnson y Rotor) o en una dificultad en la excreción y drenaje de la bilis (colestasis intra o extrahepática). En el último caso ocurre una elevación simultánea de algunos enzimas que ordinariamente se eliminan a través de las vías biliares (fosfatasa alcalina y GGTP).

Patrón de elevación aislada de fosfatasa alcalina y/o GGTP

Existen muchas fuentes de producción de la fosfatasa alcalina (hueso, intestino, placenta, hígado y tumores). Afirmar que una elevación de esta enzima tiene su origen en el hígado requiere la demostración, por electroforesis, de que corresponde a la isoenzima específica del hígado o que coexista incremento de otras enzimas de colestasis hepática como la 5´nucleotidasa o la GGTP, que se elevan paralelamente cuando el origen del trastorno es hepático. La elevación aislada de la fosfatasa alcalina de origen hepatobiliar se observa en la colestasis (extra e intrahepática). *Obstrucción extrahepática:* litiasis coledociana, tumores que obstruyan el coledoco (páncreas, vías biliares), áscaris. *Obstrucción intrahepática:* colangitis esclerosante primaria y los procesos infiltrativos del hígado, incluyendo sus metástasis y la presencia de granulomas. La relación AST/FA <2 puede expresar hepatotoxicidad por medicamentos. La elevación aislada de la GGTP constituye un signo de inducción enzimática que aparece en respuesta a la administración de determinados fármacos, entre ellos algunos barbitúricos y antiepilépticos como fenitoína.

AMINOTRANSFERASAS

Las aminotransferasas catalizan la transferencia del grupo α-amino del respectivo aminoácido (alanina o ácido aspártico) al grupo α-ceto del ácido cetoglutárico, que lleva a la formación de ácido pirúvico u oxaloacético más ácido glutámico. Son las enzimas más sensibles para diagnosticar necrosis de las células hepáticas. Las aminotransferasas se encuentran en múltiples órganos; ALT en el hígado y riñón y AST en el hígado, corazón, músculo esquelético y riñón. El cociente sérico AST/ALT normalmente tiene un valor de 0,8. La magnitud de la elevación de las aminotransferasas ayuda a orientar la naturaleza de la hepatopatía, aunque no está estrictamente relacionada con la severidad de la necrosis ni con el pronóstico de la enfermedad.

Alanina aminotransferasa (ALT) (VR= 0–24 U/L)

Anteriormente llamada transaminasa glutámico-pirúvica (GPT), se localiza en el citosol de las células hepáticas, está presente en altas concentraciones en el hígado y es la más específica de la necrosis hepática o, de cualquier alteración de la permeabilidad de la membrana hepatocelular que permite liberar esta enzima a la circulación.

Aspartato aminotransferasa (AST) (VR= 0–30 U/L)

Anteriormente llamada transaminasa glutámico-oxaloacética (GOT); es una enzima que proviene del citosol y las mitocondrias y su elevación, además de la necrosis hepática, también ocurre en la necrosis del músculo cardíaco y esquelético.

En la hepatitis viral, las aminotransferasas se elevan 1 a 2 semanas antes que la bilirrubina; una disminución de ellas se correlaciona con la mejoría, aunque en una necrosis aguda fulminante podrían estar bajas o normales, hecho que refleja una destrucción masiva de las células hepáticas. La elevación constante de las transaminasas después de una hepatitis viral orienta a enfermedad persistente y/o crónica. En las patologías musculares, las aminotransferasas no pasan generalmente de 300 U, y en el infarto del miocardio, la elevación es moderada y la AST se eleva más que la ALT. La relación AST/ALT tiene utilidad clínica: mayor de 2 orienta a daño hepático por alcohol; menor de 1 sugiere hepatitis por hígado graso (esteatohepatitis no alcohólica) o hepatitis por virus C. Una relación > 1 en un paciente con el diagnóstico de esteatohepatitis no alcohólica, sugiere presencia de fibrosis o cirrosis. El cociente AST/FA menor de 2 sugiere hepatotoxicidad por medicamentos. La elevación de las aminotransferas puede estar por encima de 1.000 U/, < de 1.000 o < de 500.

- *Elevación de las aminotransferas por encima de 1.000 U/L.* Se observa en la hepatitis viral aguda, daño hepático agudo por sustancias hepatotóxicas, toxinas, isquemia (por hipotensión arterial y *shock*) y en las primeras horas de la obstrucción aguda del árbol biliar. En la mayoría de estos casos, las enzimas retornan a la normalidad en semanas, con excepción de la isquémica, que se recupera en días al ceder el insulto hepático y en los procesos obstructivos agudos del colédoco por cálculos, que retornan a la normalidad en un lapso de 24 a 48 horas.

- *Elevación de las aminotransferasas inferior a 1.000 U/L.* Se observa en la recuperación de una hepatitis viral, los primeros días de una obstrucción biliar aguda extrahepática y en la congestión del hígado por insuficiencia cardiaca congestiva.

- *Elevación de las aminotransferasas por debajo de 500 U/L.* Generalmente se ve en la hepatitis alcohólica aguda y, la relación AST/ALT debe ser mayor de 2:1 porque la síntesis de ALT se reduce. La elevación de la AST se observa en el 73% de los pacientes alcohólicos crónicos. El ascenso leve de las aminotransferasas también se describe en múltiples enfermedades como la cirrosis hepática, uso de medicamentos hepatotóxicos, hepatitis crónica, enfermedades inflamatorias del árbol biliar, obstrucción biliar crónica, hepatitis autoinmune, enfermedad de Wilson y en la hemocromatosis.

DESHIDROGENASA LÁCTICA

La LDH (VR= 100-200 U/L) está compuesta por cinco fracciones ($LDH_{1-2-3-4-5}$). Se puede originar del hígado, miocardio, músculo esquelético, cerebro, riñón y eritrocitos. La isoenzima LDH_5 (o a 5% de la total) es específica del hígado y frecuentemente se eleva en la hepatitis viral, por el uso de medicamentos hepatotóxicos, insuficiencia cardiaca congestiva, cirrosis hepática y obstrucción intrahepática. La LDH_4 (3 a 8% de la total) se eleva en lesiones del músculo estriado. La LDH_1 se encuentra en el miocardio y los eritrocitos; normalmente, la relación LDH_1 / LDH_2 es menor de 1, cuando es mayor orienta al infarto cardíaco.

BILIRRUBINA

La bilirrubina (VR= < de 1 mg%); está compuesta por dos fracciones la no conjugada o indirecta (< de 0.75 mg%) y la conjugada o directa (< de 0.25 mg%). Alrededor del 80% de la bilirrubina circulante se origina de la biliverdina proveniente del catabolismo del *HEM* que viene de la destrucción de los eritrocitos maduros por el sistema fagocítico mononuclear (fuera del hígado), y el otro 20% se origina de los eritrocitos inmaduros que salen de la médula ósea y son destruidos en el bazo. La bilirrubina no conjugada o indirecta es liposoluble, se transporta al hígado unida fuertemente a la albúmina y no puede ser filtrada por el glomérulo; al ser conjugada por el hígado se convierte en directa y puede ser excretada por el riñón, y por la vía biliar al duodeno. Recordar que aun en la hepatitis severa, el hígado es capaz de conjugar la bilirrubina. La bilirrubina es eliminada por la vía biliar al intestino; en el colon, las bacterias actúan sobre ella desdoblándola en *urobilinógeno*; éste se absorbe en el intestino delgado, una porción entra al hígado y es nuevamente excretada al intestino a través de la denominada "circulación enterohepática", y la otra parte se elimina por el riñón (cuando aumenta, la orina se torna rojiza oscura). La excreción de urobilinógeno en las heces es alrededor de 100 mg al día; un 10 a 30% se reabsorbe en el intestino y va a la circulación enterohepática y, sólo 2 mg se excretan por la orina en 24 horas. *Por tal razón, en una ictericia obstructiva total la orina carece de urobilinógeno.* En los estados hemolíticos, por el contrario, se excretan grandes cantidades de urobilinógeno por el riñón, *aunque no se produce coluria, porque la bilirrubina indirecta no se elimina por el riñón*; en estos casos la bilirrubina indirecta aumenta en un 80% y la directa < 20% del total.

Desde el punto de vista académico, las ictericias se pueden dividir en "prehepática" o hemolítica, "hepática" por daño hepatocelular y "post-hepática" u obstructiva. Los niveles más altos de la bilirrubina se observan en las enfermedades malignas obstructivas y en la ligadura accidental del colédoco, durante la cirugía biliar.

- *Hiperbilirrubinemia no conjugada.* Por lo general cursa con valores bajos (< de 5 mg%) y es expresión de una hemólisis intravascular o de un trastorno de la conjugación de la bilirrubina por las células hepáticas (ictericia fisiológica del recién nacido y en los síndromes de Gilbert y Crigler-Najjar).

- *Hiperbilirrubinemia conjugada.* Indica un trastorno de la función excretora hepática como ocurre en la hepatitis viral, septicemia, *shock*, insuficiencia cardiaca congestiva, uso de medicamentos, sustancias tóxicas, metástasis hepática y en los síndromes de Dubin-Johnson y Rotor. Un nivel alto de esta bilirrubina ensombrece el pronóstico, particularmente de la hepatitis alcohólica, la colangitis biliar primaria y en la hepatitis tóxica (halotano). La ictericia en el paciente séptico aparece pocos días después de la bacteremia y tiene un patrón colestásico; parece ser que las endotoxinas tienen efecto directo sobre la bomba de *Na-ATPasa,* hecho que favorece la colestasis. Por otra parte, la presencia de complejos inmunes circulantes, interferón γ, bacterias y endotoxinas, actúan sobre la célula de Kupffer para generar interleuquinas que al actuar *sobre* el hepatocito interfieren en la síntesis de proteínas (albúmina) y provocan disfunción hepatocelular.

- *Bilirrubina en orina (coluria).* La presencia de bilirrubina directa en la orina orienta a una enfermedad hepatocelular u obstructiva, incluso puede presentarse antes que el tinte ictérico se descubra en piel y mucosas. El aumento de la bilirrubina conjugada en la orina le confiere un color "cerveza oscura o té" y al agitarla, la espuma que se forma es amarillenta y, obviamente, excluye una ictericia por hemólisis.

FOSFATASA ALCALINA

La fosfatasa alcalina (VR= 20-70 U/L) constituye un grupo de isoenzimas que hidrolizan los ésteres del fosfato orgánico en un pH alcalino y da origen a un radical orgánico y un fosfato inorgánico. Estas isoenzimas pueden originarse del hígado (células del conducto biliar), hueso (osteoblasto), intestino, riñón, placenta (último trimestre), leucocitos, tejidos tumorales y derrames pleurales malignos. Normalmente se puede elevar en los niños en crecimiento, por fracturas óseas y en el último trimestre del embarazo.

Las elevaciones marcadas de la fosfatasa alcalina se observan en las ictericias obstructivas (intra y extrahepática), hepatitis colestática, tumores del hígado, cirrosis severa, cáncer del páncreas, pancreatitis aguda y en los trastornos osteoblásticos de los huesos (metástasis óseas, tumores óseos, hiperparatiroidismo, osteomalacia y enfermedad de Paget). Grandes elevaciones de la fosfatasa alcalina junto con la LDH sugieren enfermedad hepática metastásica. *Una elevación aislada de la fosfatasa alcalina* se observa en la hepatitis inducida por medicamentos, los estados tempranos de la colangitis biliar primaria, tumores del hígado, colangitis esclerosante primaria y enfermedades infiltrativas: cáncer metastásico y enfermedades granulomatosas (tuberculosis y sarcoidosis).

GAMMA-GLUTAMIL TRANSPEPTIDASA

La GGTP (VR= 5 a 38 U/L), conocida también como *gamma-glutamil transferasa*, es una enzima microsomal que cataliza la transferencia del grupo gamma glutamil del glutatión a varios péptidos. Se encuentra en muchos tejidos: hígado, páncreas, riñones, corazón, bazo y cerebro. Aumenta en la mayoría de las enfermedades hepáticas: procesos tumorales, colestasis intrahepática o extrahepática y por el uso de sustancias que inducen la producción enzimática microsomal del hígado como el alcohol, rifampicina, fenobarbital, difenilhidantoína, insecticidas y tóxicos. Elevaciones marcadas > de 500 U/L son infrecuentes y pueden observarse en la obstrución biliar (tumores periampulares), colangitis biliar primaria, hepatitis viral aguda e insuficiencia cardiaca congestiva. También se eleva en la pancreatitis aguda, insuficiencia renal, tirotoxicosis, infarto del miocardio, diabetes mellitus y carcinoma de próstata. Es una buena guía para detectar el consumo reciente de alcohol en individuos alcohólicos crónicos porque tiene una vida media de 26 días; por esta razón se le denomina el "termómetro del alcohólico". Se eleva en el 90% de los pacientes que ingieren más de 50 g de etanol diariamente. Un aumento de la relación GGTP/fosfatasa alcalina mayor de 2.5 es altamente sugestiva de consumo reciente de alcohol. Su elevación es paralela con la fosfatasa alcalina y la 5' nucleotidasa en síndromes colestásicos como la colangitis biliar primaria, con la ventaja de que la GGTP no se eleva en enfermedades óseas.

5´ NUCLEOTIDASA

La 5´nucleotidasa (VR= 0 a 11 U) es una enzima que cataliza la hidrólisis de nucleótidos, tal como el adenosin- 5´-fosfato, al liberar un fosfato inorgánico de la posición 5 del anillo pentosa. La 5´ nucleotidasa se encuentra en el hígado (conductos biliares y células de Kupffer), cerebro, corazón y páncreas. Es una de las enzimas más específicas de la enfermedad hepática; se correlaciona mucho con la fosfatasa alcalina y permite orientar hacia una obstrucción biliar o lesión ocupante de espacio, porque la 5´ nucleotidasa aumenta más que la fosfatasa alcalina en estos casos. Es útil para detectar la aparición de metástasis hepáticas. No se eleva en presencia de trastornos óseos por lo que es útil en niños y mujeres embarazadas, cuando se plantea una obstrucción biliar.

LEUCIN-AMINOPEPTIDASA

La leucin-aminopeptidasa (VR= 12 a 33 U/L) es una enzima que hidroliza el amino terminal de la leucina y se encuentra en muchos tejidos, pero básicamente en el epitelio biliar. Se eleva particularmente en la obstrucción biliar, enfermedades hepáticas y el embarazo; también es útil para confirmar el origen hepático de una elevación de la fosfatasa alcalina. No es muy usada porque es semejante a las enzimas descritas anteriormente.

Seguidamente se resume la fisiopatología de las pruebas hepáticas (**TABLA13**).

TABLA 13 Fisiopatología de las pruebas hepáticas.

Enzimas	Liberación de enzimas por el hepatocito		Pruebas colestáticas	Pruebas de la síntesis hepática
	Citosol	Mitocondria		
Alanina aminotransferasa (ALT)	X			
Aspartate aminotransferase (AST)	X	X		
Lactato dehidrogenasa (LDH)	X			
Fosfatasa alcalina (FA)			X Microsomas	
Gamma glutamiltranspeptidasa (GGTP)			X	
5-Nucleotidasa (5-NT)			X	
Leucin aminopeptidasa			X	
Bilirubina total			X	X
Ácidos biliares totales			X	X
Amonio				X
Albumina				X
Coagulación, tiempos (PT y TPT)				X

PROTEINOGRAMA

Las proteínas séricas están formadas básicamente por la albúmina y las globulinas (VR= proteínas totales 6 a 8 g/dl; albúmina 3.2 a 4.5 g/dl y globulinas 2.3 a 3.4 g/dl). La albúmina tiene gran importancia porque se sintetiza exclusivamente en el hígado (12 a 15 g diarios), tiene una vida media en el suero de 20 días y constituye el 60% de las proteínas plasmáticas totales. Por su parte, las globulinas se sintetizan en las células hepáticas; además, en los linfocitos B y las células plasmáticas. El descenso de la albúmina sérica es frecuente en las enfermedades hepáticas, síndrome nefrótico y en la desnutrición. Una hipoalbuminemia puede expresar falta de producción o pérdida excesiva por el riñón o intestino "enteropatía perdedora de proteínas". Una disminución de la albúmina con una elevación de las gammaglobulinas se observa en la cirrosis y hepatitis crónica. El aumento de la IgA se ve en la cirrosis; la IgG en la hepatitis activa crónica y la IgM en la colangitis biliar primaria.

Globulinas séricas

Comprenden las α y β globulinas, sintetizadas en los hepatocitos, y las γ globulinas (inmunoglobulinas) por los linfocitos B. Las elevaciones policlonales difusas de las inmunoglobulinas (IgG) se ven en la hepatitis autoinmune; de las IgM en la colangitis biliar primaria y de las IgA en la enfermedad hepática alcohólica.

Factores de la coagulación

Todos los factores de la coagulación se sintetizan en el hígado con excepción de dos de ellos: el factor de von Willebrand, que se produce en las células del sistema mononuclear fagocítico y en el endotelio vascular y, el factor VIII (antihemofílico), en el endotelio; éste, inclusive suele estar aumentado en las hepatopatías crónicas y es el responsable de la normalidad del TPT. Los factores de la coagulación tienen una vida corta desde 6 horas para el factor VII hasta 5 días para el fibrinógeno. Por consiguiente, en un daño hepático agudo se puede prolongar el tiempo de protrombina (TP), que depende de la actividad de los factores II, VII, IX y X (cuya síntesis depende de la acción de la vitamina K). El TP mide el tiempo que dura la conversión de protrombina a trombina en presencia de tromboplastina y Ca^{++}. Una prolongación del TP (> de 4 segundos del control) que no se corrija en 48 horas con la administración de 5 a 10 mg de vitamina K IM, sugiere una enfermedad hepática avanzada, razón por la que es de valor pronóstico.

α-fetoproteína (VR= < de 10 ng/ml)

Es una globulina $α_1$ sintetizada por las células hepáticas embriónicas endodermales y el tracto gastrointestinal del feto. El aumento de estas globulinas se encuentra en los tumores malignos gastrointestinales (hígado, páncreas, estómago y colon); además, la metástasis hepática y en el cáncer de testículo no seminomatoso como los teratocarcinomas testiculares. Como regla general, < de 10 es normal; entre 10 y 100 hepatitis crónica y cirrosis; > de 100 hepatocarcinoma (si hay una imagenología positiva) y, > de 200 hepatocarcinoma. Un 70% de los pacientes con carcinoma hepatocelular están por encima de 500 ng/ml.

HEPATITIS VIRAL

Se describirán los virus eminentemente hepatotropos primarios y no aquellos patógenos que dentro del compromiso sistémico afectan secundariamente al hígado, como los virus del sarampión, Epstein-Barr, citomegalovirus y dengue. Los virus más importantes, desde el punto de vista clínico, que producen una hepatitis trascendental, son: A, B, C, D y E.

Virus de la hepatitis A (VHA)

Es un virus formado por RNA de una sola cadena, perteneciente a la familia *Picornaviridae*. Produce una enfermedad autolimitada aguda generalmente con resolución *ad integro* en pocas semanas. Un 50% de los pacientes suelen ser anictéricos y, existe una forma con alteración intermitente de las pruebas hepáticas "bimodal", con duración de 6 a 8 meses. Se generan dos tipos de anticuerpos, que generalmente se detectan por la técnica de ELISA: el compuesto por IgM anti-VHA, que se desarrolla en la fase aguda y dura de 3 a 6 meses después del comienzo de la enfermedad, y el formado por IgG anti-VHA, que aparece al declinar la IgM anti-VHA, persiste de por vida y es el anticuerpo protector neutralizante, responsable de la inmunidad natural de esta infección. Debido a que estos virus no producen una hepatitis crónica, el uso de la IgM anti-VHA es suficiente para el diagnóstico de la fase aguda de la enfermedad y el IgG anti-VHA para estudios de prevalencia y en la vasculitis autoinmune asociada a este virus.

Virus de la hepatitis B (VHB)

Es un virus formado por DNA de doble cadena, perteneciente a la familia *Hepadnavirus*. Produce una hepatitis autolimitada que generalmente desaparece a los 6 meses; el 50% de los pacientes puede cursar sin ictericia y un 5% puede evolucionar a la cronicidad. El virus está constituido por varias estructuras antigénicas que generan anticuerpos según el tiempo que tenga la infección. El antígeno de superficie del virus de la hepatitis B (HBsAg) está ubicado en su superficie. El antígeno componente de la nucleocápsida (HBeAg), es una estructura que envuelve el núcleo o core. El antígeno central integrante del núcleo, denominado core (HBcAg), no se detecta en sangre periférica como partícula desnuda debido a que está encapsulado por la cubierta del HBsAg. Finalmente, la polimerasa (*HB-DNA polimerasa*), que aumenta con la replicación viral.

HBsAg

Aparece 2 semanas antes de las manifestaciones clínicas y permanece 6 semanas después de desaparecer la enfermedad. Su presencia en el suero después de 6 meses indica una infección activa crónica (hepatitis crónica) o ser un portador crónico; este último no debe tener elevación de las enzimas hepáticas. El anticuerpo contra el antígeno de superficie (*anti-HBs*) aparece 4 a 5 meses después de desaparecer la enfermedad, se desarrolla en la fase de recuperación de la hepatitis y generalmente indica inmunidad a la infección, aunque también aparece con la aplicación de la vacuna para la hepatitis B. Los "portadores crónicos" del virus de la hepatitis B (HBsAg positivo) pueden desarrollar eventualmente exacerbaciones agudas de la enfermedad y terminar inclusive en una cirrosis, sin embargo, la mayoría de ellos tienen una enfermedad hepática leve y son asintomáticos; lamentablemente, son propensos a desarrollar un carcinoma hepatocelular.

HBeAg

Su presencia indica replicación viral, infección continua o enfermedad hepática activa. Es el mejor indicador de infectividad y de hepatitis crónica. El *anti-HBe* aparece en el suero cuando el HBeAg ha desaparecido y su presencia en la fase aguda indica que la infección está en resolución, aunque persista positivo el HBsAg. En pacientes que tengan la sospecha hacia una hepatitis crónica, la positividad del anti-HBe indica resolución.

Anti-HBc IgM e IgG

El anti-HBc IgM se detecta en la fase aguda y persiste por un tiempo de 3 a 6 meses. La presencia de éste puede ser útil en la ventana de la fase aguda cuando desaparecen los HBsAg y no se han desarrollado los anti-HBs. Los anti-HBc IgG aparecen desde el comienzo de la enfermedad y permanecen positivos de por vida, razón por la que no expresan en qué estado se encuentra la enfermedad.

HB- DNA polimerasa

Se detecta en el suero durante la fase aguda o crónica de la enfermedad e indica replicación viral. El nivel de la *HB-DNA polimerasa* es un buen marcador para determinar la actividad viral y evaluar la respuesta al tratamiento.

La presencia de un *HBsAg (+)*, *anti-HBs (-)* y un *anti-HBc IgG (+)* después de 6 meses sugiere una hepatitis B crónica, particularmente si hay elevación de las enzimas hepáticas; aunque también puede ser un portador crónico **(FIG 14)**.

FIG 14 Curso de la hepatitis aguda tipo B. HBsAg: Antígeno de superficie de la hepatitis B; anti-HBs: anticuerpo contra el antígeno de superficie de la hepatitis B; IgG anti-HBc: anticuerpo IgG contra el antígeno central del virus de la hepatitis B; IgM anti-HBc: anti- cuerpo IgM contra el antígeno central de la hepatitis B.

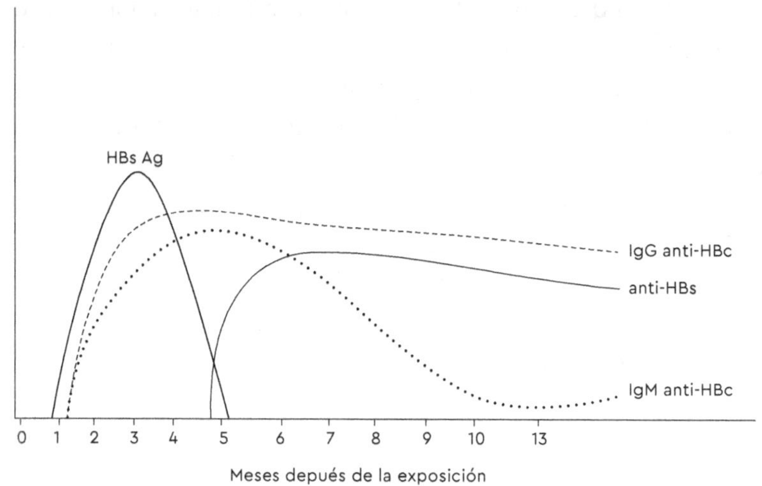

La combinación de un *HBsAg (-)* más *un anti-HBc IgM (+)* sugiere una hepatitis B en la ventana; se detecta en el 20% de los pacientes en quienes el anti-HBs no se logra registrar en esta etapa de la enfermedad.

Virus de la hepatitis C (VHC)

Es un *Flavivirus* compuesto de RNA de una sola cadena, responsable del 85% de las hepatitis postransfusionales; lamentablemente, el 50% de los enfermos desarrolla hepatitis crónica. Los anti-VHC se detectan en los primeros seis meses de la infección, carecen de protección y no indican el grado de actividad de la enfermedad. En la hepatopatía crónica se consiguen indefinidamente y sólo de 10 a 20% se hacen seronegativos, aún en presencia de hepatitis C crónica. La enfermedad se debe confirmar con la prueba de *"inmunoblot" recombinante* y la reacción en cadena de la polimerasa que determina el RNA viral en el suero.

Virus de la hepatitis D (VHD)

Es un virus formado por RNA que requiere de la función ayudadora del VHB para replicarse y generar enfermedad (por sí solo no es patógeno). El virus puede infectar a un paciente de "novo", simultáneamente con el HBV o a un portador del VHB (superinfección); en esta última situación, generalmente sobreviene una hepatitis crónica. Los *anti-VHD* aparecen en forma tardía. La hepatitis aguda D se confirma cuando están presentes el HBs Ag y el anti-VHD. La hepatitis crónica D se diagnostica cuando hay evidencia clínica y están presentes títulos altos de anti-VHD y el HBs Ag por más de seis meses.

Virus de la hepatitis E (VHE)

Es un *Calicivirus* compuesto de RNA de una sola cadena que produce frecuentemente una hepatitis esporádica y epidémica, semejante a la hepatitis A. No conduce a la hepatitis crónica o portador. El diagnóstico se confirma con los anticuerpos para el VHE.

Pruebas de elección para una hepatitis viral aguda:

- anti-VHA IgM
- HBsAg y anti-HBc (IgM)
- anti-VHC
- anti-VHD, si el HBsAg es + (para descartar la coexistencia de una hepatitis D)

Pruebas de elección para una hepatitis viral crónica:

- HBsAg y anti-VHC
- Si el anti-HBs es + se pide el HBeAg
- anti-VHD para descartar una hepatitis D coexistente
- Carga viral
- Biopsia hepática, en determinados casos
- No es necesario pedir en una hepatitis crónica: anti-VHA, anti-HBc y el anti-HBsAg

HEPATITIS TÓXICA

La injuria hepática inducida por drogas puede ser causada por la ingestión de medicamentos, productos herbales y suplementos dietéticos. La toxicidad de un medicamento produce una hepatitis aguda tóxica indistinguible de una hepatitis viral. El diagnóstico de una hepatitis tóxica se basa casi exclusivamente en la información obtenida a través la historia clínica y las pruebas anormales de la función hepática. Los exámenes revelan generalmente alteración de las pruebas hepáticas: aminotransferasas, hiperbilirrubinemia a expensas de la directa, prolongación del tiempo de protrombina y elevación de la fosfatasa alcalina. Un medicamento o sustancia puede producir un efecto *hepatotóxico* directo o actuar por un mecanismo *idiosincrático* y, clínicamente expresarse con un patrón hepatocelular, colestásico o mixto.

Efecto hepatotóxico.— El daño ocurre por efecto tóxico directo de la sustancia sobre el hígado, es dosis-dependiente, obligado, predecible y es propiedad inherente al medicamento por su agresión físico-química. Generalmente produce un patrón predominantemente de citólisis en rango de necrosis hepatocelular aguda y aparece en un período relativamente corto; se observa con el consumo de alcohol, fósforo amarillo, tetracloruro de carbono, arsénico, paraquat, ASA, acetaminofen (sobredosis), tetraciclinas (más de 2 g diarios), metotrexate y 6-mercaptopurina.

Efecto idiosincrático.— Ocurre por efecto inmuno-alérgico o susceptibilidad particular del individuo; en estos casos, los síntomas y el daño hepatocelular aparecen en las primeras cuatro semanas de haber iniciado el medicamento. Se caracteriza por fiebre, erupción cutánea y eosinofilia. La biopsia hepática revela infiltración eosinofílica. En esta categoría puede ocurrir un patrón hepatocelular, colestásico o mixto.

Patrón predominantemente de citólisis en rango de necrosis hepatocelular aguda

Se observa con el empleo de halotano, acetaminofen (sobredosis), AINEs (sulindac, diclofenac), estatinas, drogas antituberculosas (isoniazida, rifampicina y pirazinamida), ketoconazol, fluconazol, difenilhidantoína, carbamazepina y valproato. El compromiso hepatocelular puede conducir a una *hepatitis crónica* por el uso prolongado de amiodarona, metildopa, isoniazida, nitrofurantoína, hidralazina y rosiglitazona, o una *hepatitis granulomatosa* por alopurinol, quinidina, fenilbutazona y sulfonamidas.

Patrón predominantemente de colestasis

Se observa con el uso de estrógenos, anticonceptivos orales, esteroides anabolizantes (metiltestosterona), clorpromazina, captopril, ciclosporina y antibióticos como amoxicilina-clavulánico, flucloxacilina, estolato de eritromicina y nitrofurantoína.

Patrones mixtos

Ocurre con el uso de sulfonilureas, sulfonamidas, metimazol, azatioprina y ácido nicotínico.

HEPATITIS AUTOINMUNE

Es una hepatitis de etiología inmune y con alta mortalidad. Se debe sospechar en pacientes con pruebas hepáticas anormales, ninguna evidencia de hepatitis (B, C), abuso de alcohol, hígado graso no alcohólico o lesiones relacionadas con medicamentos. Existen dos tipos de hepatitis autoinmune; el tipo I ocurre en el 90% de los casos y es de evolución crónica y, en menor frecuencia el tipo II, generalmente de curso fatal.

El *tipo I*. Predomina en mujeres jóvenes con una relación mujeres-hombres de 4:1 y es de evolución insidiosa. Cursa con manifestaciones que simulan el lupus eritematoso sistémico, como artralgias, erupción cutánea y glomerulonefritis. Se puede asociar a tiroiditis y artritis reumatoide. Generalmente cursa con aumento de las aminotransferasas, hipergammaglobulinemia, positividad de los AAN (60% de los pacientes), anticuerpos anti-músculo liso (anti-actin) y anti-SLA/LP.

El *tipo II*. Ocurre en la edad pediátrica y menores de 20 años, es de comienzo abrupto y termina en cirrosis hepática en el curso de meses. Cursa con positividad de los AAN, pANCA, anticuerpos anti-músculo liso y anti-microsomales hepáticos y renales (anti- LKM-1); además, anti-citosol hepático tipo 1.

COLANGITIS BILIAR PRIMARIA

Denominada anteriormente colangitis biliar primaria, es una enfermedad autoinmune que cursa con destrucción de conductos biliares intrahepáticos, lo que resulta en colestasis y potencial complicaciones como fibrosis y cirrosis. Tiene una prevalencia de 40 por 100.000 Hab. Afecta principalmente a mujeres en edad media, con una relación mujer:hombre de 10:1 y se asocia a otras entidades autoinmunes como el síndrome de Sjögren, CREST, artritis reumatoide y esclerosis sistémica. Se produce un patrón predominantemente colestásico por destrucción y fibrosis de los conductos biliares, elevación persistente de la fosfatasa alcalina (a menudo > 1.5 veces del valor normal) y de la GGTP. El 90% de estos pacientes tienen anticuerpos antimitocondriales positivos > 1: 40, AAN y antinuclear en múltiples puntos. El ultrasonido y la colangio-RM revelan obstrucción del árbol biliar y evidencia de colestasis. La biopsia muestra una colangitis no supurativa con destrucción de los conductos biliares interlobulillares e infiltrado linfocitario.

COLANGITIS ESCLEROSANTE PRIMARIA

Generalmente afecta al sexo masculino entre los 30 y 40 años de edad y se asocia a la enfermedad inflamatoria intestinal en el 68% de los casos; además, artritis reumatoide, tiroiditis autoinmune, miastenia grave y enfermedad celíaca. Es una enfermedad inflamatoria crónica de los conductos biliares intra y extrahepáticos que conduce a estrecheces y dilataciones con puentes de fibrosis y un aumento del riesgo de colangitis, cirrosis y colangiocarcinoma. Se caracteriza por elevación de la fosfatasa alcalina, las aminotransferasas (2 a 5 veces), hipergammaglobulinemia (IgM4), y positividad de los anticuerpos anticitoplasma de los neutrófilos periféricos (pANCA). La colangiografía endoscópica retrógrada revela estenosis biliar multifocales y dilataciones segmentarias de las vías biliares intra y extrahepáticas. Se debe diferenciar de las colangitis esclerosantes secundarias: colangitis por IgG4, colangiopatía por SIDA, colangiocarcinoma, colangitis eosinofílica y colangiopatía por mastocitos.

ESTEATOHEPATITIS NO ALCOHÓLICA

Ocurre con frecuencia en pacientes con obesidad importante (índice de masa corporal por encima de 30), diabetes mellitus tipo II e hipertrigliceridemia. Se considera una causa de cirrosis hepática criptogénica. El diagnóstico se establece por ultrasonido, TC y la biopsia.

CIRROSIS HEPÁTICA

Los pacientes con cirrosis hepática tienen comúnmente múltiples defectos hemostáticos. Se produce una marcada reducción de la síntesis de los factores de la coagulación, de las proteínas S y C, de la antitrombina III y de sustancias fibrinolíticas (plasminógeno y α_2-antiplasmina). Inicialmente se observa una reducción de los factores dependientes de la vitamina K (II, VII, IX y X) y existe una correlación entre la disminución de sus niveles y el deterioro de la función del hígado; primero se agota el factor VII y al final el II. Por otra parte, se produce un aumento del nivel de los productos de degradación del fibrinógeno, así como aumento de las concentraciones de los activadores del plasminógeno y coagulación intravascular diseminada. En resumen, estos pacientes presentan las siguientes alteraciones del laboratorio:

- Alargamiento del tiempo de protrombina y TTP debido a la disminución de la síntesis de los factores de la coagulación. Un alargamiento del TP con normalidad del TTP puede verse en la disminución aislada del factor VII. Esto se puede verificar con la prueba de Stepven, que consiste en agregar veneno de víbora de Russell al plasma en estudio y observar la formación del coágulo. El veneno tiene una proteasa que activa directamente el factor X en ausencia del factor VII. Si el tiempo de Stepven se normaliza, es posible que haya una deficiencia del factor VII.

- Alargamiento del tiempo de trombina debido a la disminución de la síntesis de fibrinógeno.

- Aumento del tiempo de sangría y disminución de la agregación plaquetaria producto de la alteración de la función plaquetaria y trombocitopenia por el hiperesplenismo.

- Acortamiento del tiempo de lisis de la euglobulina y, aumento de los siguientes marcadores: productos del desdoblamiento del fibrinógeno, D-dímero, complejo trombina/antitrombina III, fibrinopéptido A, péptido escindido del fibrinógeno por la plasmina y del complejo plasmina/ α_2-antiplasmina. Todo esto por aumento de la fibrinolisis primaria y coagulación intravascular diseminada.

Referencias

Andrew D. Schreiner and Don C. Rockey. Evaluation of abnormal liver tests in the adult asymptomatic patient. Curr Opin Gastroenterol 2018, 34: 000-000.

Beuers U, Gershwin ME, Gish RG, Invernizzi P, Jones DE, Lindor K et al. Changing nomenclature for PBC: From 'cirrhosis' to 'cholangitis'. J Hepatol 2015; 63: 1285-1287.

Bo Li, Zhi W, Jian Jian F. et al. Evaluatión of prognostic markers in severe drug-induced liver disease. World J. Gastroenterol 2007; 13(4): 628-632.

Carey, William D. Liver Test Interpretation-Approach to the Patient with Liver Disease: A Guide to Commonly Used Liver Tests. Cleveland Clinic publications, Center for Continuing Education. Abril 2014. URL:

Lindor K, Kowdley K, Harrison M. ACG clinical guideline: primary sclerosing cholangitis. Am J Gastroenterol. 2015; 110(5): 646-659.

Manns MP, Lohse AW, Vergani D. Autoimmune hepatitis-update 2015. J Hepatol (2015) 62(1 Suppl): S100-11.

Ozbek OA, Oktem MA, Dogan G. et al. Application of hepatitis serology testing algorithms to asses inappropiate laboratory utilization J Eval Clin Pract 2004; 10(4): 519-523.

Mallory, Mark A, Lee Stanley W and Kowdley KV. Abnormal liver test results on routine screening. Postgraduate Med 2004, 115(3): 53-66.

Pandit S, Samant H. Primary Biliary Cholangitis (Primary Biliary Cirrhosis). StatPearls [Internet]. Treasure Island (FL): StatPearls Publishing; 2018 Jan 2017 Oct 10.

Ramaiah SK. A toxicologist guide to the diagnostic interpretation of hepatic biochemical parameters. Food and Chemical Toxicology 2007; 45(9): 1551-1557.

CAPÍTULO

11

Pruebas generales en enfermedades reumáticas

Vicente Rodríguez
Luisa Betancourt de Adarmes †

Los exámenes de laboratorio ayudan al médico en el diagnóstico y tratamiento de pacientes con enfermedades reumáticas. El resultado de una prueba que corrobore o excluya un diagnóstico está determinado por su sensibilidad y especificidad. Los médicos deben recordar que un diagnóstico se basa en la historia clínica y el examen físico del paciente, y que las pruebas de laboratorio se emplean únicamente para apoyar una impresión diagnóstica. El llamado "perfil reumático" es un mito porque desafortunadamente no existen exámenes de laboratorio específicas e infalibles para enfermedades reumáticas. De manera que las pruebas a solicitar dependen de la orientación clínica inicial y son de gran utilidad, dado que permiten hacer un diagnóstico rápido y tratamiento oportuno.

El interrogatorio es extremadamente útil en la evaluación de pacientes con síntomas músculo-esqueléticos y orienta el diagnóstico en alrededor de un 80% de los enfermos; la exploración física en un 15% y los exámenes paraclínicos (laboratorio e imágenes US, TC, RM y densitometría ósea) en un 5%. Los estudios serológicos falsos positivos ocasionan preocupación innecesaria al paciente y al médico que llevan conductas terapéuticas erradas.

Las enfermedades reumáticas comprenden un grupo heterogéneo de patologías, en las que predominan las manifestaciones articulares (artralgias y artritis) sobre las sistémicas. Recordar que muchas enfermedades pueden afectar secundariamente y en forma transitoria las articulaciones como la fiebre reumática, conocida por el aforismo de "lamer las articulaciones y morder el corazón", hepatitis viral, SIDA, colitis ulcerativa. Las pruebas generales de laboratorio más importantes que orientan al médico en el estudio de un paciente con sospecha de una enfermedad reumática, son: el líquido sinovial, ácido úrico, proteína C-reactiva, velocidad de sedimentación globular (VSG), anticuerpos contra el estreptococo, enzimas musculares y pruebas para la osteoporosis. En este capítulo no se describen pruebas que son trascendentales para el diagnóstico de las enfermedades reumáticas, como las hematológicas e inmunológicas, por ser analizadas en otro capítulo de este manual.

LÍQUIDO SINOVIAL

El líquido sinovial (LS) es importante en la evaluación del paciente con artritis; es económico, fácil de obtener y con frecuencia orienta el diagnóstico; su valor y especificad son indiscutibles en artropatías por microcristales e infecciosas. En articulaciones normales, el LS constituye una delgada película que cubre las superficies de la sinovial y del cartílago; su función primordial es lubricar, reducir la fricción y nutrir el cartílago. El estudio del LS debe ser un procedimiento rutinario en la evolución de toda enfermedad articular; es una extensión de la historia clínica y del examen físico.

El LS es un ultrafiltrado de plasma sanguíneo que se dializa a través de la membrana sinovial, al que se le añade ácido hialurónico y un glucosaminoglicano proveniente de las células sinoviales, confiriendo a este líquido la alta viscosidad que le caracteriza. En condiciones normales es amarillento claro, transparente (se pueden leer letras a través de un tubo de ensayo), viscoso, con una consistencia similar a la "clara del huevo" y contiene aproximadamente 300 células por mm^3 (polimorfonucleares, monocitos, linfocitos y células sinoviales). Posee pequeñas cantidades de proteínas, <2 g/dl (un tercio de las proteínas séricas); las moléculas más pequeñas, como la albúmina, están presentes en mayor concentración que las moléculas de mayor tamaño: alfa-2 y beta-2 microglobulinas, beta-1 lipoproteína, inmunoglobulinas, complemento y fibrinógeno. La concentración de glucosa es aproximadamente igual a la del plasma. En condiciones normales no coagula porque tiene poco de fibrinógeno.

El LS puede ser no inflamatorio con un recuento de leucocitos < de 2.000 mm^3 o inflamatorio > 2.000 mm^3. El *líquido no inflamatorio* se observa en la osteoartrosis, necrosis aséptica, drepanocitosis y en la articulación de Charcot. El *líquido inflamatorio* es turbio, no se puede leer a través del tubo de ensayo; se encuentra en las enfermedades del tejido conectivo (artritis reumatoide del adulto y la juvenil), artritis por cristales (gota y pseudogota), artritis reactiva (síndrome de Reiter), artritis infecciosa (virus, bacterias y hongos), psoriasis y fiebre reumática.

Lamentablemente, las distintas alteraciones del líquido sinovial pueden ser compartidas por cualquier patología articular, es decir, son poco específicas para definir una enfermedad en estudio. La experiencia clínica sigue siendo fundamental para el diagnóstico diferencial de las artropatías y su grado de severidad inflamatoria. La utilidad diagnóstica más importante del LS es en la monoartritis u oligoartritis, para establecer con certeza el diagnóstico etiológico y diferencial de las artritis infecciosas, inflamatoria, degenerativas, por microcristales y, en la hemartrosis; en esta última, obviamente el líquido es rojizo uniforme y con más de 10.000 eritrocitos por mm^3.

La obtención del líquido sinovial se logra mediante artrocentesis; es una técnica sencilla y de práctica ambulatoria; consiste en la punción estéril de una articulación. Del total de LS obtenido se colocan 5-10 ml en un tubo estéril, con anticoagulantes (heparina sódica o EDTA) para el estudio microbiológico; en un segundo tubo se toman 2-5 ml, igualmente con anticoagulantes, para el recuento celular y estudio citológico; un tercer tubo con 2-5 cc sin anticoagulantes para estudios bioquímicos e inmunológicos y un cuarto tubo (basta sólo una gota), sin colocar aditivos, para la demostración de cristales. Para aproximar un diagnóstico es importante analizar diferentes aspectos del líquido sinovial, como color, viscosidad, coágulo de mucina, glucosa, proteínas, recuento celular, cristales, microorganismos y complemento **(TABLA 14)**.

Color.— Si el líquido en una jeringa de vidrio no permite leer un escrito se considera turbio y se debe plantear un proceso inflamatorio; "cuantas más células es más turbio".

Viscosidad.— Normalmente se debe formar un hilo de 5 cm entre el pulgar y el índice. Una baja viscosidad del líquido se comporta como el agua y es propio de los procesos inflamatorios.

Prueba del coágulo de mucina.— El líquido no coagula normalmente en el tubo de cristal, y la formación de un buen coágulo de mucina, al añadir ácido acético, expresa integridad del hialuronato. Para determinar este coágulo se añade una gota de líquido sinovial a un recipiente con ácido acético al 2%; en condiciones normales se forma un coágulo grisáceo-blanquecino que resiste a la agitación del tubo, pero si existe una inflamación, el coágulo es escaso, friable y se fragmenta con facilidad.

Glucosa.— Se debe medir la glucosa del LS simultáneamente con la glucemia. En condiciones normales, la glucosa del líquido sinovial es 10% menor de la glucemia; 20% menor en los líquidos inflamatorios reumáticos y 50% menor en los infecciosos.

Proteínas.— El líquido sinovial es un trasudado con 1 a 2 g% de proteínas, que se elevan proporcionalmente con la actividad inflamatoria. Estos procesos aumentan la permeabilidad vascular y permiten la filtración de más proteínas, que pueden aproximarse a los niveles séricos; también se filtran factores de la coagulación, lo que explica que estos líquidos puedan coagular en forma espontánea.

Cristales de urato monosódico.— Se observan en la gota por ácido úrico; éstos tienen forma de aguja con una longitud de 2 a 4 µ y en el campo oscuro reflejan una fuerte birrefringencia. En la fase aguda, los cristales se observan fagocitados por los leucocitos.

Cristales de pirofosfato cálcico deshidratado.— Se observan en la pseudogota; tienen forma de bastón o ladrillo (romboidal), con un tamaño de 1 a 20 µ y birrefringencia débil. Se pueden encontrar en tejidos extra e intraarticulares.

Microbiología.— Se deben hacer tinciones de Gram y Ziehl-Nielsen; además, cultivos en medios apropiados para bacterias, hongos (Sabouraud) y bacilo tuberculoso (Löwenstein-Jensen).

Complemento.— Siempre se debe comparar el complemento del líquido sinovial con el sérico. En la artritis reumatoide el complemento hemolítico sérico es normal, pero en el líquido sinovial es menos del 30% del sérico. Sin embargo, en el LES, el complemento está bajo en suero y líquido sinovial.

TABLA 14 Clasificación del líquido sinovial de acuerdo a algunas patologías.

Líquido sinovial	Aspecto Color	Viscocidad	Coágulo de mucina* Grados	Leucocitos mm³	Pmn** %
Normal	Transparente	Alta	I	< 200	< 25
Osteoartrosis	Amarillo paja	Alta	I – II	200 – 2000	< 25
Artritis reumatoide	Turbio	Baja	II – III	2000 – 10.000	> 50
Artritis reactiva	Turbio	Baja	II – III	10.000 – 50.000	60
Gota	Amarillento	Baja	II	10.000 -100.000	50 a 70
Pseudogota	Amarillento	Baja	II	50.000 -75.000	50 a 70
Artris séptica	purulento	Variable	III	50.000 – 100.000	> 75

*I: masa compacta y apretada. Al dejar caer el líquido se produce un filamento mayor de 5 cm; los procesos inflamatorios degradan el ácido hialurónico y el filamento se reduce a < de 5 cm; incluso puede gotear como el agua. II: masa suelta y blanda. III: fragmentos sueltos de diferente tamaño. **PMN: polimorfonucleares.

ÁCIDO ÚRICO

El ácido úrico (VR= Hombre: 7 mg/dl. Mujer: 6 mg/dl) es el producto final de la degradación de las purinas provenientes de las nucleoproteínas de la dieta, tanto endógenos como exógenos (particularmente carnes rojas, mariscos y vísceras). La hipoxantina es convertida en xantina y ésta en ácido úrico por acción de la enzima *xantino-oxidasa*. La hiperuricemia no es sinónimo de gota; sólo de 20 a 30% de los pacientes desarrollan la enfermedad, por lo tanto, es frecuente una hiperuricemia asintomática. A mayor persistencia de ácido úrico elevado (> 9 mg/dl), mayor posibilidad de aparecer gota. Las concentraciones séricas del ácido úrico aumentan por dos mecanismos: primero por incremento de la síntesis, que suele acompañarse de excreción renal aumentada y mayor frecuencia de nefrolitiasis, y segundo, la más común, por disminución de la excreción renal de ácido úrico. En un paciente con dieta regular de purinas, la excreción renal de ácido úrico normalmente es de 600 a 800 mg en 24 horas.

Hiperuricemia por aumento de la síntesis de ácido úrico

- Aumento del catabolismo de las purinas. Se debe a la destrucción masiva de células, particularmente en las enfermedades hematológicas (síndromes linfo y mieloproliferativos, policitemia vera, mieloma múltiple, carcinomatosis diseminada, anemia hemolítica y perniciosa y hemoglobinopatías), psoriasis extensa, sarcoidosis, enfermedad de Paget y por el uso de la quimioterapia y radioterapia.

- Glucogenosis tipo I (enfermedad de von Gierke). Se debe a un aumento de la síntesis y excreción del ácido úrico.

- Defectos enzimáticos:

  - Ausencia total o parcial de la enzima *hipoxantina-guanina-fosforribosil-transferasa*. Esta enzima interviene en la reutilización de las purinas, que obviamente conlleva a un aumento de las purinas. Es una enfermedad rara en nuestro medio, ligada al sexo, llamada de Lesch-Nyham; aparece en la infancia y se caracteriza por gota, litiasis renal, retraso mental, coreoatetosis y espasticidad muscular.

  - Aumento de la actividad de la *5-fosforribosil-1-pirofosfato sintetasa*.

Hiperuricemia por disminución de la excreción de ácido úrico

Constituye el 90% de las hiperuricemias. Se debe a la disminución de la filtración glomerular de ácido úrico, asociada generalmente a un aumento de la absorción tubular. La causa más común es por el uso de diuréticos tiazídicos, que hacen disminuir la filtración glomerular por la depleción de volumen que causan estos medicamentos. Otras sustancias que ocasionan hiperuricemia son la aspirina a dosis bajas, etambutol, pirazinamida, ciclosporina e intoxicación crónica por plomo. Ciertas enfermedades pueden causar hiperuricemia, tales como la enfermedad renal crónica, hipotiroidismo, hiperparatiroidismo y pseudohipoparatiroidismo.

PROTEÍNA C REACTIVA

La proteína C reactiva o PCR (VR= < de 10 mg/L y de alta sensibilidad < 1 mg/L) es una β-globulina inespecífica de la inflamación que aumenta en todo proceso agudo (respuesta de la fase aguda), bien sea inflamatorio, infeccioso o traumático. En general, las proteínas que aumentan en estas condiciones se consideran proteínas o reactantes de fase aguda y se sintetizan en el hígado. Esta respuesta se expresa por fiebre, fatiga, caquexia, anemia, alteración del crecimiento, liberación de cortisol y *shock* séptico. Específicamente, la PCR se produce en el hígado bajo el estímulo de diversas citocinas proinflamatorias, fundamentalmente la IL-1, IL-6 y FNT-α. La PCR es altamente sensible pero poco específica y refleja un evento agudo, mientras que la VSG orienta hacia un proceso de evolución subagudo o crónico. Se le llama PCR porque inicialmente se detectó en el suero de pacientes que tenían la habilidad para precipitar el polisacárido somático C del neumococo, en presencia de calcio. Tiene la propiedad de aumentar la fagocitosis por los neutrófilos y macrófagos y, activar la vía clásica del complemento. En pacientes con LES, valores superiores a 10 mg/dl obligan a pensar en una infección bacteriana, aunque estas cifras también pueden ocurrir en una serositis aguda o una sinovitis crónica.

Usos clínicos

La PCR se eleva a las pocas horas de haberse iniciado la afección aguda, el máximo pico ocurre a los 2 o 3 días y desciende rápidamente con la mejoría clínica o el uso de antiinflamatorios, a no ser que persista una inflamación de curso crónico como la artritis reumatoide o tuberculosa. Sus niveles permiten diferenciar si una entidad clínica tiene un trasfondo inflamatorio severo o no inflamatorio; por ej., una artritis reumatoide de una osteoartrosis; un infarto del miocardio de una angina, una neumonía bacteriana aguda de una bronquitis, una pielonefritis de una cistitis o una meningitis bacteriana de una viral. La PCR puede encontrarse normal (< de 1 mg/dl) en el resfriado común y gingivitis; elevación moderada (1 a 10 mg/dl) en enfermedades del tejido conectivo, infarto del miocardio, enfermedades malignas, pancreatitis aguda e infección de las mucosas (bronquitis y cistitis) y marcadamente elevada (> de 10 mg/dl) en infecciones bacterianas agudas, vasculitis sistémica y politraumatismos severos. La PCR es útil para indicar la existencia y gravedad de una enfermedad inflamatoria y evaluar la respuesta al tratamiento; sin embargo, en la mayoría de los casos, la mejoría del paciente suele ser su mejor indicador. De hecho, puede presentarse un LES activo con PCR normal, y hasta un 20% de los pacientes con polimialgia reumática presenta PCR normal. Existe asociación entre PCR y la enfermedad coronaria.

PROCALCITONINA

La procalcitonina (VR= < 0.1 ng/mL) es una prohormona producida por las células C de la glándula tiroides y es la precursora de la calcitonina que regula el metabolismo del calcio. En situaciones normales los niveles séricos son indetectables y tiene una vida media en suero de 25 a 30 horas. En las infecciones graves, por efecto de endotoxinas y citoquinas los niveles de procalcitonina se incrementan por encima de 100 ng/mL, usualmente 6 a 53 ng/mL. Recordar que los pacientes con carcinoma tiroideo de células C pueden tener niveles altos en ausencia de infecciones y en sujetos con tiroidectomía e infección grave pueden tener niveles elevados proveniente de otros tejidos (hígado, páncreas, riñón). Existe una relación directa entre los niveles de procalcitonina, la gravedad de la infección y la mortalidad.

La procalcitonina es un marcador temprano de sepsis grave generalizada y es más específico que la proteína C reactiva; permite diferenciar condiciones inflamatorias generalizadas severas sin infección, de infecciones bacterianas, parasitarias o micóticas graves, con manifestaciones sistémicas. Igualmente, permite evaluar la evolución del paciente, la respuesta a los antibióticos y su retorno a niveles basales, una vez resuelto el proceso infeccioso.

Existen elevaciones moderadas de procalcitonina, sin relación con la magnitud de la respuesta general del organismo, en infecciones virales graves, traumas, quemaduras, insuficiencia respiratoria grave, SDRA sin infección, cirugía mayor, después de circulación extracorpórea y en la pancreatitis grave sin necrosis pancreática infectada. En la neumonía adquirida en la comunidad los niveles de procalcitonina suelen ser bajos, de 0.1 a 0.5 ng/mL, a diferencia de los altos niveles detectados en pacientes con neumonía severa y sepsis. Es posible diferenciar traqueobronquitis de una neumonía en pacientes con enfermedad pulmonar obstructiva crónica. Independientemente del compromiso hemodinámico, los niveles de procalcitonina son diferentes según el tipo de *shock*; en el *shock* cardiogénico los niveles llegan a 1.4 ng/mL a diferencia de los niveles entre 72 y 135 ng/mL en sepsis grave con *shock* séptico.

VELOCIDAD DE SEDIMENTACIÓN GLOBULAR

La velocidad de sedimentación globular o VSG (VR =1° hora: hombre: 15 mm; mujer: 20 mm) mide la distancia que sedimentan los glóbulos rojos en una hora (mm/hora) en un tubo Westergren o Wintrobe. Fisiopatológicamente depende de la rapidez con la que los eritrocitos se aglomeran y son empujados hacia abajo por la gravedad. Ellos lo hacen a mayor velocidad cuando forman agregados (apilados o *rouleaux*), por lo tanto, la VSG va a depender del tamaño de los eritrocitos, del número, de su forma y cuando la cantidad de proteínas plasmáticas "reactantes de fase aguda" sobrepase la carga estática de repulsión de los eritrocitos entre sí (ellos normalmente tienen cargas negativas que los hacen repeler entre sí y por lo tanto previenen la agregación). Estas proteínas, en orden de importancia son el fibrinógeno (55%), globulinas (beta, alfa, gamma), inmunoglobulinas y albúmina; ellas están cargadas positivamente y logran neutralizar la carga negativa de los eritrocitos.

En la anemia la VSG está acelerada porque las fuerzas de fricción entre los agregados de eritrocitos que sedimentan están reducidas. Los macrocitos sedimentan más rápidamente que los microcitos debido a que las células grandes tienen una proporción superficie/volumen más pequeño, por lo tanto, menos carga en relación a su masa que los microcitos. Por el contrario, una VSG muy baja (0 a 1 mm/h) se observa en enfermedades como la poliglobulia, drepanocitosis, hipofibrinogenemia, esferocitosis hereditaria, anemia microcítica hipocrómica, insuficiencia cardíaca congestiva, caquexia y por el uso de esteroides, antiinflamatorios no

La VSG se mide por el método de Westergren (más preciso), pero el más popular es el de Wintrobe. Se puede calcular de la siguiente manera: para hombres la edad en años entre 2 y para las mujeres la edad más 10 entre 2. Un 12% de los ancianos presentan una VSG > de 40 mm. En los procesos inflamatorios e infecciosos la leucocitosis aparece y desaparece más rápidamente que la VSG.

Usos clínicos

La VSG carece de especificidad, no es una prueba diagnóstica de ninguna enfermedad en particular; se eleva a las 24 horas de iniciado el estímulo inflamatorio y permanece hasta por 10 días después de la resolución. Se encuentra aumentada en infecciones bacterianas (agudas o crónicas), numerosas enfermedades del tejido conectivo como lupus eritematoso sistémico, vasculitis, polimialgia reumática y artritis reumatoide; inflamación crónica de cualquier naturaleza y moderadamente en afecciones no inflamatorias como el embarazo, menstruación, cirugía, hipotiroidismo, infarto cardíaco, enfermedad renal crónica, hipercolesterolemia, enfermedad de Hodgkin, neoplasias primarias (colon, pulmón, páncreas y estómago) y metástasis del hígado y hueso. También se eleva en la obesidad, edad avanzada y en mujeres. La prueba presenta limitaciones: un paciente con sinovitis activa puede tener una VSG normal, mientras que, su elevación no significa necesariamente la existencia de una enfermedad. Si no se tiene en cuenta la edad del individuo, es común que en personas seniles con trastornos músculo-esqueléticos difusos se haga el diagnóstico incorrecto de polimialgia reumática. Sin embargo, en esta enfermedad la VSG tiende a ser extremadamente alta. Cifras muy elevadas (> de 100 mm/h) se encuentran en las neoplasias primarias y metastásicas, así como en las enfermedades mieloproliferativas que produzcan inmunoglobulinas, como el mieloma múltiple, macroglubulinemia, crioglobulinemia, enfermedades con aglutininas en frío, linfomas y leucemias.

La VSG se correlaciona con la actividad clínica de la artritis reumatoide; asciende y desciende más lentamente que la proteína C-reactiva. Una VSG desproporcionadamente elevada para el grado de sinovitis en un paciente con artritis reumatoide, sugiere la presencia de una infección intercurrente. Se encuentra sistemáticamente muy elevada (> de 100 mm/h) en las vasculitis: polimialgia reumática, arteritis temporal y arteritis de células gigantes. En la polimialgia reumática y arteritis temporal, el aumento de la VSG es un criterio indispensable para el diagnóstico y tratamiento con esteroides y AINEs; un descenso se correlaciona con la mejoría de estas enfermedades.

ANTICUERPOS CONTRA EL ESTREPTOCOCO

Los anticuerpos más usados para el diagnóstico de infección estreptocócica son aquellos contra sus productos extracelulares: anti-estreptolisinas O (ASO), anti-DNAse B, anti-hialuronidasa, anti-DPNase y anti-estreptoquinasa. Sin embargo, los anticuerpos estreptocócicos son más útiles debido a que alcanzan sus máximos títulos al comienzo de la fiebre reumática e indican una infección reciente verdadera, más que un portador transitorio.

Anti-estreptolisina O (ASO)

Son anticuerpos dirigidos contra la hemolisina "O" del *estreptococo β-hemolítico* del grupo "A". Es la prueba más ampliamente usada y varía con la edad. Posterior a una infección estreptocócica faríngea, el pico de los anticuerpos ASO ocurre a la cuarta o quinta semana, y a la segunda o tercera semana del comienzo de la fiebre reumática. Los anticuerpos caen rápidamente en los siguientes meses, y después de seis meses lo hacen lentamente.

Consideraciones generales (mitos) sobre el ASO:

- El aumento del ASO es un *criterio menor* para el diagnóstico de fiebre reumática, pero no expresa la actividad de la enfermedad ni comprueba su diagnóstico.
- Los títulos de ASO declinan a pesar de la severidad de la fiebre reumática.
- Títulos elevados de ASO indican que el paciente ha tenido una infección estreptocócica en los últimos 6 meses, pero en ningún momento fiebre reumática.
- Títulos crecientes de ASO en 2 a 3 semanas hablan en favor de infección reciente por estreptococos.
- En un 20% de las infecciones estreptocócicas no se elevan los títulos.
- Solicitar los títulos de ASO sin tener criterios clínicos de fiebre reumática, probablemente lleve a consultas y tratamientos médicos prolongados e innecesarios.
- Un 30% de la población seleccionada al azar puede tener títulos altos.

ENZIMAS

Aldolasa.— (VR= 1.5-8 U/L). Esta enzima existe en todas las células, pues es esencial en el sistema de la glucólisis, sin embargo, es más abundante en el músculo estriado y cardíaco. Se eleva en la polimiositis y en la distrofia muscular pseudohipertrófica de tipo Duchenne.

Creatina-fosfoquinasa (CK).— (VR=40-150 U/L). Es una enzima esencial para la actividad muscular y se encuentra particularmente en el músculo estriado y cardíaco. Los aumentos más notables se observan en la polimiositis, infarto agudo de miocardio y en las primeras etapas de la distrofia muscular progresiva tipo Duchenne.

Deshidrogenasa láctica (LDH).— (VR=100-400 UI/L). La LDH1 y la LDH2 se encuentran en el músculo cardíaco y en los eritrocitos, razón por la que se elevan en el infarto del miocardio y en la hemólisis. La LDH5 se hallan en el hígado y músculos, se eleva en la necrosis hepática y musculares.

Colinesterasa.— (VR= 5 -12 U/ml). La medición de la actividad de la *colinesterasa* o *acetil-colinesterasa* en el suero suele emplearse en el diagnóstico de las intoxicaciones por insecticidas organofosforados como el paratión, y de fármacos relajantes musculares como la succinilcolina. El fósforo inhibe la enzima *acetilcolinesterasa*, sustancia que favorece la hidrólisis de la acetilcolina en la placa neuromuscular; al acumularse ésta en las terminaciones nerviosas se produce una hiperestimulación excesiva de los órganos terminales que lleva a una hipersecreción, conocida como *crisis colinérgica* (sialorrea, rinorrea, broncorrea y diarrea). El paciente, además de estar "inundado de líquidos", tiene miosis y fasciculaciones. Por su parte, la succinilcolina, usada como relajante muscular para la intubación endotraqueal, es hidrolizada rápidamente por la *colinesterasa* del plasma, razón por la que su duración es breve; una deficiencia congénita de la *colinesterasa* (1 en 1.500 pacientes) puede ocasionar una apnea post-anestésica.

PRUEBAS PARA LA OSTEOPOROSIS

La osteoporosis es una enfermedad sistémica caracterizada por una disminución de la masa ósea y un deterioro de la arquitectura microscópica del hueso, que lleva a un incremento de su fragilidad y la consecuente susceptibilidad de producirse fracturas óseas (OMS). El remodelado óseo sirve para reparar las microfracturas que continuamente se producen en el hueso, hecho que favorece la resistencia del material óseo con la neoformación continua de hueso y homeostasis del calcio. La masa ósea depende del equilibrio entre su formación y resorción. Existen numerosos factores de riesgo de osteoporosis, los más importantes son el sexo femenino, edad mayor de 60 años, historia previa de fracturas, antecedentes familiares de osteoporosis, origen caucásico o asiático, menopausia precoz, bajo índice de masa corporal, tabaquismo, estilo de vida sedentario y uso prolongado de esteroides (3 meses o más). Aunque no existen marcadores bioquímicos de laboratorio concluyentes para el diagnóstico de la osteoporosis, esta común enfermedad se incluye en el presente capítulo por su gran frecuencia e importancia epidemiológica. Es la densitometría ósea la herramienta más aceptada en la actualidad para el diagnóstico de esta enfermedad.

Densitometría ósea (DMO)

La densidad de la masa ósea es el parámetro más útil para el diagnóstico y seguimiento de la osteoporosis; esta densidad es diferente en cada sitio. El diagnóstico precoz y definitivo de la osteoporosis se lleva a cabo con la medida de la densidad ósea con el Dual Energy X-ray Absorciometry (DEXA) o absorciometría con doble haz de rayos X. Es la técnica más empleada que aporta una mejor resolución de imagen, mayor precisión y exactitud y, la posibilidad de efectuar la medida en cadera, esqueleto axial y el cuerpo total. El principio técnico utilizado se basa en la medida de atenuación provocada por el hueso y tejidos circundantes sobre un flujo de fotones sucesivos a dos energías (70 y 140 Ku), emitidos por un tubo de rayos X. De esta forma podemos medir la atenuación producida por el tejido óseo, diferenciarla de los tejidos blandos adyacentes y expresarla en gramos de hidroxiapatita por cm^2. Esto nos permite situar al paciente sobre una curva de evolución normalizada por edad y sexo. Los valores de la DMO difieren de la etnia, latitud geográfica y de una localización anatómica a otra; al ser específica de una región, precisa el sitio de mayor factibilidad de fractura. La DMO debería solicitarse en los siguientes casos:

- Mujeres menopáusicas con algún factor de riesgo: historia familiar de osteoporosis y/o fractura de cadera, menopausia precoz (<45 años), ooforectomía bilateral antes de la menopausia, IMC bajo (<19 Kg/m^2) y tabaquismo (> 1 paq/día o > 15 paq/año).

- Antecedentes de fractura por fragilidad ósea después de los 45 años.

- Tratamientos prolongados con esteroides, 3 meses o más.

- Existencia de patologías que afecten el metabolismo óseo, al menos dos enfermedades, o una de ellas más un factor de riesgo. Tales patologías son hipertiroidismo, hiperparatiroidismo, anorexia nerviosa, artritis reumatoide, síndrome de malaabsorción (enfermedad celíaca), hipogonadismo, hipercortisolismo (síndrome de Cushing), enfermedad renal crónica, hepatopatía crónica y enfermedad inflamatoria intestinal.

- Sospecha radiológica de osteopenia y/o deformidad vertebral.

- Monitorización de la masa ósea durante el tratamiento farmacológico de la osteoporosis.

Para valorar la DMO se utiliza la comparación de los resultados del paciente con los de individuos sanos de 20-40 años (T-score) y con los de individuos de la misma edad (Z-score). La densidad de la masa ósea debe ser medida habitualmente mediante DEXA en 2 lugares, preferiblemente en la columna lumbar y cadera (fémur proximal). La DMO debe repetirse 1 o 2 años después de la primera vez a fin de observar la ganancia ósea que se puede obtener con los medicamentos; esto se debe a que los cambios óseos en la densitometría son discretos (6-10% anual) y requieren este tiempo para ser observados. En general, el intervalo mínimo entre diferentes medidas de la masa ósea debe ser superior a los 2 años.

El riesgo de fractura no depende únicamente de la masa ósea ya que influyen gran cantidad de factores (constitución del individuo y factores de riesgo). La OMS utiliza el valor-T de las mediciones en columna lumbar y cuello femoral para clasificar la masa ósea de las mujeres adultas y estratificar el riesgo de fractura **(TABLA 15)**.

TABLA 15 Riesgo de fracturas según el grado de osteoporosis.

	Cifras de la densidad mineral ósea (t-score*)	Riesgo de fractura
Normal	-1 y 1+	Normal
Osteopenia	-1 y -2.5	Duplica lo normal
Osteoporosis	-2.5	Cuadruplica lo normal
Osteoporosis establecida	-2.5 y presencia de una o más fracturas relacionadas con fragilidad ósea	Cada desviación estándar que disminuye la masa ósea, multiplica el riesgo de fractura por 2
Osteoporosis severa	-3.5 y 4.5	

* Desviación estándar de la cifra media de un adulto joven (pico de la masa ósea, entre 20 a 40 años de edad)

En la actualidad no se aconseja el uso de la DMO como método de tamizaje de la osteoporosis en pacientes que no estén dispuestos a aceptar un tratamiento farmacológico, incapaces de seguir los controles necesarios e indudablemente enfermos con deterioro físico o mental importante (demencias).

Marcadores bioquímicos de resorción ósea (MBRO)

El remodelado óseo puede ser evaluado mediante la medición de marcadores bioquímicos de remodelado óseo (MBRO) en sangre y orina. Estos marcadores incluyen fosfatasa alcalina fracción ósea y osteocalcina, como marcadores de formación ósea; mientras que, los niveles urinarios de piridinolinas, deoxipiridinolinas y los niveles séricos y urinarios de N-telopéptidos de colágena tipo-1 (CTX y NTX) se emplean como marcadores de resorción ósea. Estos marcadores nos informan sobre el recambio óseo (relación entre formación y resorción), y si se encuentran elevados podemos saber que nuestro paciente tiene una resorción aumentada, por lo tanto, una pérdida acelerada de hueso e incremento de riesgo de fractura.

Un aspecto importante es que se puede observar reducción de estos marcadores de resorción ósea, luego de sólo 3 meses de tratamiento con disminución del riesgo de fractura. El uso clínico más apropiado de los MBRO es el seguimiento del paciente a corto plazo (tres y seis meses) para definir si el tratamiento instalado ha sido efectivo, dado por el aumento de la masa ósea, aunque estas pruebas no están disponibles en los laboratorios de rutina. Se insiste que el diagnóstico de osteoporosis no debe ser basado en los niveles de MBRO, ya que lo ideal es definir el déficit en la DMO y/o la presencia de fracturas.

Fosfatasa alcalina de origen óseo

Es un marcador de formación ósea poco específico, ya que proviene de diversas fuentes: hígado, tracto gastrointestinal, placenta y ciertos tumores. La elevación de la fosfatasa alcalina de origen óseo es reflejo de formación de hueso por los osteoblastos (hiperactividad osteoblástica). Las causas que la elevan son múltiples y las principales son la osteomalacia, metástasis óseas, mieloma múltiple y la enfermedad de Paget (rara en nuestro medio). En la práctica clínica diaria se usa generalmente como marcador de actividad de la enfermedad de Paget.

La *fosfatasa ácida tartrato resistente* es una enzima abundante en el osteoclasto y se puede usar como marcador de resorción ósea. Es muy lábil y puede ser interferida por la fosfatasa ácida de las células sanguíneas, por lo que su aplicación no está todavía definida. El desarrollo de RIA con anticuerpos monoclonales específicos puede ser de gran aplicación en el futuro.

Excreción urinaria de hidroxiprolina

El recambio óseo puede valorarse con la determinación de la actividad sérica de ciertas enzimas que provienen de las células que resorben huesos (osteoclastos). La hidroxiprolina es el marcador de resorción ósea que se utiliza con mayor frecuencia en la práctica clínica, aunque la correlación con los parámetros de resorción medidos en biopsias, no es buena. Cuando el recambio óseo es intenso como en la enfermedad de Paget, sus niveles se correlacionan con la extensión y actividad de la enfermedad.

Hormona paratiroidea

El movimiento de los iones calcio y fósforo del compartimento óseo al espacio extracelular (fase mineral) está bajo control de diversas hormonas, como la paratiroidea (PTH), calcitonina y la vitamina D. El nivel de calcio regula la secreción de la PTH mediante un mecanismo de retroalimentación negativa, por lo que niveles altos de calcemia inhiben la PTH y viceversa. La PTH es una hormona polipeptídica sintetizada en las glándulas paratiroides y constituye el principal mecanismo regulador de la homeostasis del calcio ionizado en el líquido extracelular. La PTH estimula la resorción ósea de calcio y aumenta su reabsorción tubular. La absorción intestinal del calcio se logra a través del estímulo de la *1, 25-dihidroxivitamina D$_3$*.

Vitamina D

La vitamina D, una vez ingerida con la dieta o sintetizada en la piel (su fuente principal), sufre hidroxilaciones sucesivas en el hígado y riñón. La hidroxilación hepática la transforma en *25 hidroxivitamina D*, principal forma circulante y fiel reflejo del estado de la vitamina D en el organismo. Pero una nueva hidroxilación en el riñón la convierte en *1,25 dihidroxivitamina D$_3$*, que es finalmente el metabolito activo de esta vitamina. Este metabolito actúa sobre órganos diana: intestino delgado, hueso y riñón, para el mantenimiento de los niveles circulantes de calcio y fósforo, necesarios para la mineralización del hueso. Esta función se produce por tres mecanismos: incrementa la absorción intestinal de calcio, moviliza sus depósitos esqueléticos y aumenta su reabsorción en el túbulo renal.

Calcitonina

Hormona secretada por las células C de la glándula tiroides; es usada por su acción terapéutica hipocalcemiante. Su principal efecto es la disminución de la resorción ósea al inhibir la formación y actividad de los osteoclastos. Su principal acción es prevenir las pérdidas esqueléticas excesivas de calcio a lo largo de la vida.

Referencias

Abumohor P. Interpretación del laboratorio en Reumatología. Reumatología. 2005; 21(4): 201-205.

Akbarnia H1, Zahn E. Arthrocentesis, Knee. StatPearls [Internet]. Treasure Island (FL): StatPearls Publishing; 2018.

Bray C, Bell LN, Liang H, Haykal R, Kaiksow F, Mazza JJ, Yale SH. Erythrocyte Sedimentation Rate and C-reactive Protein Measurements and Their Relevance in Clinical Medicine. WMJ. 2016 Dec; 115(6): 317-21.

Cleland DA1, Eranki AP2. Procalcitonin. StatPearls [Internet]. Treasure Island (FL): StatPearls Publishing; 2019.

Colglazier CL y Sutej G. Laboratory Testing in the Rheumatic Diseases: A Practical Review. South Med J. 2005; 98(2): 185-191.

Ene-Stroescu D, Gorbien MJ. Gouty artritis: a primer on late-onset gout. Geriatrics. 2005; 60(7): 24-31.

George C, Minter DA1. Hyperuricemia. StatPearls [Internet]. Treasure Island (FL): StatPearls Publishing; 2018-2017 Oct 7.

Guglielmi G, Muscarella S, Bazzocchi A. Integrated Imaging Approach to Osteoporosis: State-of-the-Art Review and Update. Radiographics. 2011; 31: 1343-64.

Guglielmi G, Nasuto M, Avery LY, Cheng X. Bone densitometry: current status and future trends. J Genet Genomics. 2016; 64: 97-103.

Hahn RG, Knox LM, Forman TA. Evaluation of poststreptococcal illnes. Am Fam Physician. 2005; 71(10): 1949-1954.

Harvey NC, Glüer CC, Binkley N, McCloskey EV, Brandi ML, Cooper C, Kendler D, Lamy O, Laslop A, Camargos BM, Reginster JY, Rizzoli R, Kanis JA. Trabecular bone score (TBS) as a new complementary approach for osteoporosis evaluation in clinical practice. Bone. 2015; 78: 216-24.

Kip MMA, van Oers JA, Shajiei A, Beishuizen A, Berghuis AMS, Girbes AR, de Jong E, de Lange DW, Nijsten MWN, IJzerman MJ, Koffijberg H, Kusters R. Cost-effectiveness of procalcitonin testing to guide antibiotic treatment duration in critically ill patients: results from a randomised controlled multicentre trial in the Netherlands. Crit Care. 2018 Nov 13; 22(1): 293.305.

Maness DL, Martin M, Mitchell G. Poststreptococcal Illness: Recognition and Management. Am Fam Physician. 2018 Apr 15; 97(8): 517-522.

Ragab G1, Elshahaly M2, Bardin. Gout: An old disease in new perspective -A review. J Adv Res. 2017 Sep; 8(5): 495-511.

Ridker PM1. A Test in Context: High-Sensitivity C-Reactive Protein. J Am Coll Cardiol. 2016 Feb 16; 67(6): 712-723.

Salinas M, López-Garrigós M, Flores E, Uris J, Leiva-Salinas C., Pilot Group of the Appropriate Utilization of Laboratory Tests (REDCONLAB) working group. Procalcitonin in the Emergency Department: A potential expensive over-request that can be modulated through institutional protocols. Am J Emerg Med. 2018 Jan; 36(1): 158-160.

Swan A, Hamer H, Dieppe P. The value of synovial fluid assays in the diagnosis of joint disease: a literature survey. Ann Rheum Dis. 2002; 61: 493-498. Review.

Taguchi K, Takagi Y. Aldolase. Rinsho Byori. 2001; Suppl 116: 117-124. Review.

Wright NC, Looker AC, Saag KG, et al. The recent prevalence of osteoporosis and low bone mass in the United States based on bone mineral density at the femoral neck or lumbar spine. J Bone Miner Res. 2014; 29: 2520-6.

CAPÍTULO
12

Pruebas inmunológicas en las enfermedades reumáticas

José Ángel Cova
Vicente Rodríguez

Como tal, no existe una "prueba de oro" para el diagnóstico de laboratorio de las enfermedades reumáticas y autoinmunes, razón por la que el médico debe hacer un enfoque integral en pacientes con estas patologías. Algunas manifestaciones clínicas son comunes en más de una enfermedad reumática y frecuentemente dos o más de ellas se pueden presentar conjuntamente; por ejemplo, la *enfermedad mixta del tejido conectivo* o síndrome de Sharp se caracteriza por positividad del *anti-RNP* y manifestaciones clínicas aisladas de lupus eritematoso sistémico (LES), dermatomiositis y esclerosis sistémica (fenómeno de Raynaud, artralgias/artritis, serositis, miositis, esclerodactilia, compromiso pulmonar y alteración esofágica). De igual manera, el *síndrome de superposición,* cursa en forma simultánea o secuencial con dos o más enfermedades del tejido conectivo, con criterios internacionalmente aceptados por ej.: polimiositis, esclerosis sistémica o el llamado *rupus* (artritis reumatoide asociado a LES). Por otra parte, un gran número de pacientes con enfermedades reumáticas y autoinmunes, en sus fases iniciales tienen un patrón o comportamiento clínico ambiguo, cuyas manifestaciones clínicas y exámenes de laboratorio no son concluyentes para sustentar el diagnóstico final de una enfermedad en particular; de manera que en algunos pacientes se llega a la incómoda situación de mantener el diagnóstico de enfermedad *indiferenciada del tejido conectivo* o "enfermedades incompletas" por la existencia de ciertos hallazgos de enfermedad autoinmune como el fenómeno de Raynaud, poliartritis, síndrome Sjögren, fatiga y edema de las manos.

Hay pruebas de laboratorio que sugieren la existencia de un proceso inflamatorio inespecífico, como la velocidad de sedimentación globular y la proteína C-reactiva; sin embargo, algunas de ellas, como títulos muy elevados del factor reumatoide orientan a una artritis reumatoide severa, de mal pronóstico y escasa respuesta al tratamiento. De igual manera, ciertas pruebas de laboratorio son de gran ayuda por ser específicas de determinadas formas de artritis de origen autoinmune, por ej., los anticuerpos anti-Sm para el diagnóstico de LES. Se describirán los exámenes más empleados en la práctica clínica diaria y su indicación más precisa. Para entender la nomenclatura y origen de estas pruebas reumáticas es conveniente analizar previamente algunas nociones básicas de inmunología y el sistema del complemento.

El inmunodiagnóstico es el conjunto de procedimientos basados en la reacción antígeno-anticuerpo; son útiles para detectar y cuantificar en muestras biológicas: antígenos, inmunoglobulinas, proteínas de fase aguda, citoquinas, componentes de la cascada del complemento, drogas, hormonas y marcadores tumorales. La importancia de los resultados exige normas de control de calidad para la obtención de datos confiables, precisos y reproducibles; deben ser de cumplimiento obligatorio y exigen la supervisión continua de reactivos, equipos, sueros controles y una adecuada obtención, transporte y conservación de las muestras. Por lo tanto, es importante que el médico exija del laboratorio, el método empleado y los valores de referencia de estas pruebas. La seguridad y exactitud de estos exámenes incluyen la sensibilidad, especificidad y, el valor predictivo positivo y negativo.

La *sensibilidad* es la probabilidad de que un resultado positivo indique la presencia de la enfermedad y la *especificidad*, la probabilidad de que un resultado negativo descarte la enfermedad; lo ideal de una prueba es que sea altamente sensible y específica. Véase un ejemplo: una prueba positiva de ELISA para el síndrome de inmunodeficiencia adquirida *detecta todos* los pacientes con la enfermedad, aunque lamentablemente puede haber muchos falsos positivos, lo que indica que es altamente sensible, pero, su negatividad NO descarta la enfermedad por la existencia de falsos negativos, lo que indica que es poco específica. Esta enfermedad se diagnostica o descarta con la prueba de *Western-blot*, que es altamente específica, por lo tanto, su negatividad determina que no existe la enfermedad.

El valor *predictivo positivo* es el que predice la positividad de una prueba, es decir, la probabilidad de que un individuo tenga la enfermedad, cuando éste ofrece un resultado positivo y depende de la especificidad y, el valor *predictivo negativo* es el que predice la negatividad de una prueba, es decir, la probabilidad de que un individuo no tenga la enfermedad cuando se obtenga un resultado negativo, y depende de la sensibilidad. Las pruebas más comunes en el inmunodiagnóstico, por razones didácticas, se dividen en cinco categorías: enfermedades autoinmunes, inmunodeficiencias, alérgicas, infecciosas y tumorales.

SISTEMA DEL COMPLEMENTO

EL sistema del complemento constituye un componente esencial de la inmunidad innata como mecanismo inespecífico de defensa contra las infecciones. En él intervienen una serie de proteínas séricas que se activan en forma de cascada en los procesos inmunológicos, inflamatorios e infecciosos, con la finalidad de eliminar complejos inmunes y producir lisis de los microorganismos. Este sistema es activado por tres vías: la clásica, la alterna y de las lectinas, y una vía final común para todas. Por razones prácticas de este manual se abreviará la majestuosidad de la cascada del complemento con el objeto de continuar el pragmatismo de esta obra **(FIG 15)**.

FIG 15 Cascada del complemento.

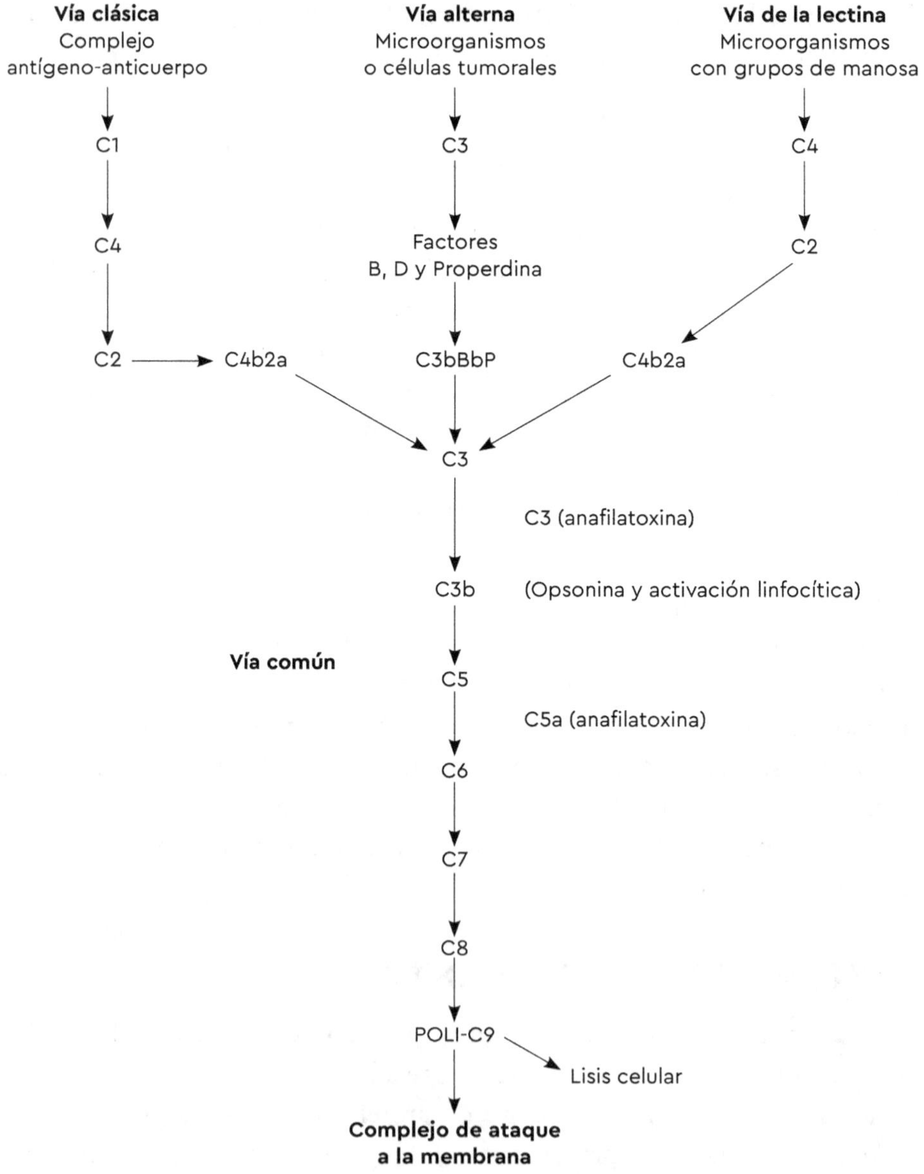

Vía clásica.— Constituye un mecanismo efector de la inmunidad humoral. Es estimulada básicamente por complejos inmunes (antígeno-anticuerpo) que inicialmente se unen al C1 para activar en forma secuencial el C4 y luego el C2, dando así origen a la enzima proteolítica más importante de la vía clásica, la *C4b2a*, llamada también *convertasa de C3 de la vía clásica*, con la que se desencadena la vía común de la cascada.

Vía alterna.— Ésta no es activada por inmunoglobulinas, sino por la unión directa del C3 con las células tumorales y una variedad de sustancias no inmunológicas como los complejos polisacáridos y las exotoxinas bacterianas, que se localizan en la superficie de ellas. Los factores B,D y properdina (P) actuan sobre el C3 para originar el *C3bBbP* o *convertasa de C3 de la vía alterna*, igual como lo hace el *C4b2a* de la vía clásica.

Vía de las lectinas.— Es estimulada por microorganismos (bacterias y virus) que tienen grupos terminales de *manosa*. La lectina sérica de unión a la *manosa* (MBL) se une a los carbohidratos presentes en la superficie de los microorganismos y juntos forman unas proteasas séricas asociadas a la MBL tipo 1 y 2, llamadas MBL-MASP1 y MBL-MASP2, que tienen una función similar al C1; de manera que también pueden activar el C4, C2 y originar el *C4b2a de las vías de las lectinas*. Las vías alternas y de las lectinas son mecanismos efectores de la inmunidad innata.

Vía común o complejo de ataque a la membrana.— Las tres vías que activan el complemento convergen en la vía final común. La segmentación del C3 induce la activación secuencial de C5, C6, C7, C8 y C9 que da origen al *poli-C9 o complejo de ataque de la membrana*, este se inserta en la membrana de las células y bacterias para lisarlas.

La activación de la cascada del complemento genera una serie de productos provenientes de la división de los diferentes integrantes del complemento, con múltiples funciones:

- C1, C4, C3 y C3b. Eliminan microorganismos y células dañadas o apoptóticas.
- Anafilatoxinas (C3a y C5a). Desencadenan la liberación de histamina por los basófilos y mastocitos, sustancia que altera la permeabilidad vascular, con atracción e inmovilización de leucocitos en el sitio de la inflamación.
- Complejo de ataque a la membrana. Ocasionan lisis de los microorganismos y células opsonizadas.

La elevación de los componentes del complemento se debe generalmente a un aumento de la producción y esto ocurre en procesos que implican una respuesta inflamatoria sistémica e inespecífica como infecciones, diabetes mellitus, ictericia obstructiva, infarto del miocardio, espondiloartritis seronegativa y en los politraumatismos. Por el contrario, una disminución de los integrantes del complemento refleja dos posibilidades:

- Consumo exagerado por activación de la vía clásica (inmunocomplejos) y de la vía alterna, que son los mecanismos de mayor interés en la patología médica

- Falta de síntesis, generalmente de origen hereditario, como la deficiencia de C2, C3 o C5, sin embargo, también puede observarse en enfermedades hepáticas severas.

El complemento puede medirse por técnicas de inmunohemólisis e inmunoanálisis enzimático (ELISA); también se puede evaluar de manera individual, cada uno de los componentes del sistema, mediante técnicas de inmunodifusión radial y nefelometría.

En el quehacer clínico se puede medir la actividad hemolítica del complemento (CH_{50}), los componentes C1, C3, C4 y la properdina; éstos en general, ofrecen una medida estática de cada componente y reflejan el balance entre síntesis y consumo. Sin embargo, en la práctica diaria las determinaciones de CH_{50}, C3 y C4 son suficientes para orientar y definir la actividad y el pronóstico de una enfermedad autoinmune. El C3 se evalúa de manera rutinaria para descartar enfermedades por complejos inmunes, sin embargo, debido a que se encuentra en una posición intermedia dentro de la cascada del complemento, se puede consumir por ambas vías (clásica y alterna). *El nivel de C4 es la prueba más sensible que refleja la indemnidad de la vía clásica.* El complemento hemolítico total (CH_{50}) expresa la actividad del complemento total; indica la dilución en la cual el suero del paciente induce lisis en el 50% de los eritrocitos de carnero, sensibilizados con inmunoglobulinas y se reporta en unidades hemolíticas por ml.

Usos clínicos.— A continuación, se describen algunas combinaciones que ayudan a orientar una enfermedad en particular:

- *CH50 disminuido con la vía alterna normal.* Este perfil es producido por activación de la cascada del complemento por la vía clásica o la vía final común. Se observa particularmente en el LES activo, hepatitis crónica activa autoinmune y en la enfermedad del suero; así como también en el paludismo y endocarditis bacteriana subaguda. Sin embargo, puede deberse a un defecto hereditario de los componentes C1, C4, C2 y C5 a C9.

- ***CH$_{50}$ normal con una vía alterna disminuida.*** En estos casos existe una hipocomplementemia hereditaria, en la cual falta uno de los componentes de la vía alterna (factor B, factor D o properdina); la deficiencia de factor B es una de las más frecuentes. También puede verse en algunas enfermedades como la glomerulonefritis membranoproliferativa, que desciende los niveles del factor B, y la glomerulonefritis postestreptocócica aguda, que deprime los niveles de properdina.

- ***CH50 y C4 disminuidos con un C3 normal.*** Se observa en la mínima activación de la vía clásica, particularmente en el LES, así como también en el angioedema hereditario, crioglobulinemia y deficiencia hereditaria del C4.

- ***CH$_{50}$ y C3 disminuidos con C4 normal.*** Este patrón se observa en padecimientos que se asocian a la activación de la vía alterna y en la deficiencia congénita del C3.

En el lupus eritematoso sistémico, la activación del complemento se correlaciona por lo general con la actividad de la enfermedad, particularmente con el compromiso renal. Frecuentemente, el consumo del complemento puede ser la primera evidencia de una exacerbación clínica; el C4, por ser el indicador más sensible, se reduce inicialmente, seguido por el C3, C1 y el CH$_{50}$. A medida que la enfermedad alivia, los niveles de C9 son los primeros en mejorar y los de C4 los últimos en normalizarse.

En la artritis reumatoide (AR), los niveles séricos del complemento son usualmente normales o elevados, a menos que exista una complicación como ocurre con la vasculitis, que sí puede consumir complemento, y generalmente se asocia a un factor reumatoide muy elevado y nódulos subcutáneos.

FACTORES REUMATOIDES

Los factores reumatoides (FR) son autoanticuerpos (anti-inmunoglobulinas) dirigidos contra la IgG humana alterada y siempre se deben evaluar sus títulos (nó su positividad o negatividad). El FR clásico y el más frecuente es un anticuerpo IgM dirigido contra la fracción cristalizable (fragmento Fc) de la IgG (IgM anti-IgG), sin embargo, existen factores reumatoides por otras inmunoglobulinas como la IgG, IgA e IgE. La presencia de factores reumatoides IgG, IgA, o IgE en pacientes con sospecha de AR, se conoce como "FR escondido", y para detectarla son indispensables procedimientos especializados no disponibles en los laboratorios clínicos disponibles. La presencia de anticuerpos IgE se relaciona con manifestaciones extra-articulares de la artritis reumatoide y la IgA en pacientes con el síndrome de Sjögren. Existen otros anticuerpos que *no pertenecen a los factores reumatoides* como el anticuerpo contra el péptido cíclico citrulinado que posee alta sensibilidad y especificidad; éstos aparecen precozmente y se relacionan con la severidad de la enfermedad. En general, la sensibilidad del FR para la AR oscila entre un 50% y 85%, con aumento a lo largo del tiempo; algunos pacientes al comienzo de la enfermedad son negativos (seronegativos). Por otra parte, la simple presencia de este anticuerpo no permite establecer el diagnóstico de AR, dado que aproximadamente el 5% de las personas jóvenes y sanas pueden tener un FR positivo, porcentaje que aumenta con la edad. De igual manera, el FR puede estar presente en otras enfermedades: síndrome de Sjögren, enfermedad mixta del tejido conectivo, crioglobulinemia mixta, LES y polimiositis; así como en otras enfermedades no reumáticas como infecciones crónicas, trastornos inflamatorios y neoplásicos.

Anticuerpo contra el péptido cíclico citrulinado (anti-PCC) (VR= < 40 UI/ml)

Son anticuerpos que reconocen las formas citrulinadas de proteínas nativas como los residuos de arginina citrulinadas, que son parte esencial de los determinantes antigénicos. Se identifican por la técnica de ELISA; la de última generación tienen una sensibilidad del 80% y especificidad del 98%, un valor predictivo positivo de 93%y predictivo negativo del 74%. A partir del 2010, los anti-CCP forman parte de los nuevos criterios para el diagnóstico de AR, dándole mayor importancia cuando sus valores son mayores de 3 veces de su valor normal superior. Aunque no es un factor reumatoide como tal, por su alta especificidad sirve para descartar la enfermedad; tiene además un alto valor pronóstico para definir la progresión de la AR. Los anti-PCC están indicados fundamentalmente en las siguientes condiciones:

- Confirmar el diagnóstico temprano de AR.
- Predecir una enfermedad inflamatoria persistente.
- AR seronegativas; que ocurre hasta en un 40% de estos pacientes.
- Marcador de mal pronóstico (existencia de artritis erosiva).
- AR clínica, en la que el factor reumatoide sea negativo.

Usos clínicos.— Con estas pruebas se detectan cerca del 80% de los pacientes con AR; inclusive pueden ser positivas hasta en un 5% en individuos asintomáticos, antes de aparecer la enfermedad, o hacerse positivas 1 a 2 años después de su comienzo. Un 20% de los pacientes con AR tiene el FR negativo y se conoce con el nombre de AR seronegativa, que es de mejor pronóstico; por lo tanto, un FR negativo no descarta la enfermedad. Una prueba con la técnica de Latex se considera negativa si el título es igual o menor 1:40 o, menor de 20 UI/ml cuando es determinada por nefelometría. A continuación, se describen las posibilidades diagnósticas según los títulos del factor reumatoide:

- *Un FR a títulos altos (> de 1:160 ó concentraciones séricas > 40 UI/ml).* Constituye uno de los criterios de AR (Colegio Americano de Reumatología) y se relaciona con la severidad, actividad, erosión articular, pronóstico y complicaciones extra-articulares de la enfermedad, como la presencia de nódulos subcutáneos, vasculitis y el síndrome de Felty.

- *FR positivo con títulos moderados (entre 1: 80 y 1: 160 o concentraciones séricas entre 30 y 40 U/ml).* Se observa en un elevado número de enfermedades reumáticas; en orden de frecuencia el síndrome de Sjögren 90%, enfermedad mixta del tejido conectivo 80%, lupus eritematoso sistémico 30%, esclerosis sistémica 25%, AR juvenil 15%, polimiositis/dermatomiositis 10% y crioglobulinemias 5%.

- *FR positivo con títulos bajos (< de 1: 80 o concentraciones séricas bajas: < 30 U/ml).* Se observa en individuos sanos (5%) y mayores de 70 años (hasta un 20%); estas cifras, por supuesto, no son diagnósticas de AR. Otras condiciones no reumáticas que ofrecen títulos bajos son algunas infecciones crónicas como el paludismo, sífilis, lepra, tuberculosis, hepatitis crónica B, hepatitis C, esquistosomiasis, enfermedad de Chagas, leishmaniasis visceral, endocarditis infecciosa subaguda, mononucleosis infecciosa, bronquitis e infección por citomegalovirus) y, otras enfermedades como el asma, sarcoidosis, neoplasias (colon), carcinoma metastásico, leucemia, colangitis biliar primaria.

Anticuerpos antinucleares

Los anticuerpos antinucleares (AAN) son inmunoglobulinas que reaccionan contra diferentes componentes autólogos nucleares como el DNA y citoplasmáticos como Jo-1, que tienen diferentes significados clínicos. Tras un daño celular se liberan antígenos que se convierten en blanco para la formación de estos anticuerpos. Es importante al momento de evaluar un resultado de ANN positivo, ya que existen tres tipos de estos autoanticuerpos: ANN naturales, ANN infecciosos y ANN autoinmunes **(TABLA 16)**.

TABLA 16 Tipos de anticuerpos anti-nucleares (Adaptado de Cabiedes J et al.)

Ana	Orígen	Características
Naturales	En niños y adultos mayores pueden estar presentes a títulos relativamente bajos	Principalmente de tipo IgM. Son polireactivos y de baja avidez. No se asocian a manifestaciones clínicas. Primera línea de defensa contra patógenos. Participan en la depuración de moléculas propias dañadas.
Infecciosos	Se producen en respuesta a estímulos antigénicos externos, como ocurre en los procesos infecciosos e inflamatorios	Pueden ser de varios isotipos (IgG, IgA e IgM). Son de alta avidez. No se asocian a manifestaciones clínicas de autoinmunidad. Los títulos disminuyen cuando desaparece el estímulo antigénico, como por ej., una infección sistémica severa.
Autoinmunes	Se producen por estímulos endógenos ó exógenos: Generalmente son consecuencia de la pérdida de la tolerancia inmunológica	Principalmente de tipo IgG, aunque pueden estar otros isotipos. Son de alta avidez. Se asocian a manifestaciones clínicas de autoinmunidad. Los títulos fluctúan a lo largo de la enfermedad.

Los AAN se pueden detectar por diferentes métodos, pero los de mayor uso, por su alta sensibilidad y especificidad son la la técnica de inmunoanálisis enzimático (ELISA), la inmunofluorescencia indirecta (IF) y la electroinmunotransferencia (Western blot). La prueba de ELISA es más sensible y generalmente se reporta positiva o negativa (aunque también puede cuantificarse); si resulta negativa no son necesarias otras pruebas, pero de ser positiva se debe confirmar con la inmunofluorescencia indirecta; ésta permite observar la distribución de la fluorescencia en patrones y cuantificar además en títulos de acuerdo con la última dilución del suero que tiñe el substrato (se consideran positivos por encima de 1:80).

El estudio de inmunofluorescencia indirecta es más específico que el ELISA; para llevarlo a cabo se usan como substratos células hepáticas o renales de ratón o rata y la línea celular epitelial humana, llamada Hep-2. Estas células de ensayo se incuban con el suero del paciente; si los anticuerpos antinucleares están presentes, se unen a los antígenos del núcleo de la célula de ensayo (ácidos nucleicos o nucleoproteínas) con una distribución característica, que luego pueden ser detectados con anti-inmunoglobulinas marcadas con fluoresceína. Mediante la microscopía fluorescente se pueden observar los autoanticuerpos de las enfermedades autoinmunes que al reaccionar con diferentes epítopes del antígeno ofrecen un aspecto característico que es referido como "patrón de los AAN", conocidos como: homogéneo (difuso), y el no homogéneo, que incluye en anillo o periférico, el moteado o especulado, el nucleolar y el centrómero. Esta curiosa distribución ayuda a diferenciar las distintas enfermedades autoinmunes; por ej., un patrón homogéneo sugiere la presencia de AAN dirigidos contra el DNA, observado en el LES; mientras que, el no homogéneo sugiere que los anticuerpos son contra otros antígenos nucleares denominados en conjunto antígenos extraídos del núcleo o ENA, propios de otras enfermedades autoinmunes.

Es importante averiguar el título de los AAN (máxima dilución a la que son positivos); sólo tienen valor los títulos iguales o superiores a 1:160, ya que, concentraciones menores se consiguen en personas adultas normales. Por encima de los 60 años de edad, particularmente en mujeres sanas, se encuentran títulos de 1:40 en 10 a 25% de las personas; de 1:80 en el 10 a 15% y de 1:160 en el 5%. Por otra parte, los títulos *no se correlacionan* con la actividad, severidad, pronóstico y respuesta al tratamiento de la enfermedad, razón por la que las evaluaciones seriadas no son útiles.

Los AAN cumplen un papel importante en el diagnóstico de las enfermedades del tejido conectivo; son altamente sensibles, aunque poco específicos. Por ej., un paciente con fenómeno de Raynaud, poliartritis (no erosiva y no deformante) y presencia de AAN puede tener un LES, esclerosis sistémica, polimiositis-dermatomiositis, enfermedad mixta del tejido conectivo o un CREST. Por otra parte, hay un sinnúmero de enfermedades no reumáticas que cursan con AAN positivos pero con títulos bajos; tales como el lupus inducido por drogas, síndrome de Sjögren, hepatitis crónica activa autoinmune (ofrece un patrón homogéneo), cirrosis post-hepatitis, cirrosis hepática, endocarditis infecciosa, síndrome de inmunodeficiencia humana adquirida, mononucleosis infecciosa, lepra, paludismo, anemia hemolítica adquirida, espondilitis anquilosante, leucemias, macroglobulinemia de Waldenström y familiares de primer orden de pacientes con LES.

A continuación, se describe la correlación existente entre el patrón de distribución de la inmunofluorescencia y algunas enfermedades autoinmunes **(FIG 16)**:

FIG 16 Esquema de patrones de inmunofluorescencia en enfermedades autoinmunes.

Imagen	Patrón	Anticuerpo	Especificidad			
			LES	EMTC	DROGAS	ESP
	Periférico	Anti-dcDNA	+++	+/–	–	–
	Homogéneo	Antihistonas	–	–	+++	–
	Moteado grueso	Anti-ENA	+/–	++	–	+++
	Moteado fino	Anti-RNP	–	+++	–	+/–

Patrón homogéneo.— Este patrón de inmunofluorescencia se distribuye de manera difusa indicando que los anticuerpos están dirigidos contra las desoxirribonucleoproteínas de doble cadena (anti-dcDNA) y contra las DNA-histonas (anti-DNA-histonas). Los anti-dcDNA se encuentran hasta en un 70% de los enfermos con lupus eritematoso sistémico, y los anti-DNA-histonas en un 90% de los pacientes con lupus inducido por drogas (procainamida, hidralazina, isoniacida, clorpromacina, metildopa, difenilhidantoína, anticonceptivos orales y etusuximida).

Patrón en anillo o periférico.— En este caso, la tinción del núcleo se produce en la periferia de la célula de ensayo y también se asocia a la presencia de anticuerpos contra DNA de doble cadena (anti-dcDNA). Los títulos altos se pueden observar en un 60 a 70% de los pacientes con LES y se correlacionan generalmente con enfermedad activa, compromiso cutáneo extenso, anemia hemolítica, glomerulonefritis y bajos niveles séricos del complemento.

Patrón moteado o espiculado.— En estos casos, el núcleo se tiñe con un patrón dishomogéneo con puntos de coloración moteados y gruesos debido a la presencia de anticuerpos contra otros antígenos nucleares denominados en conjunto antígenos extraíbles del núcleo (ENA), como las ribonucleoproteínas de la familia U1, U2, U4 y U6, reunidas con el término de RNPs; las proteínas de la serie B, B´, D, E, F y G, como el anti-Smith (anti-Sm), anti-Robert (anti-Ro o anti-SSA/Ro), anti-SS Biky/La (anti-SSB/La) y anti-Scl-70 (topoisomerasa tipo I).

Patrón citoplasmático.— En la práctica se incluye como ENA y se refiere a un patrón observado por la presencia de anticuerpos dirigidos contra ciertos antígenos citoplasmáticos como la *histidil-transfer RNA sintetasa*; como ejemplo de ello es el anti-Jo-1 encontrado en un 30% de los pacientes con un subtipo de miopatía inflamatoria idiopática. A continuación, se describen los ENA más usados en la práctica clínica:

- *Anti-RNP-U1.* Están presentes en el 95% de los pacientes con enfermedad mixta del tejido conectivo

- *Anti-Smith.* Son anticuerpos casi exclusivos y específicos de LES, pero sólo son positivos en un 30% de estos pacientes. Generalmente se presentan en el LES con afectación neurológica y renal grave. Pese a que las asociaciones clínicas y valor pronóstico de los Ac anti Sm son aún controversiales, no hay lugar a dudas de que su presencia se relaciona con el LES, y se ha determinado casi exclusivamente en los pacientes portadores de esta enfermedad hasta un 30%, valor quizás subestimado, ya que se reporta pérdida del antígeno Sm durante la preparación de los extractos celulares.

- *Anti-SS-A/Ro.* Está presente en el 80% de los pacientes con síndrome de Sjögren y en el 95% con lupus neonatal. También es común en pacientes con lupus cutáneo subagudo y LES con gran compromiso cutáneo, fotosensibilidad, vasculitis y afectación pulmonar y neurológica.

- *Anti-SS-B/La.* Se observa en pacientes con LES y casi siempre conlleva un anti-Ro positivo; estos enfermos tienen menor riesgo de padecer nefritis.

- *Anti-Scl-70.* Se encuentra sólo en un 20 a 30% de los pacientes con esclerosis sistémica. Se asocia a fibrosis pulmonar.

- *Anti-Jo-1.* Presentes en la polimiositis-dermatomiositis.

Patrón nucleolar (moteado fino).— En estos casos se tiñe el nucléolo con un patrón moteado fino por la presencia de anticuerpos contra ribonucleoproteínas nucleolares, denominados anti-PM-1-Scl, antiribonucleoproteína Th/To y anti-RNP-U3.

Patrón centrómero.— Los anticuerpos anti-centrómero/kinetocoro responsables de este tipo de fluorescencia tienen afinidad por las proteínas asociadas al centrómero que es la región de constricción primaria de los cromosomas y el kinetocoro; esta constituye la región funcional de la cromatina centromérica, que es el punto de unión del cromosoma en mitosis al huso del aparato mitótico. Hasta el momento se han identificado seis proteínas del centrómero como antígenos principales: la proteína CENP-A que incluye hasta la CENP-F. Casi todos los sueros reaccionan contra CENP-B, la mitad es positiva para CENP-C y cerca del 43% reaccionan a CENP-E. Los anticuerpos anti-centrómero están entre el 90% y 60% de los pacientes con CREST y en un 8% a 15% con esclerodermia difusa. Pueden estar presentes también en la EMTC (10%), hipertensión pulmonar y colangitis biliar primaria. La función fisiológica del centrómero consiste en regular el movimiento de los cromosomas en división. Método de detección: ELISA, IFI (sobre células en división)

Usos clínicos.— A continuación, se describirán las enfermedades y los patrones de AAN más aceptados:

Lupus eritematoso sistémico.— El 95% de los pacientes con LES tienen AAN positivos con un patrón homogéneo o difuso, referido como un anti DNA de doble cadena (anti-dcDNA). *Curiosamente*, 3 a 8% de estos pacientes tienen anti-dcDNA positivo con AAN negativo. Títulos muy altos de (anti-dcDNA) están estrechamente relacionados con la actividad de la enfermedad y el compromiso renal o neurológico; tanto es así que, en la enfermedad activa, un aumento de los niveles de anti-dcDNA, se relaciona con la caída del C4. Sin embargo, un 25% de los pacientes con LES tiene AAN no específicos y difícilmente determinables en los laboratorios corrientes, como son el anti-Sm, anti-Ro o anti-SSBiky/La; si los ANA y los anti-dcDNA persisten negativos y se sigue sospechando la enfermedad (LES seronegativos), deben investigarse estos anticuerpos.

Esclerosis sistémica (ES).— Los AAN se encuentran positivos entre un 50 y 90%; el patrón fluorescente es moteado grueso. Un anticuerpo específico en la ESP, es el anti-Scl-70 (topoisomerasa I) presente en el 20 a 30% de estos pacientes, particularmente con enfermedad cutánea difusa y enfermedad pulmonar intersticial (enfermedad pulmonar parenquimatosa difusa).

Polimiositis y dermatomiositis.— Los AAN son positivos y el patrón moteado nucleolar fino es el más común. En esta patología pueden estar presentes los anticuerpos anti-Jo-1y anti-PM-1-slc.

Enfermedad mixta del tejido conectivo.— Se caracteriza por la coexistencia de signos y síntomas aislados de lupus eritematoso sistémico (LES), esclerosis sistémica progresiva (ESP), polimiositis y mínimo daño renal; tiene excelente respuesta con tratamiento de esteroides. Un alto porcentaje de estos pacientes evoluciona a la fibrosis del pulmón que lleva a la hipertensión pulmonar. Cursa con AAN positivos en el 95% de los pacientes, particularmente contra la ribonucleoproteína U1 (*Anti -RNP-U1*).

Síndrome de Sjögren.— Se observan los anticuerpos contra antígenos nucleares como el anti-Ro y anti-SSBiky/La en el 60% de los pacientes, particularmente cuando se asocia a inflamación extraglandular como la vasculitis, púrpura, citopenias y linfadenopatías.

Síndrome CREST.— Este síndrome es una variante de la esclerosis sistémica pero menos agresiva; se caracteriza por calcinosis, fenómeno de Raynaud, motilidad esofágica anormal, esclerodactilia y telangiectasias. Los marcadores clásicos para este síndrome son los anticuerpos anticentrómero, positivos hasta en un 60%.

Anticuerpos contra el citoplasma de los neutrófilos

Los anticuerpos contra el citoplasma de los neutrófilos (ANCA) están dirigidos contra epítopes (parte del antígeno que une anticuerpos) localizados en los gránulos del citoplasma de los neutrófilos y en los lisosomas de los monocitos. Estos anticuerpos producen tres patrones diferentes por inmunofluorescencia: el patrón citoplásmico (c-ANCA), que representa anticuerpos dirigidos contra la enzima *proteinasa-3 (anti-PR3)*; el patrón perinuclear (p-ANCA), dirigidos contra la *mieloperoxidasa,* y el atípico o mixto a-ANCA.

Usos clínicos.— Los ANCA son de gran utilidad para el diagnóstico de los síndromes vasculíticos. Los c-ANCA se encuentra en el 90% de los pacientes con poliangitis granulomatosa (granulomatosis de Wegener), y los p-ANCA en la poliarteritis nudosa, el síndrome de Churg-Strauss y la glomerulonefritis necrotizante con semilunas. La magnitud de los títulos está en relación con la severidad y actividad del proceso morboso, razón por la que sirven para el seguimiento de la enfermedad. Sin embargo, estos anticuerpos se pueden encontrar con títulos bajos en múltiples patologías como fenómenos paraneoplásicos, enfermedad inflamatoria intestinal, colangitis esclerosante primaria, colangitis biliar primaria y enfermedades reumáticas (lupus eritematoso sistémico, artritis reumatoide y síndrome de Sjögren).

Anticuerpos Antifosfolípidos (AAF) – Síndrome Antifosfolípido

El síndrome antifosfolípido es un trastorno de hipercoagulabilidad, que consiste en la presencia de anticuerpos contra antígenos de naturaleza lipídica y proteica, denominados *anticuerpos antifosfolípidos,* (IgG, IgM o Ig A), que tienen la propiedad de favorecer la coagulación *in vivo,* pero de inhibirla *in vitro*. Estos antígenos son la cardiolipina, el complejo β2-*glicoproteína-I,* fosfatidilcolina, fosfatidilserina, fosfatidilinositol y los lípidos de la membrana plaquetaria (factor plaquetario III).

Al principio, al AAF se le llamó *anticoagulante lúpico* por haber sido descrito en pacientes con lupus eritematoso sistémico; posteriormente se descubrieron otros anticuerpos antifosfolípidos llamados *anticardiolipinas,* relacionados *con* algunos productos biológicos usados para la prueba de la sífilis; por esta razón, un tercio de los pacientes con LES que presenten anticoagulante lúpico o anticardiolipina son también positivos para el VDRL (falso positivo débil para la sífilis). Sin embargo, los anticuerpos anticardiolipinas son de 200 y 400 veces más sensibles que el VDRL para detectar AAF. Los AAF poseen una gran reactividad cruzada entre sí, es decir, la mayoría de los pacientes con anticardiolipina tienen el anticoagulante lúpico y viceversa; además, están relacionados con la actividad de la enfermedad y sirven para el seguimiento.

Los anticuerpos anticardiolipinas y anti-β2-glicoproteína-1 son detectados por inmunoanálisis enzimático (ELISA); ellos miden la reactividad inmunológica a un fosfolípido aniónico (cardiolipina) o a un fosfolípido unido a una proteína (β2-glicoproteína); el isotipo IgG es más específico que el IgM. La determinación de títulos altos de estos anticuerpos es de suma importancia para el diagnóstico del síndrome antifosfolípido, ya que títulos bajos se encuentran en individuos sanos y otras enfermedades; por lo tanto, títulos moderados y altos forman parte del criterio diagnóstico de la enfermedad.

Los AAF se pueden encontrar a títulos bajos en personas normales sin evidencias clínicas de trombosis, o por el uso de medicamentos como la clorpromazina, procainamida, quinidina, difenilhidantoína e hidralazina y en un sinnúmero de enfermedades como el LES, polimiositis/dermatomiositis, síndrome de Sjögren, enfermedad mixta del tejido conectivo, artritis reumatoide, púrpura trombocitopénica inmune, anemia hemolítica, leucemias, enfermedad de Behcet, hepatitis C, tuberculosis, sífilis, lepra, SIDA y el síndrome de respuesta inflamatoria sistémica. Cuando se consigue una enfermedad de base se le denomina síndrome antifosfolípido secundario, y de no ser así se considera primario. La púrpura trombocitopénica inmune tiene tres veces más probabilidad de aparecer en el paciente con LES cuando está presente el anticoagulante lúpico o los anticuerpos anticardiolipina.

Usos clínicos.— Las manifestaciones clínicas de los pacientes con AAF consisten en trombosis de las arterias (retina, cerebro, mesenterio, corazón, pulmones y miembros inferiores). La trombosis venosa ocurre en sitios poco habituales como las venas hepáticas (síndrome de Budd-Chiari), porta, axilar, renal y retiniana. También se ha observado *livedo reticularis* y ocurren abortos espontáneos recurrentes en el primer trimestre del embarazo, por trombosis de los vasos placentarios.

La predisposición "*in vivo*" de desarrollar trombosis se debe a la unión de los AFP a los fosfolípidos plaquetarios (factor plaquetario III), hecho que favorece la adhesión y agregación de las plaquetas y su interacción con los factores de la coagulación X y V activados, en presencia de Ca++ (todos ellos forman el *complejo activador de la protrombina*). Por otra parte, al unirse los AAF a los fosfolípidos endoteliales deterioran el endotelio, hecho que dificulta la generación de la prostaciclina (potente inhibidor de la agregación plaquetaria) y del "factor relajante del endotelio", con el consiguiente espasmo vascular y cambios isquémicos. En estos pacientes también se ha observado trombocitopenia por la unión de los AAF a los fosfolípidos de las plaquetas, lo que favorece su destrucción por el sistema fagocítico mononuclear (SFM).

En el laboratorio, los AAF prolongan fundamentalmente las pruebas que dependen de los fosfolípidos, particularmente el tiempo de tromboplastina parcial activado (TTPa) y eventualmente el tiempo de protrombina. Esto se debe a que los AAF previenen la unión de los fosfolípidos empleados en estas pruebas con los complejos (IXa-VIIIa-Ca++), (factor tisular-VII-Ca++) y (Xa-Va-Ca++). De igual manera, el anticoagulante lúpico es un anticuerpo antifosfolípido dirigido contra el complejo protrombina-fosfolípido e impide que la coagulación se desarrolle "*in vitro*". En líneas generales, las pruebas usadas reflejan el trastorno de la activación del factor X y la conversión de protrombina a trombina, con la prolongación del TTPa y del tiempo del veneno de Rusell, que de hecho no se corrigen añadiendo plasma normal, pero si al agregarle fosfolípidos al plasma problema. Los criterios establecidos en laboratorio, que tienen importancia clínica, son los siguientes:

- Presencia de anticuerpos anticardiolipina de la clase IgG o IgM, en títulos moderadamente elevados o mayores de > 15 UI/ml (+2 desviaciones estándar); medidos en dos o más ocasiones y con una diferencia de tiempo mínima de seis semanas entre las mediciones.

- Presencia del anticoagulante lúpico usando pruebas de coagulación (TTPa) en las que participen los fosfolípidos, detectados en al menos dos ocasiones, con intervalo de tiempo igual o mayor de seis semanas.

- Presencia de anti-β2-glicoproteína-I; títulos moderados o altos de IgG o IgM.

Crioglobulinas

Las crioglobulinas (VR= < de 100 mg/ml), son inmunoglobulinas (IgM o IgG) presentes en el suero, orina y, líquido cefalorraquídeo o sinovial, que tienen la propiedad de precipitar "in vitro" a temperaturas entre 21° y 37 °C y redisolverse a 37°. Las crioglobulinas están normalmente en la sangre a bajas concentraciones; sin embargo, cuando aumentan considerablemente en el suero, se relacionan con el síndrome de hiperviscosidad plasmática, oclusión vascular, fenómeno de Raynaud, livedo reticularis, acrocianosis y lesiones de órganos por su depósito.

Usos clínicos.— Las crioglobulinas pueden ser de tres tipos y orientan a ciertas enfermedades en particular: el tipo I contiene Ig G monoclonal, que se ve en enfermedades linfoproliferativas y mieloma múltiple; el tipo II IgM monoclonal se observa en la macroglobulinemia de Waldenström y la hepatitis C crónica activa, y la tipo III con IgG policlonales, es frecuente en las enfermedades reumáticas (vasculitis) y en la hepatitis autoinmune.

Referencias

Benito-Garcia E, Schur PH, Lahita R, and American College of Rheumatology Ad Hoc Committee on Immunologic Testing Guidelines. Guidelines for immunologic laboratory testing in the rheumatic diseases: anti-Sm and anti-RNP antibody tests. Arthritis Rheum. 2004, 51(6): 1030-1044.

Bizzaro N. The predictive value of autoantibodies: Analytical, diagnostic and counselling aspects. Autoimmunity Rev. 2007; 6: 323-324.

Cabiedes J, Nuñez-Alvarez C. Anticuerpos antinucleares. Reumatol Clin. 2010; 6: 224-230.

Chen M, Daha MR, Kallenberg CG. The complement system in systemic autoimmune disease. J Autoimmun. 2010; 34: J276-J286.

Damoiseaux JG and Tervaert JW. From ANA to ENA: how to proceed?. Autoimmun Rev. 2006; 5: 10-17.

Elefante E, Monti S, Bond M, Lepri G, Quartuccio L, Talarico R, Baldini C.One year in review 2017: systemic vasculitis. Clin Exp Rheumatol. 2017; 35 Suppl 103(1):5-26. Review.

Gómez A. Nuevos criterios de clasificación de artritis reumatoide. Reumatol Clin. 2011; 6: S33-S37.

Gómez-Puerta J, Cervera R. Diagnosis and classification of the antiphospholipid syndrome. J Autoimmun. 2014; 48-49: 20-25.

Erkan D & Lockshin MD. New treatment for antiphospholipid syndrome Rheum Dis Clin N Am 2006;32: 129-148.

Habash-Bseiso DE, Yale SH, Glurich I, Goldberg J. Serologic Testing in Connective Tissue Diseases. Clin Med & Res. 2005, 3(3): 190-93.

Halscofield R. Autoantibodies as predictors of disease. Lancet. 2004; 363 (9420): 1544-1546.

Kavanaugh AF, Solomon DH, and American College of Rheumatology Ad Hoc Committee on Immunologic Testing Guidelines. Guidelines for immunologic laboratory testing in the rheumatic diseases: anti-DNA antibody tests. Arthritis Rheum. 2002, 47(5):546-555.

Lane SK, Gravel JW. Clinical utility of common serum rheumatologic test. Am Fam Physic. 2002; 65: 1073-1080.

Lutalo PM, D'Cruz DP. Diagnosis and classification of granulomatosis with polyangiitis (Wegener's granulomatosis). J Autoimmun. 2014; 48:94-98.

Lyons R, Narain S, Nichols C, et al. Effective use autoantibody test un the diagnosis of systemic autoimmune disease. Ann N Y Acad Sci 2005; 1050: 217-228.

Marcelletti JF and Nakamura RM. Assessment of serological markers associated withrheumatoid arthritis: Diagnostic autoantibodies and conventional disease activity markers. Clin Appl Immunol Rev. 2003; 4: 109-123.

Meyer O. Evaluating inflamatory joint disease: how and when can autoantibodies help? Joint Bone Spine. 2003; 70 (6): 433-447.

Mosca M, Baldini C, Bombardieri S: Undidifferentiated connective tissue dyseases in 2004. Clin Exp Rheumatol. 2004; 17 (5) 3 suppl 33: 22.

Pierangeli SS and Harris EN. Clinical laboratory testing for the antiphospholipid syndrome. Clin Chim Acta. 2005, 357 (1): 17-33.

Reber G, de Moerloose P. Anti-beta2-glycoprotein I antibodies—when and how should they be measured?. Thromb Res. 2004; 114:527-531.

Reveille JD, Solomon DH, and American College of Rheumatology Ad Hoc Committee of Immunologic Testing Guidelines Evidence-based guidelines for the use of immunologic tests: anticentromere, Scl-70, and nucleolar antibodies. Arthritis Rheum. 2003; 49(3):399-412.

Roberts-Thomson PJ, Nikoloutsopoulos T, Cox S et al. Antinuclear antibody testing in a regional immunopathology laboratory. Immuno Cell Bio.l 2003; 81 (5): 409-412. Review.

Savige J, Pollock W, and Trevisin M. What do antineutrophil cytoplasmic antibodies (ANCA) tell us? Best Pract Res Clin Rheumatol. 2005; 19(2):263-276.

Seo P & Stone JH. The antineutrophyl cytoplasmic antibody-associated vasculitides. Am J Med. 2004; 117: 39-50.

Sheldon J. Laboratory testing in autoimmune rhumatic diseases. Best Pract Res Clin Rheum. 2004; 18(3): 249-269.

Shmerling RH. Diagnostic tests for rheumatic disease: clinical utility revisited. South Med J. 2005; 98: 704-10.

Sordet Ch, Goetz J and Sibilia J. Contribution of autoantibodies to the diagnosis and nosology of inflammatory muscle disease Joint Bone Spine. 2006; 73(6): 646-654.

Solomon DH, Kavanaugh AJ, Schur PH, and American College of Rheumatology Ad Hoc Committee on Immunologic Testing Guidelines. Evidence-based guidelines for the use of immunologic tests: antinuclear antibody testing. Arthritis Rheum. 2002; 47(4):434-444.

Stinton L, Fritzler. A clinical approach to autoantibody testing in systemic autoimmune rheumatic disorders. Autoimmunity Rev. 2007; 7: 77-84.

Van Passen P & Damoiseau J. Laboratory assesment in musculoskeletal disorders. Best Pract Res Clin Rheum. 2003; 17 (3): 475-494.

Zabek J Assesment methods of autoantibodies in autoimmune disease. Przegl Epidemiol. 2002; 56 suppl 4): 59-66. Review.

CAPÍTULO

13

Anticuerpos en las enfermedades de origen autoinmune

José Ángel Cova

Hay un sinnúmero de pruebas inmunológicas que determinan la presencia de anticuerpos dirigidos contra órganos y estructuras; estos anticuerpos tienen un origen autoinmune y son propios de algunas enfermedades. Aunque estas pruebas tienen poca sensibilidad y especificidad para definir una enfermedad, son de extraordinario valor para orientarla, particularmente cuando desde el punto de vista clínico se piensa en ella. Recordar que la enfermedad debe sugerir un *examen* y no solicitar *exámenes* para diagnosticar una enfermedad. Estos anticuerpos son útiles en patología de la glándula tiroides, hígado y vías biliares.

ANTICUERPOS ANTI-TIROIDES

Los anticuerpos anti-tiroides son inmunoglobulinas anti-órgano específico que se encuentran presentes en las enfermedades tiroideas de naturaleza autoinmune y se emplean principalmente en el diagnóstico diferencial del bocio difuso. Estos anticuerpos son la anti-tiroglobulina, anti-peroxidasa tiroidea (también llamada anticuerpo antimicrosomal), el anticuerpo estimulante de los receptores de TSH y el anticuerpo anti-receptor de la TSH. Recordar que de un 10 a 15% de las personas normales tienen títulos bajos de anticuerpos anti-tiroglobulina y anti-tiroperoxidasa.

Anticuerpos anti-tiroglobulina (anti-TG). (VR= < 2 UI/L)

Estos anticuerpos a títulos altos se observan en el 85% de los pacientes con tiroiditis linfocítica crónica, también conocida como tiroiditis de Hashimoto y en el 30% de los pacientes con enfermedad de Graves-Basedow; títulos moderados y transitorios se encuentran en la tiroiditis subaguda de De Quervain y en el síndrome de tiroiditis crónica (hipertiroiditis o tiroiditis no dolorosa). La detección de estos anticuerpos, en el laboratorio se lleva a cabo mediante dos técnicas: la aglutinación y el ELISA. La primera une el antígeno, en este caso la tiroglobulina, a glóbulos rojos, que al ser incubados con el suero del paciente portador de los autoanticuerpos se aglutinan en el fondo del tubo. Por su parte, el ELISA adsorbe a la placa una tiroglobulina humana recombinante y altamente purificada; por esta razón se prefiere la determinación de estos anticuerpos por ELISA, ya que su sensibilidad es mayor y ofrece menos posibilidad de reacciones cruzadas contra los componentes de los glóbulos rojos. Con el ELISA, valores menores a 100 UI/mL se consideran negativos, de 100 a 150 indeterminados, y mayores a 150

UI/mL positivos. Recordar que otros laboratorios pueden tener diferentes límites de referencia.

Anticuerpos anti-peroxidasa tiroidea (anti-TPO)

Títulos mayores de 1:32 por aglutinación sugieren en un 90% una tiroiditis de Hashimoto, y en un 75% una enfermedad de Graves-Basedow. Pueden ser positivos a títulos bajos en mujeres de edad avanzada, en enfermedades tiroideas no autoinmunes y en la urticaria crónica. El ELISA es la técnica de elección para su determinación, ya que usa como antígeno la peroxidasa tiroidea humana purificada. Con esta técnica, los valores de referencia son: menores de 50 UI/mL negativo y, mayores de 75 UI/mL son positivos; entre 50 a 75 UI/mL se consideran indeterminados.

Anticuerpos estimulantes de los receptores de la hormona estimulante de la tiroides (anti-TSH-R)

Es un anticuerpo heterogéneo específico para receptores de la hormona estimulante de la tiroides (TSH) que puede actuar como agonista, mimetizando la TSH. El anti-TSH-R estimula el receptor para activar la proteína G que facilita la producción intracelular de AMPc, éste es el responsable de la síntesis y liberación excesiva y autónoma de las hormonas tiroideas, que finalmente llevan a la producción de bocio y exoftalmos, propios de la enfermedad de Graves-Basedow. Un nivel elevado de anti-TSH-R es un indicador específico (90%) de la enfermedad de Graves-Basedow.

Anticuerpos contra el receptor de la TSH (anti-TSH-R)

Estos impiden la unión de la TSH al receptor; al anular su acción biológica desencadena el hipotiroidismo en la atrofia idiopática de la glándula tiroides.

ANTICUERPOS ANTI-HÍGADO

Anticuerpos anti-músculo liso (AML)

Es importante determinar tanto el título como la clase de inmunoglobulina para definir el tipo de enfermedad hepática. Los pacientes con un título de AML-IgG (>de 1:100), en el 90% de los casos tienen enfermedades autoinmunes del hígado y las vías biliares, como la hepatitis crónica autoinmune (tipo I y II) y la colangitis biliar primaria, mientras que los que tienen AML-IgM un 80% padecen de hepatitis viral aguda. La hepatitis autoinmune tipo

I es más frecuente que la tipo II. La tipo I ocupa el 90% de los casos, es de evolución insidiosa, se asocia a tiroiditis y artritis reumatoide; cursa con positividad de los AAN y anticuerpos anti-músculo liso; además, aumento de las aminotransferasas e hipergammaglobulinemia.

Anticuerpos contra los microsomas hepáticos (anti-hígado) y renales (anti-riñón)

También llamados anti-LKM; esta familia de autoanticuerpos reacciona contra el *citocromo P-450* y están presentes en la hepatitis crónica autoinmune tipo II. Esta enfermedad ocurre entre los 20 y 30 años de edad, es de comienzo abrupto y termina en cirrosis hepática en aproximadamente un año. Existen al menos cuatro tipos de anti-LKM, denominados con los números 1, 2, 3 y el LM. El anti-LKM-1 está dirigido contra el citocromo P450 II D6; el tipo 2 contra el P450 II C9; el tipo 3 contra la enzima *1-UDP-glucuronil-transferasa* y el anti-LM contra el citocromo P450 I A2. Se recomienda, para la detección de estos anticuerpos, la inmunofluorescencia en riñón e hígado de rata. Las técnicas por ELISA e "inmunoblot" carecen de alta sensibilidad, por lo que todavía no son usadas.

Anticuerpos anti-F actina (AFa)

Estos anticuerpos incrementan la especificidad para el diagnóstico de hepatitis crónica autoinmune. La sensibilidad de esta prueba, cuando se determina por ELISA, es de 74%; así mismo, la especificidad es de 98% y tiene un valor predictivo positivo de 88%. Por estas razones, esta prueba es útil en el diagnóstico de hepatitis autoinmune.

Anticuerpo contra el citoplasma de los neutrófilos (ANCA)

Se consiguen elevados en la colangitis esclerosante primaria y otras patologías (ver pruebas reumáticas).

Anticuerpos anti-mitocondria (AM)

Son anticuerpos dirigidos contra una lipoproteína de la membrana interna de las mitocondrias. Está presente en alrededor del 60 - 70% de los casos de colangitis biliar primaria. Aparece tempranamente en el curso de la enfermedad, inclusive en el estado asintomático y persiste durante toda la vida sin modificaciones significativas de los títulos. La determinación de estos anticuerpos usa las técnicas, en orden de preferencia, de inmunofluorescencia, "inmunoblot" y ELISA.

ANTICUERPOS ESPECÍFICOS DE MIOSITIS

El diagnóstico de Dermatomiositis/Polimiositis (DP) es difícil en la práctica médica; mediante el laboratorio se determina la presencia de autoanticuerpos específicos de miositis, que confirman esta patología, junto a la biopsia muscular y las enzimas musculares. Existe un grupo de autoanticuerpos cuya presencia en el suero de estos pacientes permite clasificar la DP; la mayoría de ellos está dirigido a las enzimas que participan en la síntesis de proteínas y que parecen definir grupos (con hallazgos clínicos particulares, epidemiológicos y pronósticos homogéneos) asociados a dermatomiosistis, miositis, dermatomiositis *sine miositis* y, la más importante, la miositis asociada al cáncer **(TABLA 17)**.

TABLA 17 Anticuerpos útiles en las miopatías inflamatorias idiopáticas.

Anticuerpo	Frecuencia (%)	Síndrome clínico	Evolución y pronóstico
Anticuerpos específicos de miositis			
Anti-Jo-1	20	Comienzo agudo.	Moderada respuesta al tratamiento.
Anti-PL-7	5–10	Hay miositis, artritis, afección pulmonar, fiebre, fenómeno de Raynaud.	Supervivencia a los 5 años de 65%.
Anti-Ej	5-|0		
Anti-Oj	5		Son típicas las recurrencias.
Anti-PRS	5	Comienzo abrupto y severo. Afectación muscular grave, disfagia. Miopatia necrosante.	Mala respuesta al tratamiento. Supervivencia a los 5 años de 27%.
Anti-Mi-2	5–10%	Comienzo agudo y leve. Lesiones cutáneas.	Buena respuesta al tratamiento. Supervivencia a los 5 años de 95%.
Anti-CADM-140	50 con DMA	Específico de DMA	
Anti-p155/p140	20 con DM	DM asociada al cáncer	
Anticuerpos asociados a miositis			
Anti-U1 RNP	10	Miositis *overlap*, EMTC	
Anti- PM-Scl	8–10	Síndrome overlap polimiositis/esclerodermia	
Anti-Ku	20–30	Síndrome *overlap* polimiositis/esclerodermia	

Los autoanticuerpos presentes en la miositis se pueden clasificar en dos grupos: específicos y asociados a la enfermedad, su medición en el laboratorio se realiza por el enzimoinmunoensayo (ELISA). Es claro que la sensibilidad no es muy grande, por lo que su ausencia no puede excluir el diagnóstico de miopatía inflamatoria, pero, su presencia sí tiene un elevado valor predictivo. Dentro de los anticuerpos específicos de miositis, los más importantes son los anticuerpos anti-sintasa (ó antiaminoacil-ácido ribonucleico de transferencia sintasa) que van dirigidos a las enzimas citoplásmicas que catalizan la unión covalente de los aminoácidos con su ARN de transferencia (ARNt). El anti-histidil-ARNt o anti-Jo-1 es el más frecuente. Este anticuerpo antisintasa delimita, junto a los anticuerpos Mi-2 y los anti-partícula de reconocimiento de señal (anti-PRS) cuadros clínicos con un curso evolutivo y una respuesta al tratamiento bien establecidos (tabla). Algunos de estos autoanticuerpos han sido asociados con bajo riesgo de enfermedad pulmonar, buena respuesta al tratamiento con esteroides, alta sobrevida, en tanto que otros parecen indicar una enfermedad agresiva, resistente al tratamiento y, en algunos casos, asociacidos con el cáncer.

Como se observa, en los últimos años se han identificado nuevos anticuerpos específicos en los pacientes con DP, distintos a los clásicos anti Jo-1 y Mi-2 y, alguno de éstos parece que se asocian a la presencia de cáncer. Su positividad en el suero podría justificar la realización de exámenes adicionales dirigidos a la búsqueda de una neoplasia subyacente al proceso muscular inflamatorio (marcadores tumorales como el CA 125, CA 19-9; métodos imagenológicos como TC toraco-abdominal o RM). Uno de estos autoanticuerpos es el anti-p155/p140 (anticuerpos dirigidos contra la proteína de 140 y 155 kD), el cual ha asociado dermatomiositis con la presencia de neoplasia y ausencia de enfermedad pulmonar. Es así como un anti-p155/p140 positivo proporciona una alta especificidad (96%), sensibilidad moderada (50%) y un valor predictivo negativo elevado (97%) para dermatomiositis asociada a cáncer. Estos datos deben ser confirmados con más estudios, principalmente de tipo prospectivo.

Referencias

AminoN, Kimura M, Tanaka S, Izumi Y et al. Differential diagnosis of hepatitis: development of new laboratory tests for autoimmune hepatitis and progress in pathophysiology. Rinsho Byori 2004; 52(1): 44-50.

Bagnasco M, Grossia L & Pesce G. The management of the patient with unexplained autoantibodies positivity. Autoimmunity Reviews. 2007; 6(6): 347-353.

Bielsa I. Dermatomiositis. Reumatol Clin 2009; 5: 216-222.

Bogdanos DP, Baum H, Vergani D. Antimitochondrial and other autoantibodies. Clin Liver Dis 2003; 7(4): 759-777. Review.

Bulow Pedersen I, Laurberg P, Knudsen N et al. A population study of the association between thyroid autoantibodies in serum and abnormalities in thyroid function and structure. Clin Endocrinol (Oxf). 2005; 62(6): 713-720.

Chinoy H, Fertig N, Oddis CV, Ollier WE, Cooper RG. The diagnostic utility of myositis autoantibody testing for predicting the risk of cancer-associated myositis. Ann Rheum Dis 2007; 66: 1345-1349.

Frenzel C, Herkel J, Luth S, Galle PR, Schramm C, Lohse AW. Evaluation of F-actin ELISA for the diagnosis of autoimmune hepatitis. Am J Gastroenterol 2006; 101: 2731-2736.

Hennes EM, Schramm Ch, Wiegard Ch et al. Autoimmune hepatitis. Medicina 2007; 35(2): 75-78.

Kaji K, Fujimoto M, Hasegawa M, Kondo M, Saito Y, Komura K. Identification of a novel autoantibody reactive with 155 and 140 kDa nuclear proteins in patients with dermatomyositis: An association with malignancy. Rheumatology (Oxford) 2007; 46: 25-28.

McLachlan SM, Rapoport B. Why measure thyroglobulin autoantibodies rather than thyroid peroxidase autoantibodies? Thyroid 2004; 14(7): 510-520.

Neuberger JM. Primary biliary cirrhosis. Medicine 2007; 35(2): 79-82.

Saravanan P & Dayan CM. Thyroid autoantibodies. Endoc & Metab Clin N Am 2001; 30(2): 315-337.

Strassburg CP, Manns MP. Autoantibodies and autoantigens in autoimmune hepatitis. Seminar Liver Dis 2002; 22(4): 339-352. Review.

Szankai Z, Nagy-Vincze M, Bodoki L, Jakab A, Betteridge Z, Dankó K. Risk factor for cancer in patients with myositis. Clinical, immunological characteristic and the role of anti-p155/p140 antibody. Orv Hetil. 2014; 155: 1437-1444.

Villalta D, Bizzaro N, Da Re M, Tozzoli R, Komorowski L, Tonutti E. Diagnostic accuracy of four different immunological methods for the detection of anti-F-actin autoantibodies in type 1 autoimmune hepatitis and other liver-related disorders. Autoimmunity 2008; 41: 105-110.

Weetman AP. Autoimmune thyroid diseases. Autoimmunity 2004; 37(4): 337-340.

CAPÍTULO
14

Pruebas de la función tiroidea

Lilia Uzcátegui de Saughi
Genoveva Pedrique

INTRODUCCIÓN

La glándula tiroides capta el yodo de la sangre circulante y lo combina con el aminoácido *tirosina* para originar las hormonas tiroideas: la tiroxina (T_4) y la triyodotironina (T_3), que ayudan a conservar la homeostasis termogénica y metabólica del organismo. Estas hormonas permanecen depositadas en los folículos de la glándula hasta ser liberadas por acción de la hormona estimulante de la glándula tiroides (TSH) o tirotropina, secretada por la hipófisis anterior. Las hormonas tiroideas regulan la liberación de TSH por un mecanismo de retroalimentación, de manera que elevaciones discretas de la T_3 libre (T_3 L) inhiben hasta 10 veces la secreción de la TSH y, por el contrario, pequeñas disminuciones de T_3 L incrementan notablemente los niveles de TSH. De igual manera, el hipotálamo estimula la liberación de TSH por acción de la hormona liberadora de TSH o TRH (*thyrotropin releasing hormone*); por el contrario, ciertas sustancias como glucocorticoides, dopamina, levodopa y somatostatina, a dosis farmacológicas, pueden inhibir la producción de TSH.

Más del 99% de la T_4 y T_3 liberadas por la glándula tiroides se unen inmediatamente a ciertas proteínas plasmáticas producidas por el hígado, principalmente globulinas fijadoras de tiroxina o TBG (*Thyroxine-binding globulin*), para formar las T_4 y T_3 total, y sólo mínimas cantidades de tiroxina y triyodotironina (0.41%) quedan libres en la sangre bajo la forma de hormonas libres: T_4 L y T_3 L. La T_3 L es la hormona biológicamente más activa y la que se une a los receptores para regular los efectos endocrino-metabólicos celulares; un 80% de ella se origina de la tiroxina (T_4) y un 20% directamente de la glándula tiroides. La tiroxina, por su parte, no es tan activa metabólicamente, cerca de un 40% es convertida en triyodotironina (T_3) por la enzima *5 desyodinasa* en los tejidos periféricos (hígado, músculos y riñones), y alrededor del 50% en un isómero inactivo, la T_3 reversa (r T_3) por otra enzima, la *5 desyodinasa*.

Las T_4 y T_3 unidas a la TBG, junto con las mínimas concentraciones séricas de T_4 L y T_3 L forman la T_4 y T_3 total. Los valores de la T_4 y T_3 totales son imprecisos para estudiar la función tiroidea porque dependen de los cambios de la TBG; de manera que un aumento o disminución de la T_4 total pueden observarse con la elevación o descenso de la TBG respectivamente, dando un falso diagnóstico de hiper o hipofunción tiroidea. Existen muchos factores que pueden llevar a un aumento de la síntesis de TGB, ej: estados con niveles elevados de estrógenos como embarazo, anticonceptivos orales, y terapia de reemplazo hormonal, también el tamoxifeno, hepatitis viral aguda y SIDA. Por el contrario, otras hormonas y enfermedades pueden llevar a la disminución de su síntesis tal es el caso de los andrógenos, glucocorticoides, síndrome nefrótico, cirrosis hepática y estados de desnutrición.

Existe un conjunto de pruebas tiroideas que intenta definir el estado funcional de la glándula, por supuesto, muchas de ellas dependen de ciertos factores como el sexo, edad, enfermedades asociadas y el uso concomitante de medicamentos; sin embargo, son las manifestaciones clínicas las que definirán en última instancia la orientación terapéutica de estas enfermedades. En la práctica clínica se hacen pruebas radioisotópicas con yodo (I^{123}, I^{125} o I^{131}) de la glándula tiroides, que incluyen la cinética (captación de yodo radiactivo) y estática (gammagrafía tiroidea); pruebas de laboratorio que determinan los niveles séricos de hormonas y permiten definir una hiper o hipofunción tiroidea, y finalmente pruebas de estimulación que ayudan a diferenciar si la hiper o hipofunción es de origen primario, secundario o terciario.

CAPTACIÓN DE IODO RADIOACTIVO

Esta prueba consiste en la capacidad de la glándula para captar el yodo radioactivo e introducirlo a la célula; por lo tanto, informa sobre la dinámica de captación del yodo y aumenta progresivamente hasta alcanzar una meseta entre 12 y 24 horas. Normalmente, el límite de captación oscila entre 5 a 30% de la dosis administrada (5 µCi o 0.19 MBq por vía oral); los valores normales son de 5 a 15% a las 6 horas y de 8 a 30% a las 24 horas.

Según el porcentaje de captación, se puede clasificar en hipercaptación > del 35% (en la enfermedad de Graves-Baedow puede llegar hasta el 70%) e hipocaptación < de 5% en el hipotiroidismo. A continuación, se clasifican las entidades clínicas que aumentan o disminuyen la captación del I^{131}:

Condiciones que aumentan la captación de I^{131}

- *Hipertiroidismo primario:* enfermedad de Graves-Basedow, adenoma tóxico, bocio multinodular tóxico y en la fase de recuperación de la función tiroidea por el uso de medicamentos antitiroideos que depletan las hormonas tiroideas y hacen elevar la TSH. Se exceptúan ciertos tipos de hipertiroidismo como el ficticio (por uso de levotiroxina exógena) y el yódico (yodo-Basedow)

- *Avidez por el yodo.* Incluye situaciones en las que la glándula necesita incorporar yodo sin que exista enfermedad funcional, como ocurre con la carencia de yodo por una dieta deficiente, pérdida excesiva de éste en el embarazo, por el uso de litio y por defectos congénitos de la biosíntesis de las hormonas tiroideas.

Condiciones que disminuyen la captación de I^{131}

- Hipotiroidismo primario (tiroprivo), como sucede en la enfermedad de Hashimoto y por el uso de agentes antitiroideos

- Hipotiroidismo secundario (tirotrófico) y en los raros casos de estruma ovárico

- Uso excesivo de yodo como suplemento dietético

- Empleo terapéutico de hormonas tiroideas (tirotoxicosis ficticia) y medicamentos que contienen yodo como la amiodarona; éstos, inicialmente elevan las hormonas tiroideas y seguidamente inhiben la TSH y, por consiguiente, la captación de I^{131}.

- Enfermedades con baja captación de I^{131} como la tiroiditis subaguda de De Quervain y la tiroiditis indolora o "silente" (cuando ésta ocurre 3 a 6 meses después del parto se llama puerperal o postparto). En estas enfermedades se produce una liberación de hormonas tiroideas por el folículo de la glándula lesionada y ocasiona estados transitorios de hipertiroidismo; estas hormonas inhiben la liberación de TSH y secundariamente la función de la glándula tiroides.

El uso práctico de la prueba de captación de yodo radioactivo ha quedado relegado para el diagnóstico de la enfermedad de Graves-Basedow, adenoma tóxico, tiroiditis subaguda de De Quervain, bocios disenzimáticos y para evaluar la presencia de restos tiroideos posterior a la tiroidectomía en pacientes con cáncer de tiroides asignados a recibir terapia con radioyodo.

GAMMAGRAFÍA TIROIDEA

Para esta prueba se usa cualquiera de los yodos radioactivos y el *pertenectato de tecnecio* 99m (99mTc), que también es captado por la bomba de yoduro; el más práctico y económico es el I^{131}. Los rayos gamma emitidos desde la glándula son captados por detectores que permiten visualizar en forma gráfica la ubicación, tamaño, morfología y distribución del radioisótopo en el órgano. Por esta razón es de gran utilidad para las siguientes condiciones:

- Estudiar la función de los nódulos tiroideos.

- Detectar tejido tiroideo ectópico cuando no se palpa la glándula en su posición normal.
- Estudiar la naturaleza de una masa cervical o mediastinal para definir si es glándula tiroides.
- Controlar tejido remanente postiroidectomía.
- Controlar el cáncer tiroideo postratamiento.
- Analizar la prueba de supresión.

PRUEBAS DE LABORATORIO

Mediante las pruebas modernas de laboratorio se pueden detectar actualmente alteraciones mínimas de la función tiroidea. A continuación, se describen las más utilizadas en la práctica clínica:

- Pruebas relacionadas con la concentración de las hormonas tiroideas en el suero, como las hormonas tiroideas unidas a la globulina (T_4 o T_3 totales), las hormonas libres (T_4 L y T_3 L), la concentración de TSH en el suero, índice de captación de T_3 (r T_3), índice de tiroxina libre y la tiroglobulina. Pruebas como las T_4 o T_3 totales, la captación de T_3 con resina y el índice de tiroxina libre *son obsoletas* y no se deben solicitar debido a su escaso aporte en relación con las pruebas modernas, sin embargo, se describirán brevemente por su gran valor histórico. Recordar que cada laboratorio ofrece resultados en diferentes unidades, así como también los *kits* que se utilizan varían el rango de referencia, razón por la que se deben exigir los valores de referencia.
- Pruebas que regulan la función tiroidea. Pruebas de estimulación con TSH.
- Anticuerpos antitiroideos. Estos anticuerpos son marcadores de enfermedad autoinmune y de ellos los más útiles se describen a continuación:

Anticuerpos anti-peroxidasa tiroidea.— (*anti-TPO*, anteriormente antimicrosomales) son indicadores de enfermedad tiroidea autoinmune y de evolución hacia el hipotiroidismo franco; influyen en la decisión de tratar o no a estos pacientes. Se elevan en la enfermedad de Graves-Basedow y en la tiroiditis de Hashimoto.

Anticuerpos estimulantes de los receptores de TSH.— (anti-TSH-R). Están presentes en la enfermedad de Graves-Basedow; se usan para el diagnóstico de la oftalmopatía de Graves, aunque no exista clínica de hipertiroidismo.

Anticuerpos anti-tiroglobulina.— (*anti-TBG*. Son positivos en la tiroiditis de Hashimoto y en la enfermedad de Graves-Basedow. Actualmente tienen poca utilidad diagnóstica, salvo en el seguimiento de los carcinomas diferenciados de la glándula tiroides, donde es imperante solicitarlos al menos una vez al año para poder interpretar con exactitud los niveles de tiroglobulina como marcador de recurrencia maligna en estos pacientes.

PRUEBAS RELACIONADAS CON LA CONCENTRACIÓN O UNIÓN DE LAS HORMONAS TIROIDEAS EN EL SUERO

Concentración sérica de tiroxina; T_4 total

(VR= 4.5 a 12.5 µg/dl o 55 a 160 nmol/L) y de triyodotironina; T_3 total. (VR= 80 a 180 ng/dl o 1.2 a 2.7 nmol/L). Como reseña histórica, fueron unas de las primeras pruebas usadas para el diagnóstico de hiper o hipofunción tiroidea y para evaluar el tratamiento a base de hormonas tiroideas. Actualmente han sido reemplazadas por la T_4 L y T_3 L, de mayor precisión y menos modificables por factores extratiroideos. Tan es así que una T_3 total puede ser normal en 30% de los pacientes hipotiroideos y subnormal en 70% de individuos eutiroideos hospitalizados.

En líneas generales, las causas más comunes de una T_4 total elevada son debidas al aumento de la TBG y por raras causas congénitas, como ocurre en la hipertiroxinemia eutiroidea (*hipertiroxinemia disalbuminémica familiar*), debido al aumento de la afinidad a la unión de la T_3 y T_4 a la TBG, que hace aumentar la T_3 y T_4 total, pero con normalidad de la TSH, las hormonas libres y, lógicamente, sin las manifestaciones clínicas de hipertiroidismo.

Por otra parte, una T_3 y T_4 total bajas se pueden observar con el uso de múltiples medicamentos que compiten con la proteína transportadora por su unión a la T_3 y T_4, como salicilatos, diazepam, carbamazepina, difenilhidantoína y antiinflamatorios no esteroideos; todas estas condiciones cursan con normalidad de la TSH y las hormonas libres y, por supuesto, con un estado eutiroideo.

Concentración sérica de T_3 y T_4 libres

(VR: T_3 L= 1.4 a 4.2 pg/ml o 3 a 8 pmol/L. T_4 L= 0.7 a 2 ng/dl o 9 a 24 pmol/L por el método de radioinmunoanálisis o RIA). Las concentraciones séricas de T_3 L y T_4 L, medidas con las técnicas modernas ultrasensibles, son la mejor correlación del nivel de la hormona tiroidea a nivel tisular y la actividad metabólica del paciente.

TSH

(VR= 0.4 a 4 µU/ml, por el método IRMA o radioinmunoensayo. Los análisis ultrasensibles de tercera generación (por quimioluminiscencia) detectan niveles hasta de 0.01 µU/ml, por lo que se ha convertido en la *prueba de oro* para definir la función tiroidea. Debido a que los efectos de las hormonas tiroideas son iguales tanto en los tejidos periféricos como en la hipófisis (tirotropos hipofisarios), cuando el eje hipotálamo-hipófisis está intacto, la TSH sérica refleja muy bien el estado tiroideo del paciente. En líneas generales, el nivel de la TSH es importante para evaluar las siguientes condiciones:

- Para diferenciar los distintos tipos de hipotiroidismo e hipertiroidismo (primario, hipofisario, hipotalámico y primario subclínico).

- Para determinar situaciones no tiroideas, como ocurre en los ancianos con el uso de medicamentos y pacientes en estado crítico. Recordar que el uso de amiodarona, propranolol o ácido iopanoico pueden ocasionar una falla de la conversión de T_4 a T_3, como consecuencia una caída de la T_3L y secundariamente una elevación de la TSH.

- Para el monitoreo de dosis inhibitorias de hormona tiroidea exógena, empleada para pacientes con bocio o cáncer de la glándula tiroides.

- En los raros casos de tumores ectópicos no hipofisarios secretantes de TSH y/o estados de resistencia hipofisaria a la hormona tiroidea, en los que obviamente se observa una elevación aislada de la TSH.

- Cuando se usan los glucocorticoides, levodopa y dopamina; estas sustancias, a dosis farmacológicas, pueden producir una disminución aislada de la TSH.

En líneas generales, una TSH normal habla en favor de un eutiroidismo. Si la TSH está baja y la T_4 L o T_3 L elevadas orienta a un hipertiroidismo primario, y si todas éstas están bajas, en hipotiroidismo hipofisario. Si la TSH está elevada y la T_4 L baja, se orienta a un hipotiroidismo primario; por el contrario, si la TSH esta elevada y también la T_4 L, se piensa en un raro hipertiroidismo hipofisario.

Captación de T_3 con resina

Se basa en la capacidad de unión de las hormonas tiroideas usando la T_3 como trazador. Para su elaboración se emplea una resina y una T_3 radiomarcada que ocupa los sitios de unión libres de la TBG. La prueba mide la cantidad de T_3 radiomarcada sobrante después de que los sitios de unión de la TBG han sido ocupados por ella. Una alta concentración de T_3 radiomarcada libre significa que hay pocos sitios de unión disponibles de la TBG o existen bajos niveles de TBG; por el contrario, una baja concentración de la T_3 radiomarcada significa que hay muchos sitios de unión en la TBG o altos niveles de ella. Este método no se usa en la rutina clínica; es particularme útil en el área de investigación.

Índice de tiroxina (T_4) libre IFT4

(VR= 4.6-11.2 UI). El IFT4 se obtiene multiplicando la T_4 total (medida por radioinmunoensayo) por la captación de T_3 con resina. Este examen es útil en las condiciones que cursan con falso nivel alto de T_4 total (debido al aumento de la TBG), por lo tanto representa una aproximación de la cantidad de T_4 L. De igual manera, como la T_4 y T_3 comparten un sitio de unión común en la TBG, el cálculo del índice de tiroxina libre también refleja un índice de T_3 L. Este método es por lo tanto útil en el caso de pacientes gravemente enfermos donde sea necesaria la precisión del valor de T_4 L.

Tiroglobulina

(VR= 5-60 ng/ml; por radioinmunoensayo, 1-50 ng/ml por quimioluminiscencia). Esta globulina, precursor proteínico de las hormonas tiroideas, está presente en el coloide que contiene los folículos tiroideos, sitio de mayor almacenamiento de las hormonas tiroideas. La tiroglobulina se *eleva notablemente* en condiciones que aumentan la producción o liberación de hormona tiroidea endógena, como ocurre en el hipertiroidismo ocasionado por tiroiditis subaguda, embarazo, bocio con hiperfunción tiroidea, lesión física de la glándula y en el carcinoma diferenciado de la glándula tiroides. *Disminuye o desaparece* en la tirotoxicosis ficticia debido a que la administración de la hormona exógena suprime la producción de tiroglobulina. La tiroglobulina se emplea como un marcador para el monitoreo del carcinoma bien diferenciado de la glándula tiroides, tras la tiroidectomía total y radioablación; en un control adecuado, la tiroglobulina debe ser indetectable o menor de 1 ng/ml y, uno de los métodos más eficaces para su medición en estos casos es la quimioluminiscencia. Es importante tomar en cuenta que los anticuerpos antitiroglobulina interfieren con su medición, es por ello que también deben medirse en el monitoreo de estos pacientes.

Entre las pruebas dinámicas para evaluar función tiroidea se describen la prueba de estimulación con TSH y TRH:

Prueba de estimulación con TSH.— Ha sido usada fundamentalmente para diferenciar casos difíciles entre un hipotiroidismo primario del secundario, así como para demostrar la presencia de una reserva tiroidea disminuida. Actualmente, esta prueba ha sido reemplazada por la medición del nivel basal de TSH y su respuesta a la estimulación con TRH.

Prueba de estimulación con TRH.— La administración de TRH exógena permite estudiar la reserva secretora de TSH. Una infusión de TRH, 200 µg EV produce normalmente una estimulación violenta de la TSH (5 a 20 µU/ml) y máxima a los 20 minutos. Está contraindicada en la hipertensión arterial estadio 2 y en el embarazo. Puede tener efectos colaterales como rubor facial, náuseas, vómitos, hipertensión arterial, crisis asmática y convulsiones. Es útil para diferenciar entre un hipotiroidismo secundario (hipofisario) y terciario (hipotalámico); una falla de estimulación se observa en el hipotiroidismo secundario y un aumento en el hipotiroidismo terciario.

Cuando se sospecha un hipertiroidismo, una respuesta pobre (por lo general por debajo de 5 µU/ml) con la TRH orienta a un hipertiroidismo primario debido a que la TSH es inhibida extremadamente por la elevación de las hormonas tiroideas. Igualmente, una falta de respuesta a la TRH o no modificación de los niveles de TSH puede sugerir también un tumor ectópico autónomo productor de TSH o un panhipopituitarismo. Según el incremento de TSH, a partir del valor basal y después de la estimulación con TRH, las respuestas se clasifican en:

- Respuesta disminuida: 0 a 4.9 µU/ml
- Respuesta normal: 5 a 25 µU/ml
- Respuesta aumentada: > 25 µU/ml

Respuesta disminuida: hipotiroidismo secundario, hipertiroidismo primario clínico y subclínico, hipercortisolismo, anorexia nerviosa, ayuno prolongado, ancianidad, enfermedad renal crónica, hipersomatotrofismo, uso de medicamentos (glucocorticoides, ACTH, fentolamina, ciproheptadina, L-dopa, dopamina, bromocriptina, lisuride y dosis elevadas de salicilatos).

Respuesta aumentada: hipotiroidismo primario (clínico y subclínico) y terciario, embarazo, resistencia hipofisaria a las hormonas tiroideas, enfermedades agudas severas, empleo de medicamentos (estrógenos, espironolactona, tiazidas, clorpromacina, haloperidol, sulpiride, metoclopramida, amiodarona y ácido iopanoico).

HIPOTIROIDISMO

En las fases iniciales de una hipofunción primaria de la glándula tiroides se produce una elevación inmediata de la TSH con la finalidad de secretar más T_3 y T_4 para conservar un estado eutiroideo. A medida que avanza el hipotiroidismo, primero baja la T_4 L y luego la T_3 L; por esta razón la T_4 L es más útil y suficiente para el diagnóstico precoz de la enfermedad, ya que la T_3 L puede permanecer normal en las primeras etapas del hipotiroidismo, a expensas de la T_4 L. Por esta razón, una T_4 L normal excluye prácticamente un hipotiroidismo subclínico. A continuación, se enumeran las principales causas de hipotiroidismo **(TABLA 18)**:

Hipotiroidismo primario

1. Bocio ausente.— Se debe a la atrofia o ausencia del tejido tiroideo (tiroprivo), como ocurre en el estado pos-tiroidectomía, posradiación, enfermedades autoinmunes, hipotiroidismo primario idiopático y la resistencia periférica a la hormona tiroidea. Otras causas muy importantes son los medicamentos que bloquean la síntesis y/o liberación de T_4 (metimazol, propiltiuracilo, amiodarona, litio, ácido paraaminosalicílico y fenilbutazona).

La amiodarona, antiarrítmico usado con frecuencia por los clínicos, contiene 40% de yodo en su composición; 200 mg del medicamento poseen 75 mg de yodo que aumentan 40 veces los niveles séricos y urinarios de yodo, y debido a que la droga se acumula en el tejido adiposo, los niveles séricos se pueden mantener por más de 6 meses, tras su interrupción. El yodo de la amiodarona inicialmente inhibe la liberación de T_4 por la glándula que posteriormente se libera, poco tiempo después inhibe la *5´ desyodinasa*, lo que reduce la conversión de T_4 a T_3; estos mecanismos conducen a un perfil de laboratorio *sui generis*, caracterizado por aumento de la T_4 L, reducción de la T_3 L y aumento de la TSH y la r T_3. En líneas generales, esta droga produce los siguientes efectos sobre la función tiroidea:

- Hipotiroidismo en un 13% por el efecto paradójico inhibidor del exceso de yodo sobre la glándula.
- Hipertiroidismo hasta un 23%, por tres mecanismos:
  - Exceso de carga de yodo sobre un bocio multinodular (efecto yodo-Basedow).
  - Por tiroiditis destructiva.
  - Por inducción de la enfermedad de Graves-Basedow.

2. Bocio presente.— Se observa en la tiroiditis de Hashimoto, también llamada tiroiditis autoinmune o tiroiditis linfocitaria, que es la causa más frecuente de hipotiroidismo; igualmente, en la etapa de hipofunción de la tiroiditis subaguda de De Quervain (esta hipofunción generalmente es transitoria y regresa *ad integro*); en la deficiencia crónica de yodo y, paradójicamente también se puede inducir bocio e hipotiroidismo con el exceso de yodo. También, pacientes hipotiroideos con bocio que reciben insuficiente hormona tiroidea que no haya sido capaz de inhibir la secreción de TSH; sin embargo, hay que recordar que estos pacientes alcanzan inicialmente niveles normales de T_4 L y T_3 L y que son necesarias hasta 8 semanas para que descienda la TSH. Otras causas son las dishormogénesis, que se deben a bloqueo hereditario de la síntesis o secreción de las hormonas tiroideas que llevan a una bociogénesis que la induce el aumento de la TSH.

Hipotiroidismo secundario (trofoprivo)

Síndrome de Sheehan (panhipopituitarismo), cirugía, radiación y trastornos infiltrativos de la hipófisis.

Hipotiroidismo terciario

Tumores o procesos infiltrativos del hipotálamo/diencéfalo.

En el diagnóstico de un hipotiroidismo se pueden presentar las siguientes modalidades:

Hipotiroidismo subclínico.— Se considera el diagnóstico de un hipotiroidismo "subclínico" cuando existen estados depresivos inexplicables y decaimiento, con manifestaciones "sutiles" de hipofunción glandular. Los exámenes revelan una T_3 L normal, una T_4 L normal o ligeramente disminuida, TSH ligeramente elevada (puede llegar incluso a 10 µU/ml) y hay una respuesta exagerada de la TSH sérica a la estimulación con TRH.

Hipotiroidismo secundario o terciario.— Cursa con una T_3 L y T_4 L baja, con una TSH normal o baja. Para diferenciarlos se hace una prueba de TRH, una falta de respuesta habla en favor de un trastorno hipofisario, y una respuesta normal o aumentada sugiere una lesión hipotalámica.

Síndrome del eutiroideo enfermo.— Son alteraciones reversibles de las pruebas tiroideas que ocurren en pacientes con enfermedades no tiroideas y que bioquímicamente aparentan un hipotiroidismo secundario. Ocurre hasta en el 70% de pacientes con enfermedades agudas o crónicas sistémicas severas como sepsis, cirugía mayor, infarto agudo de miocardio, insuficiencia cardiaca y enfermedades autoinmunes. Este síndrome se debe a una disminución de la actividad de la *5'desyodinasa* periférica lo que hace desviar la transformación de la T_4 total al metabolito alterno rT_3 por la *5 desyodinasa,* hecho que explica la caída de la T_3 L con aumento de la r T_3 (inactiva); además, presenta normalidad de la T_4 L y normalidad o discreta disminución de la TSH.

TABLA 18 Diferentes formas de hipotiroidismo.

	T₃L	*T₄L*	*TSH*	*TRH (estimulación)*
Hipotiroidismo Primario	↓	↓	↑	↑
Hipotiroidismo Subclínico	→	→ ↓	→ ↑	↑
Hipotiroidismo Secundario	↓	↓	↓	↓
Hipotiroidismo Terciario	↓	↓	↓	→ ↑
Eutiroides Enfermo	↓	→	→ ↓	↓

HIPERTIROIDISMO

Se observa generalmente en el bocio difuso tóxico (enfermedad de Graves-Basedow), adenoma tóxico, bocio multinodular tóxico (enfermedad de Plummer), hipertiroidismo inducido por yodo en bocios multinodulares (yodo-Basedow) o en glándulas normales por el yodo incluido en muchos preparados (amiodarona, jarabes expectorantes, povidona como antiséptico local, solución de Lugol y medios de contraste), tumor trofoblástico y tumores productores de TSH ectópica. Existen otras entidades asociadas a hipertiroidismo, como hashitoxicosis, tirotoxicosis ficticia, tiroiditis subaguda, tiroiditis indolora "silente" y tiroiditis en el embarazo o post-parto (por la actividad tirotrópica de la gonadotropina coriónica), tiroiditis crónica con tirotoxicosis transitoria y, finalmente tejido tiroideo ectópico presente en el cáncer tiroideo metastásico funcionante y en el estruma ovárico. En líneas generales, el hipertiroidismo primario cursa con elevación de la T_3 L y T_4 L, y una TSH inferior a 0.1 µU/ml. Existen casos raros de hipertiroidismo secundario clínico o subclínico debido a un adenoma hipofisario con elevación autónoma de TSH.

El diagnóstico del hipertiroidismo puede ofrecer las siguientes modalidades (**TABLA 19**):

Hipertiroidismo primario

Se debe a la producción primaria de hormonas tiroideas en la enfermedad de Graves-Basedow y el nódulo tóxico. La TSH es indetectable o menor de 0.1 µU/ml, hay aumento de la T_4 L y T_3 L y la captación de I^{131} está incrementada.

Tirotoxicosis por T_3.— Se caracteriza por aumento de la T_3 L, T_4 L normal y una TSH disminuida. Condición poco frecuente, aunque también puede encontrarse en la enfermedad de Graves-Basedow, bocio multinodular, nódulo tóxico único, tirotoxicosis ficticia y en el período de transición de una tirotoxicosis al eutiroidismo, después del tratamiento. Eventualmente, en los ancianos con bocio multinodular se observa un hipertiroidismo aislado por T_3.

Tirotxicosis por T_4.— Cursa con una T_4 L aumentada, con T_3 L normal y TSH normal o baja. La TSH no aumenta con la administración de TRH debido a que está inhibida por la T_4 L. Ocurre en los raros casos de hipertiroidismo por el uso de fármacos que disminuyen la conversión de T_4 a T_3 (amiodarona, glucocorticoides y propranolol), así como también en el aumento transitorio y aislado de la T_4 L observado en la exposición al yodo.

Hipertiroidismo secundario

Cursa con una T_4 L y TSH aumentadas. Se observa en los raros casos de una secreción inapropiada de TSH por un adenoma hipofisario o producción ectópica por otro órgano (origen paraneoplásico). Al hacer la estimulación con TRH, no se eleva la TSH o, inclusive, persiste con los mismos valores.

Tiroiditis subaguda de De Quervain.— Cursa con aumento de la T_4 L, T_3 L y r T_3, con una disminución de la TSH y una baja captación de I^{131}.

TABLA 19 Diferentes formas de hipertiroidismo.

	T₃L	*T₄L*	*TSH*	*TRH (estimulación)*	*Captación de I¹³¹*
Hipertiroidismo Primario	↑	↑	↓	↓	↑
T₃ Tirotoxicosis	↑	→	→ ↓	→	
T₄ Tirotoxicosis	→	↑	→ ↓	→	
Hipertiroidismo Subclínico	→	→	↓		
Hipertiroidismo Secundario	↑	↑	↑	→	
Tiroiditis Subaguda	↑	↑	↓		↓

Referencias

Burman KD. Thyroid function and disease. Endocrin an Metab Clin N Am. 2007; 36(3): 579-594.

Donzelli R, Colligiani D, Kusmic C, Sabatini M, Lorenzini L, Accorroni A, Nannipieri M, Saba A, Lervasi G and Zucchi R. Effect of hypothyroidism and hyperthyroidism on tissue thyroid hormone concentration in rat. Eur Thyroid J. 2016; 5(1): 27-34.

Dunn D, Turner C. Hypothyroidism in women. Nurs Womens Health. 2016; 20(1): 93-98.

Fan JX, Yang S, Qian W, Shi FT, Huang HF. Comparison of the reference intervals used for the evaluation of maternal thyroid function during pregnancy using sequential and nonsequential methods. Chin Med J. 2016; 129(7): 785-791.

Felicilda-Reynaldo RF, Kenneally M. Antythyroid drugs for hyperthyroidism. Medsurg Nurs. 2016; 25(1): 50-54.

Fitzgerald SP, Bean NG. The relationship between population T4/TSH set point data and T4/TSH physiology. J Thyroid Res. 2016; ID:6351473. 7 pages.

Haugen B, Alexander E, Bible K, Doherty G, Mandel S, Nikiforov Y, Pacini F, Randolph G, Sawka A, Schlumberger M, Schuff K, Sherman S, Sosa J, Steward D, Tuttle M and Wartofsky L. 2015 American thyroid association management guidelines for adult patients with thyroid nodules and diferentiated thyroid cancer. Thyroid. 2016; 26(1): 1-133.

Higham CG, Johannsson G, Shalet SM. Hypopituitarism. Lancet. 2016; doi:10.1016/S0140-6736(16)30053-8. Epub ahead of print.

Kwon H, Kim WG, Jang EK, Kim M, Parks S, Jeon MJ, Kim TJ, Ryu JS, Shong YK, Kim WB. Usefulness of measuring thyroid stimulating antibody at the time of antithyroid drug withdrawal for predicting relapse of graves disease. Endocrinol Metab. 2016. Epub ahead of print.

Rivas AM, Lado-abeal J. Thyroid hormone resistance and its management. Proc (Bayl Univ Med Cent). 2016; 29(2): 209-211.

CAPÍTULO
15

Pruebas de la función de las glándulas paratiroides

Alfonso Osuna Ceballos
Genoveva Pedrique

Las glándulas paratiroides producen la hormona paratiroidea (PTH), polipéptido de una sola cadena compuesto por 84 aminoácidos; su principal función es mantener el calcio sérico en estrechos niveles de normalidad (8.7 a 10.7 mg/dl); por esta razón, en este capítulo se hace hincapié en las enfermedades que cursan con hiper o hipocalcemia. La PTH es secretada por las glándulas paratiroides en respuesta a la reducción del calcio ionizado sérico; esta hormona intenta corregir la hipocalcemia mediante la estimulación de los osteoclastos que movilizan el calcio por resorción ósea, a través de la absorción de calcio en la rama ascendente del asa de Henle y aumentando la síntesis renal de calcitriol o 1,25 $(OH)_2 D_3$ (*1,25-dihidroxivitamina D₃*). Por otra parte, la PTH inhibe la absorción del fosfato en el riñón (TCP) y produce la clásica hiperfosfaturia del hiperparatiroidismo.

Por su parte, la vitamina D de la dieta diaria es convertida en el hígado en calcidiol o *25-dihidroxivitamina D* $(25(OH)_2 D)$; luego, en el riñón (TCP) se le añade un segundo grupo hidroxilo (por intermedio de la enzima *1 α-hidroxilasa*) para formar el metabolito activo de la vitamina D, la 1,25 $(OH)_2 D_3$; este metabolito, actúa como una hormona y también contribuye activamente en el control de la calcemia: estimula la absorción de calcio y fosfato en el intestino delgado y la movilización de calcio óseo. Igualmente, la elevación de la 1,25 $(OH)_2 D_3$ inhibe la liberación de PTH y, por otra parte, la *1α-hidroxilasa* se libera directamente por la caída del fosfato sérico e indirectamente por la PTH, que a la vez es liberada por la hipocalcemia.

Por el contrario, la calcitonina, hormona producida por las células C de la glándula tiroides, induce hipocalcemia al inhibir la resorción ósea mediada por los osteoclastos, además estimula la eliminación de calcio por el riñón.

En condiciones normales, el 43% de la calcemia total se une a la albúmina; de manera que el 57% restante es libre o ionizado (difusible). En presencia de una hipoalbuminemia, el calcio sérico total está falsamente bajo; por cada g/dl de reducción de la albúmina (VR= 3.5 a 5.5 g /dl), se debe aumentar el calcio total 0.8 mg/dl; por lo tanto, esta aparente hipocalcemia se corrige mediante el siguiente cálculo: por ej., con un nivel de calcio de 10.2 mg/dl y una albúmina de 2 g/dl, el verdadero valor del calcio sérico sería de 11.4 mg/dl (3.5-2=1,5; 1,5 x 0.8= 1.2; 10.2 + 1.2= 11.4). En presencia de una acidosis metabólica se produce una menor unión del calcio a la albúmina y, por lo tanto, un aumento del nivel del calcio ionizado; con la alcalosis metabólica ocurre lo contrario; por este motivo, la corrección acelerada de una acidosis metabólica puede acarrear una tetania por disminución súbita del calcio ionizado. Seguidamente se analizan las patologías más frecuentes de hiper e hipocalcemia.

HIPERCALCEMIA

Las manifestaciones clínicas de la hipercalcemia suelen ser inespecíficas y ambiguas: debilidad muscular proximal, estreñimiento, polidipsia, poliuria, deshidratación, alteraciones mentales, nefrolitiasis y úlcera péptica.

El 90% de las hipercalcemias se deben al hiperparatiroidismo primario, a las enfermedades malignas y la intoxicación crónica de vitamina A y D; el otro porcentaje corresponde a ciertas enfermedades granulomatosas (tuberculosis, lepra, micosis profundas (histoplasmosis y coccidioidomicosis), sarcoidosis y neoplasias (metástasis óseas, mieloma múltiple, linfomas y tumores sólidos). Se ha demostrado que los granulomas de las enfermedades granulomatosas y el tejido linfoide sintetizan $1,25\ (OH)_2 D_3$ extrarrenal, hecho que ocasiona la hipercalcemia e hipercalciuria en estos pacientes. Además, en los linfomas y el mieloma múltiple se han detectado *factores activadores de los osteoclastos* (interleuquina 1, linfotoxinas y factor de necrosis tumoral). Otras causas raras de hipercalcemia son la inmovilización prolongada, medicamentos (litio y tiazidas) y el síndrome de leche y alcalinos (por ej. uso desmedido de carbonato de calcio como antiácido o para la osteoporosis, más consumo abundante de leche). Recordar que el hiperparatiroidismo puede ser primario (adenoma o hiperplasia de las glándulas paratiroides), hiperparatiroidismo secundario (enfermedad renal crónica y deficiencia de vitamina D) e, hiperparatiroidismo hereditario, este último como parte de una neoplasia endocrina múltiple. A continuación, se resumen las enfermedades más frecuentes que producen hipercalcemia:

Hiperparatiroidismo primario

Los hallazgos de laboratorio más relevantes del hiperparatiroidismo primario son el aumento primario de la PTH, hipercalcemia, hipofosfatemia, hipercalciuria e hiperfosfaturia. Por otra parte, hay una elevación de la fosfatasa alcalina, que se correlaciona con la magnitud del compromiso óseo de la enfermedad. La medición de la PTH intacta (PTHi) por radioinmunoanálisis (IRMA) es la "prueba de oro" para el diagnóstico del hiperparatiroidismo primario (VR= 10-60 pg/ml). Recordar que la hipercalcemia del hiperparatiroidismo primario no se corrige con el uso de esteroides. En la orina de estos pacientes, también se observa aumento en la excreción urinaria de hidroxiprolina y adenosina monofosfato cíclico (cAMP); estudios estos, poco específicos y prácticos, que han sido reemplazados por la medición de la PTHi.

Hiperparatiroidismo terciario

Se produce una secreción autónoma y excesiva de PTH (falta de supresión de la síntesis de PTH). Es consecuencia de una hipocalcemia crónica por un hiperparatiroidismo secundario (persiste aun después de resuelta la causa del hiperparatiroidismo secundario). Cursan con elevación moderada de la PTH, calcio normal o ligera hipercalcemia, disminución de la vitamina D (1,25-dihidroxicolecalciferol) y elevación de la fosfatasa alcalina.

Hipercalcemia asociada a enfermedades malignas

En estos pacientes, la actividad glandular paratiroidea más bien está inhibida, la PTH no se eleva y generalmente la neoplasia maligna suele ser evidente, aunque en ocasiones es oculta. La hipercalcemia ocurre por un mecanismo humoral mediado por un *péptido parecido a la PTH*, que estimula la resorción ósea por los osteoclastos. Se observa en los carcinomas epidermoides del pulmón, esófago, cabeza, cuello y árbol urinario y en los adenocarcinomas de riñón y ovario. La hipercalcemia asociada a las neoplasias también puede ser por metástasis óseas que ocasionan resorción ósea focal directa mediada por los osteoclastos. En general, esta condición cursa con normalidad de la PTHi, hipercalcemia, hipofosfaturia, hipercalciuria y disminución sérica de la $1,25\,(OH)_2\,D_3$.

Por su parte, en el *mieloma múltiple*, la proliferación de las células plasmáticas en la médula ósea son las responsables de la producción de *factores activadores de los osteoclastos* que son promotores potentes de la resorción ósea y por ende a hipercalcemia; junto a la movilización del calcio lo hace el fosfato, por lo que en el mieloma múltiple hay hiperfosfatemia.

Hipercalcemia hipocalciúrica familiar benigna

Enfermedad transmitida en forma autosómica dominante; el defecto primario es una mutación que ocasiona falta de respuesta de los receptores del calcio presentes en las glándulas paratiroides y el túbulo renal que lleva a una secreción exagerada de PTH y excesiva reabsorción de calcio renal. Se caracteriza por ser una enfermedad oligosintomática, litiasis renal, con una PTHi elevada, hipercalcemia e hipocalciuria menor de 50 mg/24 horas (VR= < 300 mg/24 h).

Hipercalciuria por uso crónico de vitamina D

Para que un paciente tenga hipercalcemia se requiere la ingesta de > de 50.000 U diarias de vitamina D por tiempo prolongado. El exceso de vitamina D ocasiona un aumento exagerado de la $25(OH)_2$ D (>100 ng/ml) y moderado de la $1,25\ (OH)_2\ D_3$, que producen una elevación sérica del calcio y fosfato e hipercalciuria debido a la absorción intestinal excesiva de calcio y fosfato. Secundariamente ocurre una disminución de la PTH sérica.

Medicamentos

Las tiazidas producen hipercalcemia por varios mecanismos: reducción del volumen plasmático, aumento de la reabsorción tubular proximal de calcio y aumento de la sensibilidad del riñón a la PTH. El carbonato de litio altera la regulación de la PTH por el calcio, hecho que secundariamente lleva al aumento de la PTH y por consiguiente a la hipercalcemia e hipocalciuria.

HIPOCALCEMIA

La hipocalcemia es menos frecuente en la práctica clínica que la hipercalcemia; generalmente se observa en la enfermedad renal crónica, hipoparatiroidismo adquirido o hereditario, raquitismo, osteomalacia y en la hipomagnesemia. Otras causas transitorias ocurren en la pancreatitis aguda, septicemias graves, grandes quemaduras y en las transfusiones masivas de sangre citratada.

Las manifestaciones clínicas de la hipocalcemia crónica consisten en parestesias, espasmos musculares y carpopedales, gesticulación facial, cólicos abdominales, espasmos laríngeos, hipertensión intracraneana, edema de papila y convulsiones. Para investigar una tetania latente se deben explorar los signos de Chvostek y Trousseau. El ECG revela prolongación del intervalo QT y arritmias. A continuación, se describen las causas más frecuentes de hipocalcemia:

Hipoparatiroidismo primario

Se caracteriza por hipocalcemia y síntomas neuromusculares debido a la deficiencia de PTH o resistencia de los órganos receptores a su acción. Las causas más comunes son la extirpación quirúrgica accidental de las glándulas en la cirugía de tiroides, vaciamiento radical del cuello por cáncer orofaríngeo y por radioterapia local. Otras causas menos frecuentes son el hipoparatiroidismo idiopático y el síndrome de DiGeorge (asociado a la agenesia del timo). La hiperfosfatemia secundaria que ocurre en estos pacientes conduce a una calcificación de los tejidos blandos, en particular de los ganglios basales del cerebro. Los exámenes que orientan al diagnóstico del hipoparatiroidismo primario son hipocalcemia e hiperfosfatemia, por supuesto, en ausencia de insuficiencia renal. El diagnóstico se comprueba con la disminución de los niveles de PTHi y el aumento de la excreción urinaria de AMP cíclico después de la administración de PTH (VR= > 300 nmol/L).

Hipocalcemia de la enfermedad renal crónica con hiperparatiroidismo secundario

La enfermedad renal crónica (ERC) se caracteriza por una producción secundaria y excesiva de hormona paratiroidea, que intenta corregir la hipocalcemia observada en estos pacientes; hipocalcemia que ocurre como respuesta homeostática a la retención sanguínea de fosfato. En la ERC se observa, además, una disminución de la conversión de $25 (OH)_2 D$ a la forma activa $1,25 (OH)_2 D_3$, hecho que contribuye también a la hipocalcemia. En estos individuos se presentan signos por disminución del calcio ionizado (tetania), osteitis fibrosa quística e hiperplasia de las glándulas paratiroides.

Raquitismo y osteomalacia

Se deben a la falta o déficit de la vitamina D, la cual, a través de su forma activa, la $1, 25 (OH)_2 D_3$, interviene en la absorción del calcio desde la luz intestinal y su resorción del hueso, así como también en la remodelación ósea, particularmente en la síntesis de colágeno. La caída del calcio sérico estimula la secreción de PTH que intenta corregir la calcemia y promueve la eliminación renal de fosfato, con la consiguiente hipofosfatemia.

El raquitismo se caracteriza por una mineralización defectuosa de la matriz orgánica del hueso y del cartílago de crecimiento en los niños. El término osteomalacia se aplica al adulto, cuando la matriz cartilaginosa de la placa epifisaria de crecimiento está cerrada, de manera que el osteoblasto continúa produciendo componentes de la matriz, pero no es mineralizada. Estas enfermedades se deben a una deficiencia de la vitamina D por múltiples factores:

- Ingesta inadecuada de vitamina D (menos de 70 U diarias).

- Absorción intestinal deficiente de vitamina D, como ocurre en la enfermedad celíaca, enfermedad de Crohn, obstrucción biliar crónica e hiperalimentación parenteral.

- Acidosis metabólica crónica por defectos tubulares y por el uso crónico de anticonvulsivantes.

- Exposición insuficiente de la piel a la luz ultravioleta del sol para formar vitamina D endógena.

Los exámenes de laboratorio revelan niveles de calcio sérico bajo o normal con hipocalciuria, 25 $(OH)_2$ D_3 baja (<30 ng/dl) y fosfato sérico disminuido; aumento de la fosfatasa alcalina y, paradójicamente, niveles normales de 1,25 $(OH)_2$ D_3. (VR= 13-75 pg/ml). La hipocalcemia estimula la producción de la PTH.

Hipomagnesemia

El magnesio es un catión bivalente necesario como el calcio en la actividad neuromuscular. La hipomagnesemia severa disminuye la síntesis de 25 $(OH)_2$ D y la secreción de PTH; produce manifestaciones clínicas semejantes a la hipocalcemia cuando los niveles son inferiores a 2 mEq/L o 0.4 mmol/L (VR= 2 a 3 mEq/L o 0.8 a 1.2 mmol/L). Las causas más frecuentes de hipomagnesemia son las siguientes:

- Absorción o ingestión disminuidas: aspiración y succión gastrointestinal prolongada, derivaciones quirúrgicas del intestino delgado, desnutrición, alcoholismo crónico y alimentación parenteral.

- Pérdidas excesivas: pacientes críticos, cetoacidosis diabética, uso de diuréticos y diarrea.

Pseudohipoparatiroidismo

Es una enfermedad hereditaria que se caracteriza por hipoparatiroidismo debido a una resistencia de los órganos efectores de la PTH en el túbulo renal, que lleva a una hiperplasia de las glándulas paratiroides; como consecuencia, aumento de la PTH, hipocalcemia e hiperfosfatemia. Esta enfermedad se confirma por la falta de aumento de la excreción urinaria de AMP cíclico con la administración parenteral de PTH; mientras que en el hipoparatiroidismo adquirido se eleva generalmente 10 a 20 veces. Existen varios subtipos de pseudohipoparatiroidismo, de acuerdo a la mutación genética presente, sin embargo, son entidades raras y complejas que aún se encuentran en investigación y escapan a los objetivos de este manual.

Referencias

Costa TM, Paganoto M, Radomisnky RB and Vorba VZ. Impact of deficient nutrition in bone mass after bariatric surgery. Arq Bras Circ Dig. 2016; 29(1): 39-42.

Ardito G, Revelli L, Polistena A, Lucchini R, Giustozzi E, Guidi ML, Ardito F and Avenia N. Complications of neck dissections in papillary thyroid carcinoma: a modified procedure to reduce parathyroid morbidity. In Vivo. 2016; 30(3): 303-308.

Sato S, Kitahara A, koike T, Hashimoto T, Ohashi R, Motoi N and Tsuchida M. Resection of a large ectopic parathyroid adenoma: a case report. Int J Surg Case Rep. 2016; 23: 8-11.

Howles SA, Hannan FM, Babinsky VN, Rogers A, Gorvin CM, Rust N, Nesbit MA, Thakker RV, Richardson T and Mckenna MJ. Cinacalcet for symptomatic hypercalcemia caused by AP2S1 mutation. N Engl J Med. 2016; 374(14): 11396-8.

Cetani F, Pardi E and Marcocci C. Update on parathyroid carcinoma. J Endocrinol Invest. 2016. Epub ahead of print.

Macfarlane DP, Yu N, Donnan P, Leese GP. Should mild primary hyperparathyroidism be reclassified as "insidious": is it the time to reconsider? Clinical Endocrinology. 2011; 75: 730-737.

AACE/AAES Task Force on Primary Hyperparathyroidism Position Statement. Endocr Pract. 2005; 11(1): 49-54.

Bilezikian J, et al Guidelines for the management of asymptomatic hyperparathyroidism: summary statement from the third international workshop. J Clin Endocrinol Metab. Feb 2009; 94(2): 335-339.

Shoback D. Hypoparathyroidism. N Engl J Med. 2008; 359: 391-403.

Wiseman J, et al. An Algorithm Informed by the Parathyroid Hormone Level Reduces Hypocalcemic Complications After Thyroidectomy. World J Surg. 2010(34): 532-537.

Bijorkman M. Responses of Parathyroid Hormone to Vitamine D supplementation: a systematic review of clinical trials. Archives of Gerontology and Geriatrics. 2009; 48: 160-166.

Bilezikian, John P. Primary Hiperparathyroidism, in www.endotext.org Chapter 5 March 2011.

CAPÍTULO
16

Pruebas de la función del páncreas endocrino

Yajaira Zerpa
Genoveva Pedrique

Aunque existen infinidad de pruebas de la función endocrina del páncreas, las de uso práctico y de interés clínico son muy limitadas. Estos exámenes deben ser solicitados cuando la orientación clínica del paciente lo amerite, pues de lo contrario se caerá en la incertidumbre de un diagnóstico y tratamiento errado. En este capítulo se analizarán las pruebas rutinariamente usadas: la curva de tolerancia a la glucosa, insulinemia, la hemoglobina glucosilada, el síndrome metabólico y el insulinoma.

CURVA DE TOLERANCIA A LA GLUCOSA

En la actualidad la curva clásica de tolerancia a la glucosa con toma de varias muestras de sangre (ayunas, 1, 2, 3 y 4 horas) se hace exclusivamente en casos específicos de hipoglucemia, la cual puede presentarse como consecuencia de una secreción persistente y aumentada de insulina (hipoglucemia orgánica como en el insulinoma) o por un aumento exagerado en la liberación de insulina en respuesta compensatoria a una carga de azúcar (hipoglucemia funcional o reactiva). Por su parte, la prueba de tolerancia simplificada (ayunas y 2 horas), se emplea para el diagnóstico temprano de la diabetes tipo 2, así como para descartar estados prediabéticos (con resistencia a la insulina) y diabetes gestacional. La prueba de tolerancia simplificada consiste en tomar una muestra de sangre en ayunas y a las dos horas de haber ingerido 75 g de glucosa (sigue siendo la prueba de oro). Para hacerla es necesario que el paciente cumpla los siguientes requisitos:

- Estar en actividad física normal por 3 días previos al examen y que no esté en situaciones de estrés tales como accidentes, cirugía, infecciones o, inclusive, estar hospitalizado

- Consumir entre 150 a 200 g de carbohidratos diariamente por tres días consecutivos

- Estar en ayunas, al menos 8 horas previas a la prueba

- Evitar medicamentos que puedan elevar la glucemia: glucocorticoides, diuréticos, anticonceptivos orales, difenilhidantoína o exceso de hormona tiroidea

- El día de la prueba se administran 75 g de glucosa disueltos en 300 ml de agua, vía oral y en ayunas.

- El paciente debe permanecer sentado y sin fumar durante las tomas de sangre: ayunas y 120 minutos postingesta de glucosa. Sin embargo, tradicionalmente se han tomado muestras en ayunas (0), 2, 3 y 4 horas y, se han descrito diferentes tipos de curvas: normal, diabética, intolerancia a la glucosa y aplanada. A continuación, se describen las curvas más observadas en la práctica diaria **(TABLA 20)**:

- *Curva normal.* Se caracteriza por una glucemia basal en ayunas de 80 a 100 mg/dl; a las 2 horas < de 140 mg/dl y a las 3-4 horas 80 a 100 mg/dl.

- *Curva de tipo diabético o "en meseta".* Glucemia en ayunas por encima de 126 mg/dl y > de 200 mg/dl que se prolonga por más de 2 horas.

- *Curva de intolerancia a la glucosa.* Glucemia en ayunas entre 110 y 126 mg/dl (llamada también glucemia alterada en ayunas); a las 2 horas se mantiene entre 140 y 199 mg/dl y, a las 3 y 4 horas 80 a 100 mg/dl.

- *Curva aplanada.* Se observa una hipoglucemia moderada en ayunas; en el resto de las tomas permanece < de 70 mg/dl. Se observa en los casos de hipoglucemia funcional o reactiva.

TABLA 20 Alteraciones de la prueba de tolerancia a la glucosa (mg/dl); en ayunas y dos horas post-prandial.

	Normal	*Prediabetes*	*Diabetes*	*Diabetes gestacional*
Ayunas	70 a 100	100–126	> 126	>92
2 horas	< de 140	140–199	> 200	>153

Niveles de insulina.— Se usan para investigar la hiperinsulinemia. Se consideran valores normales; ayunas: 5-15 µU/ml; postingesta de glucosa, a los 30 min 100; a la hora: 50 a 60; a las dos horas: 30-50 y a las 3 horas 5-15 **(TABLA 21)**. Sin embargo, es importante resaltar que estos parámetros son una guía, pues aún no hay consenso claro de puntos de corte ya que estos niveles siempre deben interpretarse en conjunto con los niveles de glucemia.

TABLA 21 Relación de los niveles de insulina con la glucemia.

Hora	Glucemia mg/dl	Insulinemia µU/ml
0	< 110	5–15
30min	< 199	100
1	< 160	50–60
2	< 140	30–50
3	< 110	5–15

HEMOGLOBINA GLUCOSILADA (HB A$_{1c}$ o HB rápida)

La hemoglobina glucosilada (VR= < de 6,5% de la hemoglobina total, Reynals), es una fracción de la hemoglobina total humana a la que, por un proceso lento no enzimático e irreversible, se le ha unido una molécula de glucosa al amino terminal de la valina en la cadena β de la hemoglobina. Este proceso de glucosilación es dependiente de la concentración de glucosa que está en contacto con la hemoglobina del glóbulo rojo circulante y dura 120 días aproximadamente (vida media del eritrocito). Por lo tanto, la medición de esta fracción es un excelente indicador del promedio de la glucemia en los 2 a 3 meses previos a la cuantificación. Es un método útil para evaluar el grado de compensación del diabético, ya que no determina el valor estático y circunstancial de una glucemia corriente en ayunas. La HbA$_{1c}$ retorna a cifras normales a las 4 o 6 semanas del control adecuado del enfermo y es independiente de la edad, sexo y estado de ayuno del paciente. Una elevación falsa de la HbA$_{1c}$ puede observarse en la uremia por la presencia de hemoglobina carbamilada o en pacientes con Hb fetal. Cifras bajas falsas se presentan en las hemoglobinopatías (C, D, S) y cuando se reduce la vida media de los eritrocitos (hemólisis y hemorragias o sangrías). Actualmente forma parte de los métodos para diagnosticar diabetes mellitus por lo que valores superiores a 6,5% se consideran anormales. En aquellos pacientes diabéticos ya conocidos sirve de seguimiento donde la meta es mantener valores menores de 7%.

SÍNDROME METABÓLICO

Este síndrome consiste en un grupo de alteraciones metabólicas que originan un alto riesgo para desarrollar diabetes mellitus tipo 2 y enfermedades cardiovasculares (enfermedad coronaria, arritmias cardíacas, insuficiencia cardíaca y episodios trombóticos) así como otras alteraciones asociadas son hiperandrogenismo (hirsutismo, acné y oligomenorrea), microalbuminuria, hígado graso, litiasis vesicular, gota y apnea del sueño. La obesidad está determinada por el aumento de la circunferencia abdominal o cintura (tomada entre la última costilla y la cresta ilíaca), la relación cintura/cadera y el índice de masa corporal. Las alteraciones que se encuentran son las siguientes (**TABLA 22**):

- *Dislipidemia aterogénica.* Aumento de los triglicéridos, LDL y apolipoproteína B con disminución de la HDL.

- Hipertensión arterial sistémica.
- Resistencia a la insulina, demostrada por la presencia de hiperglucemia en ayunas, intolerancia a la glucosa o diabetes mellitus tipo 2.
- *Estado protrombótico.* Se debe a ciertas alteraciones de los factores procoagulantes como son:
  - Aumento del fibrinógeno y factor VII.
  - Alteración de los factores antifibrinolíticos como el aumento del inhibidor del plasminógeno.
  - Alteraciones plaquetarias.
  - Disfunción endotelial.
- *Estado proinflamatorio.* Dado por aumento de citoquinas circulantes y de los reactantes de fase aguda (proteína C-reactiva).

TABLA 22 Criterios diagnósticos del síndrome metabólico (aha) (con 3 de 5 factores se hace el diagnóstico).

Aumento de la "cintura" o circunferencia abdominal (adaptado a población latina)	> 90 cm en el hombre > 80 cm en la mujer
Aumento de los triglicéridos	> de 150 mg o que reciba tratamiento para hipertrigliceridemia
Disminución del HDL-C	< 40 para el hombre < de 50 para la mujer o tratamiento para aumentar el HDL-C
Hipertensión arterial	> 140 sistólica y > de 90 diastólica o tratamiento con hipotensores
Hiperglucemia en ayunas	> 100 mg/dl, o con medicamentos hipoglucemiantes

INSULINOMA

Es un tumor benigno derivado de las células β del páncreas, generalmente solitario (99%) y pequeño (menor a 2 cm); es frecuente en mujeres adultas de la edad media (60% de los pacientes son mujeres alrededor de los 40-50 años). Se presenta con la "regla del 10%": 10% miden > de 2 cm; 10% son malignos; 10% son múltiples y 10% se asocian a neoplasias endocrinas múltiples I (NEM I). Se caracteriza por el hallazgo de hipoglucemia, hiperinsulinemia, síntomas neurológicos espontáneos (diplopía, visión borrosa, desorientación, amnesia, estupor, convulsiones o coma) y síntomas de descarga adrenérgica (sudoración, temblor y palpitaciones). La hipoglucemia generalmente ocurre en ayunas y responde rápidamente a la administración de glucosa (*triada de Whipple:* síntomas neurológicos en ayunas, hipoglucemia

< de 50 mg/dl y corrección de los síntomas con la administración de glucosa). Para confirmar estos datos se practican dos pruebas de provocación: el ayuno prolongado (prueba de oro), el péptido-C y anticuerpos contra la insulina; además, la prueba de tolbutamida intravenosa.

Ayuno prolongado.— Ayuno desde las 8 pm de la noche anterior, se prolonga hasta por 72 horas con actividad física moderada y se busca la triada de Whipple; más del 75% de los pacientes desarrollan síntomas antes de las 24 horas. La prueba se debe suspender si se detectan cifras de glucemia < de 40 mg/dl. Los criterios bioquímicos para establecer el diagnóstico son:

- Nivel de insulina > 6 µU/ml
- Asociado a nivel de glucemia < 40 mg/dl
- Nivel de péptido C > 2,5 ng/ml.
- Nivel de proinsulina > 22 pmol/L
- Niveles de sulfonilureas en sangre negativo
- La relación insulina/glucemia es mayor de 0.3 (VN= menor de 0.3; por ej., para una glucosa de 40 mg/dl debe haber una insulinemia menor de 6 µU/ml).

Peptido-C.— Es secretado simultáneamente por las células β del páncreas, por encima de 2 ng/dl (VR= 0.80 a 1.90 ng/ml); esta sustancia también expresa la liberación endógena de insulina, pero no tiene actividad biológica.

Prueba de tolbutamida.— En pacientes con insulinomas esta prueba puede causar hipoglucemias prolongadas que no responden al tratamiento, razón por la que ha caído en desuso y se menciona por su importancia histórica. Después de un ayuno de 12 horas se administra 1 g de tolbutamida de sodio EV en dos minutos; se obtiene la glucemia antes de la prueba, a los 3 minutos y cada 30 minutos hasta por 3 horas. Una hipoglucemia < de 40 mg/dl e hiperinsulinemia (> de 6 mU/ml) que se prolonga hasta las 3 horas, son respuestas típicas de pacientes con insulinomas. La insulina sérica, en personas normales debe retornar a niveles basales a los 60 minutos.

Referencias

Alberti G, Zimmet P, Shaw J and Grundy S. The IDF consensus world definition of the metabolic syndrome. International diabetes federation. 2006; S:23 pages.

American Diabetes Asociation. Standards of Medical Care in Diabetes 2016. Diabetes Care. 2016; 39(1): S1-S112.

Brown L, and others. Complications of Diabetes Mellitus Chapter 33. Williams Textbook of Endocrinology. Elsevier. 12th edition. 2012; pp: 1462-1551.

Buse J, and others. Type 2 Diabetes Mellitus Chapter 31. Williams Textbook of Endocrinology. Elsevier. 12th edition. 2012; pp: 1371-1435.

Cornier M, Dabelea D, Hernandez T, Lindstrom R, Steig A, Stob N, Van Pelt R, Wang H and Eckel R. The metabolic syndrome. Endocrine Reviews. 2008; 29(7): 777-822.

Desimone MG, Weinstock RC. Non-diabetec hypoglycemia. www.endotext.org 2016. Last update March 2016.

Eisenbarth G et al. Type 1 Diabetes Mellitus Chapter 32. Williams Textbook of Endocrinology. Elsevier. 12th edition. 2012; pp: 1436-1461.

Endocrine Society. Diabetes and Pregnancy: Clinical Practice Guideline. J Clin Endocrinol Metab. 2013; 98: 4227-4249.

Grundy S, Brewer B, Cleeman J, Smith S and Lenfant C. Definition of metabolic syndrome: report of the national heart, lung and blood institute/American heart association conference on scientific issues related to definition. Circulation. 2004; 109: 433-438.

Grundy S, Cleeman J, Daniels S, Donato K, Eckel R, Franklin B, Gordon D, Krauss R, Savage P, Smith S, Spertus J and Costa F. Diagnosis and management of the metabolic syndrome: an american heart association/national heart, lung and blood institute scientific statement. Circulation. 2005; 112: 2735-2752.

Grupo de Endocrinología Mérida ENDOMER. Manejo de la Diabetes Gestacional: Protocolo del Servicio de Endocrinología del Instituto Autónomo del Hospital Universitario de Los Andes. Rev Ven Endocrinol Metab. 2012; 10(2): 88-93.

Grupo de Endocrinología Mérida ENDOMER. Cetoacidosis Diabética en Adultos y Estado Hiperglucémico Hiperosmolar. Diagnóstico y Tratamiento. Rev Ven Endocrinol Metab. 2012; 10(3): 170-175.

Kassi E, Pervanidou P, Kaltas G and Chrousos G. Metabolic Syndrome: definitions and controversies. BMC Medicine. 2011; 9: 48-54.

Nessa A, Rahman SA, Hussain K. Hyperinsulinemic hypoglycemia. The molecular mechanisms. Front Endocrinol. 2016; 31(7): 29-35.

CAPÍTULO
17

Pruebas en la diabetes insípida

Genoveva Pedrique
José Agustín Caraballo Sierra

La diabetes insípida (DI) es un síndrome poliúrico que puede ser de origen *hipotálamo-hipofisario o central* por deficiente producción de la hormona antidiurética (*arginina-vasopresina o AVP*; VR= 1 a 13 pg/ml), o *nefrogénica* por deficiente respuesta de los túbulos colectores del riñón a la acción de la AVP. En cualquier caso, hay una falta de concentración de la orina para conservar el agua corporal, dando origen a una diuresis mayor de 50 ml/Kg en 24 horas (poliuria), sed intensa (polidipsia) y debilidad muscular; en casos severos puede conducir a una deshidratación importante.

La etiología de la DI central puede ser familiar (autosómica dominante), por agenesia o destrucción de la neurohipófisis, o adquirida; esta última, idiopática, por traumatismos cráneo-encefálicos, post-cirugía intracraneal, neoplasias (craneofaringioma, linfomas, meningiomas o cáncer metastásico), isquemia cerebral o hipoxia (síndrome de Sheehan por *shock* hipovolémico), enfermedades granulomatosas (sarcoidosis e histiocitosis), infecciones (encefalitis viral y meningitis bacteriana) y por trastornos autoinmunes. Aproximadamente la mitad de los casos no tienen una causa específica (idiopática).

La DI nefrógena se debe a una resistencia congénita de los receptores renales a la vasopresina, ubicados en los túbulos colectores. Sin embargo, pueden ser adquiridas y transitorias, como ocurre por el uso de amfotericina B, litio, cisplatino, hipokalemia, hipercalcemia, drepanocitosis y la enfermedad poliquística renal.

Los exámenes que orientan el diagnóstico de una diabetes insípida son los siguientes:

- *Orina.* Hipostenuria, con una osmolalidad < 300 mosmol/Kg (VR= 400 a 1400 mosmol/Kg) y densidad < 1005 (VR= 1002 a 1030). Una osmolalidad urinaria en la mañana mayor de 600 mosmol/Kg descarta la diabetes insípida.
- *Plasma:* Osmolalidad > de 300 (VR= 280 a 300 mosmol/Kg); hipernatremia superior a 144 mEq/L e hipercloremia. Los pacientes con polidipsia dipsógena tienen hiponatremia dilucional.

PRUEBA DE PRIVACIÓN DE AGUA DE 8 HORAS

La comparación de la osmolalidad urinaria alcanzada después de la deshidratación y el uso de la vasopresina, son las pruebas más útiles para diferenciar las causas de poliuria. Se sugieren los siguientes pasos:

- Consumir un desayuno ligero a las 7 am (no usar medicamentos, café o té); durante las 8 horas siguientes puede comer algún alimento sólido como galletas.

- Tomar el peso corporal al comienzo de la prueba; luego, a las 2, 4, 6 y 8 horas. Suspender la prueba si hay una reducción del 3% del peso o una sed muy intensa.

- Medir la osmolalidad y densidad urinaria al inicio, 2, 4, 6 y 8 horas. Suspender la prueba si la diuresis es menor de 30 ml/hora y la osmolalidad urinaria sobrepasa los 600 mosmol/Kg; esto descarta una diabetes insípida.

- Medir la osmolalidad del plasma al inicio y 2, 4, 6 y 8 horas. Si a las *8 horas,* la osmolalidad del plasma es mayor de 300 mosmol/Kg y la orina es menor de 600 mosmol/Kg, se administra desmopresina a la dosis de 1µg IM o 20 µg intranasal; también se usa la vasopresina acuosa 5 U subcutánea. Una hora más tarde se evalúan los valores. En líneas generales, los resultados pueden ser los siguientes:

  - *Personas normales.* La privación de agua en las primeras horas eleva discretamente la osmolalidad del plasma por encima de 300 mosmol/Kg y la orina dos a cuatro veces más que la del plasma.

  - *Polidipsia dipsógena.* Se comporta como las personas normales pero, con la administración de vasopresina, la poliuria disminuye, la densidad urinaria se eleva notablemente (hasta 1020); la osmolalidad de la orina aumenta menos que lo normal (menos de 400 mosmol/Kg) y la osmolalidad del plasma se mantiene alrededor de 280-290 mosmol/Kg.

  - *Diabetes insípida central.* Con la privación de agua la osmolalidad del plasma sobrepasa 300 mosmol/Kg y la osmolalidad de la orina permanece menos de 300 mosmol/Kg. Con la administración de vasopresina, la poliuria disminuye, la densidad urinaria aumenta por encima de 1015, la osmolalidad de la orina se eleva en más de 750 mosmol/Kg y la osmolalidad del plasma desciende a los valores normales. En otras palabras, la diabetes insípida central se corrige con la administración de vasopresina.

  - *Diabetes insípida nefrógena.* No responde a la administración de vasopresina, es decir, no disminuye la poliuria, no hay aumento de la osmolalidad urinaria y no se reduce la osmolaridad plasmática.

Cuando no se logra diferenciar clínicamente la diabetes neurógena de la nefrógena; la privación de líquidos durante 6 a 12 horas con una determinación baja de HAD en plasma u orina hacen el diagnóstico de diabetes insípida central.

Referencias

Ball Sg et al: Tests of posterior pituitary function. J Endocrinol Invest 2003; 26: 15-20.

Catford S, Wang YY and Wong R. Pituitary stalk lesions: systematic review and clinical guidance. Clin Endocrinol (Oxf). 2016. Epub ahead of print.

Kalra S, Zargar AH, Jain SM, Sethi B, Chowdhury S, Singh AK, Thomas N, Unnikrishnan AG, Thakkar PB, Malve H. Diabetes insipidus: the other diabetes. Indian J Endocrinol Metab. 2016; 20(1): 9-21.

Robertson G.L. En: Jameson J.L. (Ed) Harrison's Endocrinology. Disorders of the Neurohypophysis. McGraw-Hill, Medical Publishing Division, 2006.pp 57-69.

Valenti G and Tamma G. History of diabetes insipidus. G Ital Nefrol. 2016; 33(S66).

CAPÍTULO
18

Prolactinomas

Jesús Alfonso Osuna Ceballos
Genoveva Pedrique

La causa más frecuente de hiperprolactinemia es el prolactinoma o adenoma pituitario (secretor de prolactina). El aumento de la secreción de prolactina por las células lactotropas de la hipófisis (VR= < de 20 μg/L) es el trastorno de la pituitaria anterior más común. Los prolactinomas son los tumores más frecuentes de la adenohipófisis; se clasifican, de acuerdo con sus dimensiones, en *microadenomas,* menores de 10 mm, o *macroadenomas,* mayores de 10 mm; medidas que se logran establecer mediante la TC o preferiblemente la RM con contraste endovenoso con énfasis en silla turca. Un 5% de los microadenomas pueden progresar a macroadenomas. Los prolactinomas pueden estar limitados al espacio intraselar, sin rebasar la túnica osteo-aponeural de la silla turca o pueden ser invasivos y extenderse fuera de ella. Usualmente los adenomas son intraselares, pero a medida que crecen aumentan la presión sobre la silla turca y la expanden. Los macroadenomas pueden invadir estructuras vecinas, tanto óseas como vasculares y neurales (seno cavernoso, carótida y quiasma óptico). Recordar que la compresión del quiasma origina hemianopsia bitemporal.

Las manifestaciones clínicas de los prolactinomas dependen de su capacidad funcional y de sus dimensiones. El aumento de la secreción de prolactina ocasiona galactorrea en la mujer (secreción láctea mamaria fuera del embarazo o del período de lactancia), trastornos menstruales (oligoamenorrea o amenorrea), disfunción ovulatoria e infertilidad. En el hombre puede producir ginecomastia, eventualmente galactorrea, disfunción eréctil, infertilidad e hipogonadismo (disminución de los niveles plasmáticos de testosterona y alteración de la espermatogénesis). Recordar que existen causas fisiológicas (no tumorales) de hiperprolactinemia: en el embarazo, lactancia y en la estimulación frecuente del pezón. Los macroadenomas pueden presentar las manifestaciones de un tumor intracraneal, con cefalea, hipertensión intracraneana y compresión del quiasma óptico.

Los microadenomas, usualmente cursan con niveles plasmáticos de prolactina entre 50 y 150 ng/ml; niveles por encima de 50 ng/ml en muestras repetidas en la primera fase del ciclo menstrual obligan a descartar un prolactinoma, particularmente si hay manifestaciones clínicas. Los macroadenomas se caracterizan porque usualmente cursan con niveles de prolactina mayores de 100 ng/ml y pueden ser invasivos.

Las causas de hiperprolactinemia se pueden resumir en la siguiente forma:

- *Enfermedades pituitarias:* Prolactinoma (prolactina > de 100 µg/L), acromegalia, enfermedad de Cushing, síndrome de silla turca vacía; otros tumores (meningiomas, metástasis, adenoma gonadotropo y germinoma intraselar y, enfermedades infiltrativas (sarcoidosis y granulomas de células gigantes).

- *Enfermedades hipotalámicas:*
  - Tumores: metastásis, craneofaringioma, linfomas, germinoma, quistes, gliomas y hematomas.
  - Enfermedades infiltrativas: tuberculosis, sarcoidosis y granulomas.
  - Hipertensión intracraneana idiopática o pseudotumor cerebral.
  - Radiación craneana.

Medicamentos.— *Bloqueadores de los receptores de la dopamina:* metoclopramida, sulpiride, clorpromazina, flufenazina, haloperidol, perfenazina, prometazina y domperidona). *Otros medicamentos:* antihipertensivos (metildopa, reserpina y verapamil), estrógenos, (anticonceptivos orales), opiáceos, cimetidina, ranitidina, fluoxetina, antidepresivos tricíclicos y risperidona.

Otras causas.— Hiperprolactinemia fisiológica durante el embarazo y la lactancia. Hipotiroidismo primario, enfermedad renal crónica, cirrosis, estímulo neurogénico (manipulación de mamas), estrés (físico y psíquico) e idiopática.

Diagnóstico.— Evaluación clínica integral. Síntomas sugestivos de hiperprolactinemia: presencia de galactorrea con o sin trastornos menstruales, infertilidad, disfunción sexual en el varón y estados hipogonadales. Se deben medir los niveles plasmáticos de prolactina, en ayunas entre 8 y 9 de la mañana. Evaluar otras reservas adenohipofisiarias: LH, FSH y hormona de crecimiento para excluir coexistencia de secreción exagerada de dicha hormona; β-hCG (gonadotropina coriónica) para descartar embarazo en paciente con amenorrea secundaria, y TSH, T_3L y T_3L para descartar hipotiroidismo primario. De acuerdo con los niveles de prolactina, se solicitan estudios imagenológicos (TC o RM).

Referencias

Bonneville JF. Magnetic resonance imaging of pituitary tumors. Front Horm Res. 2016; 45:97-120.

Chakraborty S and Dehdashti AR. Does the medical treatment for prolactinoma remain the standard of care. Acta Neurochir (Wien). 2016; 158(5): 943-944.

Peng J, Qiu M, Qi S, Li D and Peng Y. Hypopituitarism patterns among adult males with prolactinomas. Clin Neurol Neurosurg. 2016; 144: 112-118.

CAPÍTULO
19 | Acromegalia

Jesús Alfonso Osuna Ceballos
Genoveva Pedrique

La acromegalia es una patología poco frecuente; tiene una prevalencia aproximada de 70 casos por millón y una incidencia anual de 3 a 4 casos por millón de habitantes. Esta enfermedad, descrita por primera vez por Pierre Marie en 1886, se caracteriza porque el paciente presenta niveles altos tanto de hormona de crecimiento como de factor 1 de crecimiento similar a la insulina (IGF-1). Alrededor del 98% de los pacientes con acromegalia tienen un tumor hipofisario de células somatotropas, con producción excesiva de hormona del crecimiento (HC) o somatotropa (VN en reposo = 0.5 a 17 ng/ml) y de la somatomedina-C o factor 1 de crecimiento similar a la insulina IGF-1 (VR = éste disminuye progresivamente desde la adolescencia a la senectud: 780 ng/ml a menos de 25 pg/ml). La prolactina se puede elevar en un 25% de los pacientes con acromegalia. La secreción normal de la HC es pulsátil y episódica, alcanzando concentraciones hasta 20-30 ng/ml en horas de la noche, en los primeros episodios de las ondas lentas del sueño, con niveles muy bajos entre los pulsos. Se considera que hay un hipersomatotropismo cuando los niveles de la HC son mayores de 10 ng/ml en ayunas en condiciones basales. El diagnóstico se orienta con la historia clínica, la evaluación neurológica, junto con campimetría y perimetría.

Las manifestaciones clínicas provocadas por el exceso de HC pueden ocurrir a cualquier edad, pero son más frecuentes entre los 40 y 50 años. Cuando se presenta antes de la pubertad (5% de todos los casos) se acompaña de aumento de la estatura o gigantismo. En el adulto aumentan las dimensiones de las manos y de los pies con deformación del macizo cráneo-facial que ocasiona prognatismo (protrusión del mentón). Otras manifestaciones clínicas son por efecto de la masa tumoral: hipertensión intracraneana, cefalea y trastornos visuales. Ocurren alteraciones del sistema cardiovascular: cardiomegalia e hipertensión arterial, que se relacionan con la producción excesiva de IGF-1 aumentando la morbillidad y mortalidad por alteraciones cardiovasculares y del aparato respiratorio, alteraciones metabólicas por el efecto antiinsulina de IGF-1: intolerancia para la glucosa y diabetes mellitus. La dislipidemia es frecuente en estos pacientes; además, el hipersomatotropismo aumenta el riesgo para enfermedades malignas (alta asociación con cáncer de colon). El comienzo de la acromegalia, usualmente es lento e insidioso, razón por la cual el diagnóstico se realiza tardíamente. La prevalencia de la acromegalia es de 38 a 69 casos por millón de habitantes, y la incidencia anual de nuevos pacientes es de 3-4 casos por millón. Las causas más comunes del hipersomatotropismo y de acromegalia, son las siguientes:

Secreción exagerada de hormona del crecimiento

- *Tumores hipofisarios:* adenomas en más del 95% de los casos; asociado a prolactinoma, carcinomas, neoplasias endocrinas múltiples: MEN-1 (adenoma de la paratiroides con hiperparatiroidismo, tumor de los islotes pancreáticos o insulinomas y adenomas pituitarios).

- *Tumores extra-hipofisarios (raros):* tumor de los islotes pancreáticos.

Secreción exagerada de hormona liberadora de la hormona del crecimiento (VN≤100 ng/ml)

- *Central:* tumores hipotalámicos: hamartoma, ganglioneuroma y coristoma.

- *Periférico:* tumores secretantes de hormona liberadora de somatotropina ectópica: carcinoide (bronquios, páncreas e indeterminado), tumor de los islotes pancreáticos, carcinoma de células pequeñas, adenoma suprarrenal (feocromocitoma) y otros tumores (medular del tiroides, páncreas, pulmón y timo).

Pruebas para el diagnóstico de la acromegalia y del hipersomatotropismo

- Medir tanto la hormona de crecimiento y eventualmente IGF-1 en condiciones basales.

- Medir la hormona del crecimiento (HC) a las 2 horas después de la carga oral de 75 a 100 g de glucosa. Es la *prueba oro* en la acromegalia, normalmente causa una reducción de la HC a menos de 0,4 ng/ml. En la acromegalia, generalmente hay una falta de supresión de la HC.

- Hacer estudios neuroimagenológicos (TC o RM craneal), en busca de tumores de la hipófisis, y radiografías de los segmentos óseos (manos, pies y columna dorsolumbar).

La RM ofrece mejor resolución por tratarse de un tejido blando y siempre debe solicitarse con medio de contraste.

Referencias

Anat Ben-shlomo Melmed. Acromegaly. Endocrinol Metab Clin N Am. 2008; 3: 102-122.

Boguszewski CL and Ayuk J. Management of endocrine disease: acromegaly and cancer: an old debate revisited. Eur J Endocrinol. 2016 Epub ahead of print.

Danilowicks K, Day PF, Manavela MP, Herrera CJ, Deheza ML, Isaac G, Juri A, Katz D and Bruno OD. Implementing a screening program for acromegaly in Latin America: necessity versus feasibility. Pituitary. 2016;Epub ahead of print.

Chang JS, Tseng HM and Chang TC. Serial follow-up of presurgical treatment using pasireotide long-acting release with or without octreotide long-acting release for naive active acromegaly. J Formos Med Assoc. 2016 Epub ahead of print.

Ratznelson L. Diagnosis and treatment of acromegaly. Growth hormon IGF Res. 2005; 15 suppl A:31-35.

Wilson DM, Frane J. A brief review of the use and utility of growth hormone stimulation testing in the NCGS: Do we need to do provocative GH testing? Growth hormon IGF Res. 2005 15 suppl A:21-5.

CAPÍTULO

20

Prueba de la función adrenal

Jesús Alfonso Osuna Ceballos
Genoveva Pedrique

Las glándulas adrenales producen diferentes hormonas cuyas acciones son importantes para mantener la homeostasis del sistema endocrino y el equilibrio de las funciones metabólicas. El exceso o deficiencia en la producción de una de esas hormonas origina patologías claramente definidas. La medida de estas hormonas o sus metabolitos constituye una práctica frecuente en la Endocrinología y en la Medicina Interna; a estos procedimientos analíticos se suman las técnicas de imagen: ultrasonido, tomografía computarizada (TC) y resonancia magnética (RM), las cuales son de valor incalculable en el diagnóstico de lesiones ocupantes de espacio de las glándulas adrenales y de la hipófisis; por ej., la RM (intensificada con Gadolinio) y TC cerebral son capaces de detectar lesiones hipofisarias menores de 5 mm.

La corticotropina, hormona adrenocorticotropina, o ACTH, como comúnmente se le conoce en el léxico médico, es secretada por las células β del lóbulo anterior de la hipófisis. La secreción de ACTH es inhibida a través del mecanismo de retroalimentación mediado por el cortisol sérico y es estimulada por la hormona liberadora de la corticotropina (CRH), proveniente del hipotálamo; esta última también es inhibida por el cortisol sérico. En la enfermedad de Cushing (causada por un adenoma hipofisario), la supresión de la ACTH se puede lograr, pero con un nivel de cortisol sérico cuatro veces mayor de su valor normal y también con la administración de glucocorticoides exógenos.

Las pruebas funcionales de las glándulas adrenales son importantes para el diagnóstico de la hiperfunción córticoadrenal (enfermedad y síndrome de Cushing); de hipofunción córticoadrenal aguda o crónica (enfermedad de Addison); de una hiperproducción de aldosterona por la zona glomerular (síndrome de Conn); de una hiperfunción de la zona medular (feocromocitoma) o de un tumor carcinoide ubicado en cualquier órgano de la economía. A continuación, se describen las pruebas más útiles en el diagnóstico de la función adrenal, es decir, los niveles hormonales séricos y urinarios, las pruebas de supresión y estimulación, además de los síndromes más frecuentes observados en la práctica diaria.

Adrenocorticotropina o ACTH.— (VR= 6 a 76 pg/ml en plasma). Actualmente se cuantifica por ensayo radioinmunométrico (IRMA), que ofrece una mayor sensibilidad y especificidad y es más preciso que el radioinmunoensayo RIA; sin embargo, la ACTH ectópica (modificada), secretada por algunos tumores no endocrinos, es indetectable por estos métodos.

ACTH proveniente del seno petroso inferior.— Prueba sumamente sofisticada que permite confirmar la producción de ACTH de origen hipofisario. Se realiza en centros altamente especializados.

Cortisol sérico.— (VR= 8 am: 5 a 25 µ/dl y 4 pm: 2 a 14 µ/dl). Es una determinación importante para evaluar la función adrenal; se debe recordar que existe un ritmo circadiano, con la mayor secreción de cortisol a las 8 am (muestra tomada en ayunas), y con la mínima a las 4 pm o medianoche. Para descubrir pequeñas alteraciones de la glándula adrenal es necesario hacer dos determinaciones en esos momentos del día. El ritmo circadiano se mantiene en la enfermedad de Addison, aunque los niveles de cortisol son muy bajos, pero se pierde en el hipercortisolismo de la enfermedad de Cushing, en los tumores adrenales o en la producción ectópica de ACTH.

Cortisol libre en la orina.— (VR= 20 a 70 µg o 55 a 193 nmol en orina de 24 horas). Este valor es directamente proporcional a la fracción no unida a la proteína del cortisol sérico (cortisol libre). Es la prueba de oro de la función adrenal y la de mayor sensibilidad. En vista de que se mide en la orina recolectada en 24 horas, no se modifica por las variaciones diurnas ni por la edad ni el peso del paciente.

17-cetoesteroides en orina.— (VR= hombre 3 - 22 mg y mujer 3 a 12 mg en orina de 24 horas). Este metabolito explora los derivados androgénicos provenientes de la corteza adrenal, de los ovarios y de los testículos; por consiguiente, es un buen índice de la actividad androgénica adrenal, pero insuficiente para orientar los diferentes tipos de Cushing. Estos valores pueden alterarse en múltiples patologías:

- *Valores elevados.* Se observan en muchas enfermedades sin una causa específica: enfermedad de Cushing, hiperfunción adrenal (síndrome de Cushing, síndrome adrenogenital y carcinoma adrenal), en los tumores testiculares de células intersticiales y en los estados virilizantes de origen ovárico (arrenoblastoma y en el síndrome de ovarios poliquísticos o de Stein-Leventhal).

- *Valores disminuidos.* Se presentan en la enfermedad de Addison y en el panhipopituitarismo (síndrome de Sheehan y enfermedad de Simmonds). Se observa también en la insuficiencia hepática porque es en el hígado donde ocurre la conversión de los corticoides a 17-cetoesteroides.

17-hidroxicorticoesteroides (17 OHCS) urinarios.— (VR= hombre: 3 - 10; mujer: 2 - 6 mg en 24 horas). Representa un 30% del cortisol producido por las adrenales, por lo tanto, ofrece una apreciación parcial de la función de dichas glándulas.

Androstenediona sérica.— (VR= 50 a 250 ng/dl). Refleja la producción de andrógenos gonadales y adrenales (zona fasicular). Su determinación es importante en síndromes que cursan con androgenización en la mujer.

Dehidroepiandrosterona (DHEA) o sulfato de DHEA sérica (SDHEA).— (VR= hombre: 180-1.250; mujer: 130 - 980 ng/dl). Se mide para el estudio del hirsutismo, de la hiperplasia adrenal congénita y en situaciones que cursen con manifestaciones de androgenización en la mujer. La medida de la SD-HEA constituye un índice útil de secreción androgénica casi exclusivamente de origen adrenal (zona reticular), ya que también es secretada por las gónadas, pero en pequeñas cantidades.

17α- hidroxiprogesterona sérica.— (VR=en la fase folicular 20 - 100 ng/dl y en la fase luteínica 100 - 500 ng/dl. En el hombre es de 5 - 250 ng/dl). Por ser la 17 α-hidroxiprogesterona (precursor del 11-desoxicortisol y del cortisol), sus niveles séricos aumentan cuando hay un déficit de la enzima *21-hidroxilasa,* como ocurre en la hiperplasia adrenal congénita (esta enzima interviene en el paso de 17α-hidroxiprogesterona a 11-desoxicortisol y la enzima *11β-hidroxilasa* de 11-desoxicortisol a cortisol).

Se debe enfatizar en que *la ACTH plasmática y el cortisol sérico junto con el cortisol libre urinario son las "pruebas oro" para el diagnóstico de hiper o hipofunción adrenal, en contraste con los 17-cetoesteroides y 17-OHCS que tienen menor valor diagnóstico.* En la **TABLA 23** se resume el rango de valores observados en las diferentes patologías que cursan con hiper o hipofunción adrenal.

PRUEBAS DE SUPRESIÓN

Tanto las pruebas de supresión como las de estimulación de las glándulas adrenales permiten demostrar la existencia de hiperfunción hipofisaria o corticoadrenal, o de una producción ectópica-autónoma de ACTH. Estas pruebas siguen teniendo valor, pero tienden a ser sustituidas por las determinaciones del cortisol y del ACTH séricos; no obstante, cuando existe dificultad para diferenciar una enfermedad de Cushing de un síndrome

TABLA 23 Rango de valores observados en la hiperfunción e hipofunción adrenal.

Prueba	Normal	Enfermedad de Cushing	Cushing ectópico	Cushing adrenal	Insuficiencia adrenal primaria	Insuficiencia adrenal secundaria
Cortisol (*) µg/dl	am: 5 – 25 pm: 2 – 14	> 27 > 24	> 49 > 41	> 22 > 20	< 4 < 3	< 2 < 4
ACTH pg/ml	6 – 76	> 113	> 275	< 25	> 1.214	< 8
Cortisol Libre en orina de 24 h (µg)	20 – 70	> 324	> 1.700	> 358	< 17	< 13
17-Ceto-esteroides en orina de 24 h (mg)	H: 3 – 22 M: 3 – 12	> 16	> 28	> 10	< 4	< 2.5
17-hidroxi-corticoesteroides en orina de 24 h (mg)	H: 3 – 10 M: 2 – 6	> 26	> 51	> 19	< 2.8	< 3

(*) Tomar en cuenta los valores de referencia de cada laboratorio.

de Cushing, o eventualmente de un pseudo-Cushing, y no se dispone de aquellos recursos, se recurre a la prueba de supresión del eje hipotálamo-hipófisis-adrenal con dexametasona (dosis bajas o altas) o con la metirapona, esta última actualmente en desuso por la alta sensibilidad de los niveles hormonales séricos antes mencionados.

Prueba de supresión con dosis bajas de dexametasona.— La dexametasona es un análogo potente del cortisol que no es detectado en el suero. Esta prueba es simple y de bajo costo; se basa en la supresión de la ACTH y cortisol con el uso de este glucocorticoide. Se administra 1 mg *vía oral* (VO) de dexametasona a las 11 pm, se mide previamente el cortisol a las 8 am de ese día y a las 8 horas siguientes a la administración de la dexametasona (7 am del día siguiente). Para la buena ejecución e interpretación de este examen es necesaria la tranquilidad del paciente y que no esté recibiendo medicamentos como rifampicina, difenilhidantoína, fenobarbital o espironolactona. Normalmente, la ACTH disminuye a menos de 50 nmol/L y los resultados del cortisol sérico pueden ser los siguientes:

- Supresión de la glándula adrenal (cortisol sérico inferior a 5 µg/dl o reducción de más del 50% del cortisol basal). Esta supresión se observa en la enfermedad de Cushing (hipotálamo-hipófisis-dependiente) y no en el síndrome de Cushing por tumor adrenal o en la producción ectópica de ACTH por neoplasias.

- No supresión de la glándula adrenal (cortisol sérico mayor de 10 µg/dl). Ocurre en el síndrome de Cushing de origen adrenal o en la producción ectópica de ACTH por neoplasias; en estas patologías, la secreción de cortisol es autónoma, por lo tanto, la secreción de ACTH es suprimida constantemente por las altas concentraciones de cortisol.

- Valores entre 5 y 10 µg/dl. Estos resultados son dudosos y se le denomina pseudo-Cushing, observado en muchas condiciones como la depresión, alcoholismo crónico y obesidad; este resultado obliga a repetir la muestra o hacer una supresión con dosis altas de dexametasona.

Prueba de supresión con dosis altas de dexametasona.— Con esta prueba se intenta reforzar la diferencia entre una enfermedad de Cushing y un síndrome de Cushing. Consiste en la administración de dexametasona 8 mg VO a las 11 pm. Se mide el cortisol sérico a las 8 am de ese día y 8 horas después de la administración del medicamento. Con esta dosis se consigue una buena supresión de la secreción de cortisol en los pacientes afectados de la enfermedad de Cushing: reducción en un 50% de los valores basales de cortisol sérico o menos de 5 µg/dl; además, en la orina recogida en las siguientes 24 horas se puede encontrar una disminución del cortisol libre, de los 17-cetoesteroides y 17-hidroxicorticoesteroides. Igualmente, no ocurre supresión en el síndrome de Cushing adrenal o ACTH de origen ectópico.

Prueba de metirapona.— Esta sustancia bloquea la producción de cortisol en la esteroidegénesis al inhibir la enzima *11 β-hidroxilasa*; como resultado por retroalimentación sobre la hipófisis se eleva la ACTH, que por su acción sobre las adrenales aumenta la producción de 17-hidroxicorticoesteroides urinarios; esto indica que la hipófisis es capaz de responder al aumentar la producción de ACTH; esta respuesta no se consigue cuando hay deficiencia hipofisaria de la ACTH (insuficiencia adrenal secundaria); sin embargo, esta prueba no se debe hacer cuando se sospecha una insuficiencia adrenal primaria, por el riesgo de desencadenar una crisis de insuficiencia adrenal. Por otra parte, la elevación de cinco veces en el plasma del 11-desoxicortisol (por no haber la transformación de 11-desoxicortisol a cortisol por la enzima *11 β-hidroxilasa*) se espera en pacientes con la enfermedad de Cushing, mientras que no hay aumento o existe una respuesta escasa en los pacientes con un síndrome de Cushing adrenal o de origen ectópico. Para esta prueba se usa la metirapona a la dosis de 750 mg VO cada 6 horas por 6 dosis; otra forma consiste en administrar una dosis única de metirapona 30 mg Kg a las 11 pm y medir la ACTH plasmática y el cortisol sérico a la mañana siguiente; este último desciende normalmente a menos de 6 µg/dl.

PRUEBAS DE ESTIMULACIÓN

La adenohipófisis se estimula con la hormona liberadora de corticotropina (CRH) y con la prueba de hipoglucemia inducida por la insulina; por su parte, las adrenales se estimulan con ACTH o tetracosáctido. Las dos primeras son útiles para el diagnóstico diferencial de la enfermedad de Cushing con el síndrome de Cushing, mientras que la prueba con ACTH sirve para diferenciar la insuficiencia adrenal primaria de la secundaria; esta última mide la reserva de glucocorticoides adrenales y las dos primeras la reserva de ACTH de la adenohipófisis. Las glándulas adrenales son estimuladas después de medir los valores basales de ACTH plasmática y cortisol sérico en ayunas.

Prueba de estimulación con hormona liberadora de ACTH (CRH).— Las afecciones hipofisarias productoras de ACTH logran aumentar la secreción de ésta cuando se administra la CRH mientras que no hay respuesta o ésta es plana en el hipercortisolismo por neoplasias adrenales o por tumores productores de ACTH ectópica debido a que la secreción de ACTH está fuertemente inhibida por el alto nivel de cortisol sérico. También es útil para diferenciar una insuficiencia adrenal primaria y secundaria. La estimulación con CRH es igual en precisión que la clásica supresión con dosis altas de dexametasona para detectar la enfermedad de Cushing. La prueba con CRH puede hacerse en pacientes ambulatorios. Para esta prueba se siguen los siguientes pasos:

- Se miden los niveles plasmáticos basales de ACTH y cortisol sérico en la mañana.

- Se administra CRH, 1 µg/Kg o 100 µg EV en dos minutos.

- Se miden los niveles sanguíneos de cortisol y ACTH a los 15, 30, 60 minutos.

Normalmente, los niveles de ACTH se duplican entre 15 y 60 minutos y el cortisol sérico se triplica o cuadruplica entre 15 y 30 minutos. Los efectos colaterales posibles con la administración de CRH son fogaje, sensación de opresión en el cuello, taquicardia e hipotensión. Los resultados que se pueden obtener, son los siguientes:

- Respuesta exagerada o positiva. Es propia de la enfermedad de Cushing; se observa un aumento de la ACTH > del 50% ó del cortisol sérico > del 20% sobre los niveles basales

- Respuesta plana o negativa. Se observa en casos de producción excesiva de cortisol por tumores adrenales o producción ectópica de ACTH. Puede ocurrir un aumento de la ACTH, pero < del 50% y del cortisol < del 20%.

Prueba de estimulación con ACTH o tetracosáctido (1-24 ACTH).— La prueba es útil cuando existe la sospecha de insuficiencia adrenal primaria o secundaria. No debe emplearse cuando se usan glucocorticoides orales por tiempo prolongado, pues una corteza adrenal así suprimida o *atrófica* no responde a esta prueba. Consiste en la administración de ACTH 250 µg EV o IM o tetracosáctido (actualmente ha sustituido la ACTH), se mide el cortisol sérico basal, antes de la inyección, luego a los 30 y 60 minutos. Se considera buena respuesta cuando se produce una duplicación del cortisol de los valores basales, generalmente superiores a 30 µg/dl. En la insuficiencia adrenal primaria es menor de 15 µg/dl y en la secundaria la respuesta se acerca a lo normal.

También se puede usar el tetracosáctido depot a la dosis de 1 mg IM; la medición del cortisol debe realizarse a las 5 o 6 horas, ya que es el momento de la máxima respuesta córticoadrenal a este estímulo y en las personas sanas debe aumentar a más de dos y medio veces los valores normales.

Prueba de hipoglucemia inducida por insulina.— Es útil para estudiar la integridad del eje hipotalamo-hipófisis-adrenal mediante la inducción de hipoglucemia (nunca menor de 40 mg/dl). Se administra insulina regular 0.05 a 0.10 U por Kg EV; en caso de haber resistencia a la insulina, como en la obesidad, acromegalia, síndrome de Cushing o hipotiroidismo, se incrementa a 0.15 U por Kg EV. Se mide el cortisol y la glucemia antes de la insulina y luego a los 15, 30, 60, 75 y 90 minutos. Normalmente, cuando el eje hipotalamo-hipófisis-adrenal está intacto, se eleva el cortisol a más de 20 µg/dl debido a que la hipoglucemia induce liberación de CRH y de ACTH.

SÍNDROME DE CUSHING

El síndrome de Cushing se caracteriza por una producción exagerada de glucocorticoides por las glándulas adrenales. El 90% es *ACTH- dependiente*, es decir, se debe al exceso de producción de ACTH que conduce a la generación de glucocorticoides; un 90% es ocasionado por microadenomas hipofisarios y origina el llamado síndrome de Cushing hipofisario, más conocido universalmente como *enfermedad de Cushing.* Como regla de oro, si la ACTH es mayor de 113 pg/ml, la hipersecreción de cortisol es altamente probable ACTH-dependiente.

Por otra parte, el síndrome de Cushing ACTH-independiente tiene un origen primario en las adrenales, las cuales producen glucocorticoides en forma excesiva; también puede deberse a una producción ectópica de ACTH y raras veces por hipersecreción de CRH. Sin embargo, lo más frecuentemente observado es por el uso prolongado de glucocorticoides con fines terapéuticos. La ACTH se eleva en la enfermedad de Cushing y en la producción ectópica de dicha hormona; por el contrario, la ACTH disminuye en el síndrome de Cushing adrenal. Sin embargo, los niveles más altos de ACTH se observan en pacientes con producción ectópica de esta hormona, más que en la propia enfermedad de Cushing, posiblemente porque el nivel de cortisol sérico es capaz de inhibir más los adenomas hipofisarios que los tumores productores de ACTH ectópica. Si el cortisol es mayor de 50 µg/dl y la ACTH menor de 5 pg/dl, indiscutiblemente, el síndrome de Cushing es adrenal primario. Recordar que las manifestaciones clínicas de la enfermedad de Cushing y de una producción ectópica de ACTH y/o CRH son indistinguibles **(FIG 15)**.

Entre las *patologías adrenales* que causan síndrome de Cushing están las neoplasias (carcinomas o adenomas) y la hiperplasia adrenal primaria. La *producción ectópica de ACTH* se observa en ciertas neoplasias como el carcinoma pulmonar de células pequeñas, tumores carcinoides, y con menos frecuencia en el cáncer medular de la glándula tiroides, neoplasias de los islotes pancreáticos, feocromocitoma y adenocarcinomas de diferentes órganos (ovario, riñón, colon, pulmón y esófago).

Los exámenes más resaltantes en el síndrome de Cushing (tanto adrenal como en la producción ectópica de ACTH) son elevación del cortisol sérico, aumento de la excreción urinaria de cortisol libre en orina de 24 horas y sus metabolitos: 17-cetoesteroides y 17-hidroxicorticoesteroides, pérdida del ritmo diurno normal del cortisol (con un nivel más alto en las tardes) y finalmente resistencia absoluta o relativa a la supresión del cortisol con la administración de dexametasona. *La determinación de cortisol urinario libre y el cortisol sérico medidos con la prueba de supresión de 1 mg de dexametasona han mostrado la mayor especificidad en un número importante de pacientes con sospecha de síndrome de Cushing* **(FIG 17)**.

FIG 17 Algoritmo para el diagnóstico del síndrome de cushing.

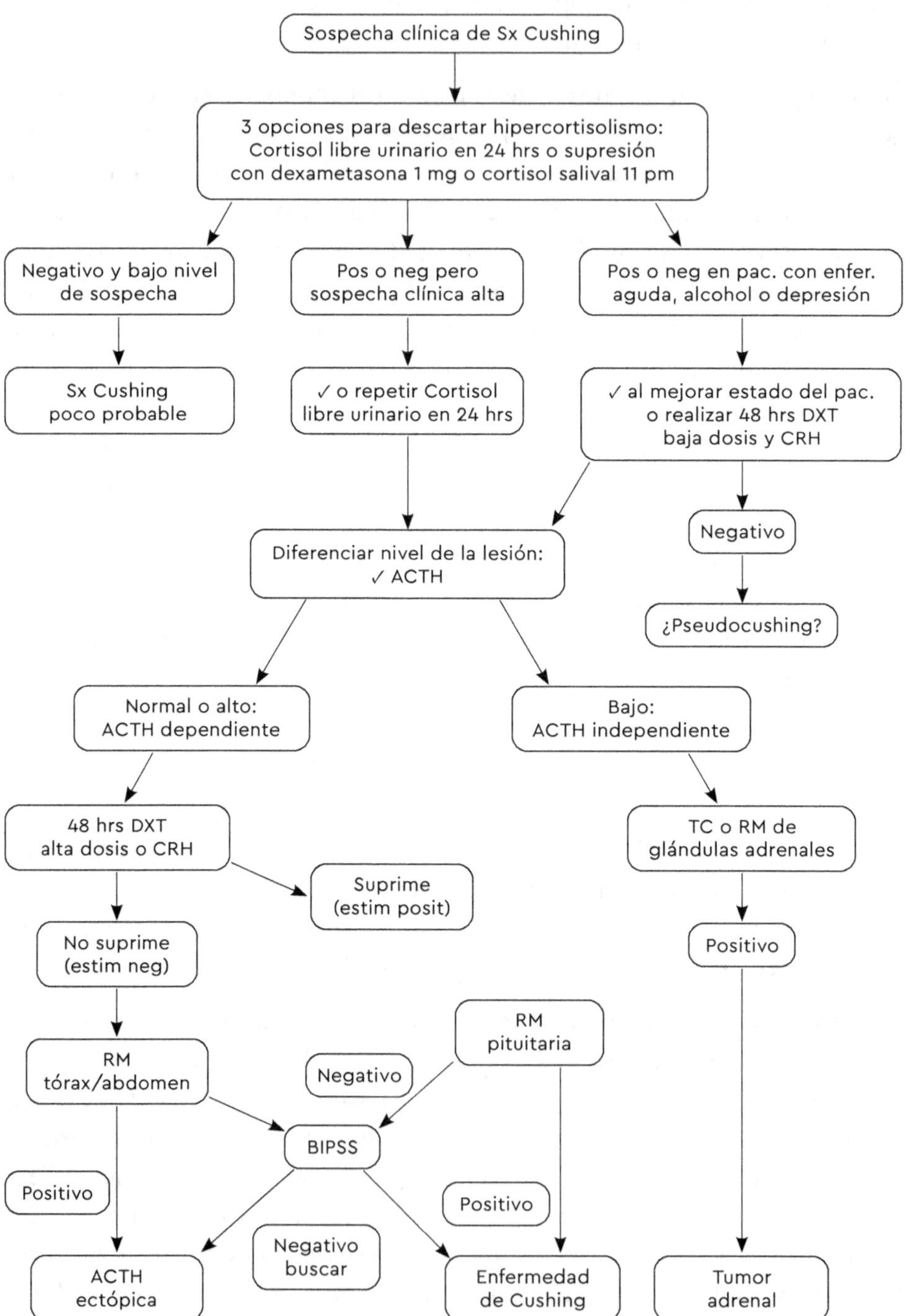

INSUFICIENCIA ADRENAL

La insuficiencia adrenal ocurre por falla primaria de las glándulas adrenales; ésta puede ser aguda, por supresión brusca de tratamientos prolongados con glucocorticoides (atrofian la glándula adrenal), *shock* por hemorragias e infección meningocócica y, la forma crónica, llamada enfermedad de Addison de origen autoinmune, o causada por tuberculosis, histoplasmosis, infiltración neoplásica o por el uso de medicamentos como el ketoconazol. La insuficiencia adrenal secundaria se debe a una deficiente producción de ACTH, como ocurre en el síndrome de Sheehan, los traumatismos cráneo-encefálicos y la cirugía de la glándula hipófisis.

En la insuficiencia adrenal primaria, los niveles basales de ACTH están elevados (>100 pg/dl) y pueden aumentar con la administración de CRH. Un cortisol sérico a las 8 am menor de 3 µg/dl es altamente sugestivo de insuficiencia adrenal y mayor de 18 µg/dl la descarta. Otros hallazgos son hiponatremia e hiperkalemia por la insuficiente secreción de aldosterona. En lesiones que ocurren por encima de la hipófisis (hipotálamo) hay una respuesta exagerada a la administración de CRH con un aumento del cortisol sérico; mientras que en las lesiones hipofisarias hay una disminución de la ACTH y la estimulación con CRH ofrece una respuesta indetectable de ACTH y cortisol.

HIPERALDOSTERONISMO PRIMARIO

El hiperaldosteronismo primario se debe a una producción aumentada (absoluta o relativa) y autónoma de la aldosterona por la zona glomerular de la corteza suprarrenal. Entre sus causas se mencionan la hiperplasia bilateral idiopática (60%), adenoma unilateral de la glándula conocido como síndrome de Conn (35%), hiperplasia adrenal primaria unilateral (2%), hiperaldosteronismo suprimible con glucocorticoides que forma parte del hiperaldosteronismo familiar (< 1%) y, el carcinoma adrenal o la producción ectópica de aldosterona; ambos con una frecuencia menor del 0,1 %.

Para el estudio y diagnóstico del hiperaldosteronismo primario se define lo que se denomina detección del paciente con diagnóstico posible y confirmación de la enfermedad. Se recomienda como prueba de despistaje para el hiperaldosteronismo primario el índice aldosterona/renina, en los siguientes pacientes.

- Hipertensión arterial de aparición temprana (< 20 años).

- Hipertensión arterial asociada a historia familiar de hipertensión arterial y accidentes cerebrovasculares en < de 40 años de edad.

- Hipertensión arterial controlada con cuatro o más hipotensores a dosis máxima.

- Hipertensión asociado a hipokalemia inducido o no por el uso de diuréticos.

- Hipertensión arterial más "incidentaloma" adrenal.

- Hipertensión arterial asociado al síndrome de apnea del sueño.

Actualmente la mayoría de los *kits* comerciales de laboratorio miden la concentración de renina directamente, sin embargo, para calcular el índice de aldosterona/renina se suele utilizar la medición de actividad de renina plasmática (ARP) por ser más sensible. Al medir aldosterona en ng/dl (VR= 6-25 ng/dl) y ARP (VR= 0.35 a 5.8 ng/ml/hora), el punto de corte más utilizado es de 30 a 35. De esta manera la interpretación puede ser de la siguiente manera:

- ***Exceso mineralocorticoide no dependiente de aldosterona.*** Aldosterona < 15 ng/dl, renina < 1ng/ml/h e índice ald/ARP menor de 30. Estos resultados orientan a un exceso mineralocorticoide pero no de aldosterona, como en el síndrome de Cushing, administración de mineralocorticoides exógenos, hiperplasia adrenal congénita, déficit de la enzima *11β-hidroxiesteroide-deshidrogenasa* y síndrome de Liddle (mutación autosómica dominante en la subunidad β de los canales epiteliales de sodio).

- ***Hiperaldosteronismo secundario:*** aldosterona > 15 ng/dl, renina > 1ng/ml/h e índice ald/ARP menor a 30. Estas cifras se observan en la enfermedad renovascular, insuficiencia cardiaca crónica, cirrosis hepática, síndrome nefrótico, tumores secretores de renina y el síndrome de Bartter (mutación en la proteína transportadora sensible al sodio), sindrome de Gitelman (mutación en la proteína sodio y cloro sensible).

- ***Hiperaldosteronismo primario:*** aldosterona > 15 ng/dl, renina < 1ng/ml/h e índice ald/ARP mayor a 30. En estos casos es necesaria la realización de al menos una prueba confirmatoria como: la prueba oral con sodio, prueba de infusión salina, prueba de supresión con fludrocortisona o la prueba dinámica con captopril. Es importante destacar que para la realización de estas pruebas se debe controlar la hipertensión arterial con medicamentos que no modifiquen la medición de los niveles de aldosterona como el verapamilo de acción prolongada, hidralazina, prazosin, doxazosin, terazosin (todos los bloqueadores α-adrenérgicos).

Sin embargo, el único caso en el que se pueden obviar estas pruebas es en pacientes con hipokalemia espontánea, renina plasmática indetectable (muy baja) y niveles de aldosterona por encima de 20 ng/dl, ya que el diagnóstico es obvio.

En la **TABLA 24**, se describen las pruebas confirmatorias para el diagnóstico del hiperaldosteronismo primario. Es importante resaltar que estas pruebas son realizadas en laboratorios especializados donde tanto la preparación del paciente como la toma de muestra y su posterior procesamiento estan a cargo de personal entrenado y altamente calificado para ello.

Ante una prueba confirmatoria positiva se procede a la búsqueda de la lesión mediante TC y RM con contraste para visualizar las glándulas suprarrenales. En el caso de evidenciar una tumoración, ésta puede ser un adenoma en la mayoría de los casos y con menor frecuencia un carcinoma. En el caso de no evidenciar una lesión tumoral se procede a la toma de muestra venosa adrenal, mediante cateterización de ambas venas adrenales y se miden los niveles de aldosterona directamente de cada vena; de esta manera se puede localizar la glándula comprometida, aunque, en caso de no encontrar diferencias, pero evidenciar niveles altos de aldosterona, se inclina el diagnóstico hacia una hiperplasia adrenal congénita o una hiperplasia suprimible con corticoesteroides.

FEOCROMOCITOMA
(pruebas de la función de la médula adrenal)

El feocromocitoma es un tumor originado de las células cromafines del sistema nervioso simpático; tiene la propiedad de liberar a la circulación cantidades excesivas de catecolaminas: adrenalina, noradrenalina y dopamina, produciendo además sus metabolitos que se pueden cuantificar en la orina, tales como la metanefrina y normetanefrina. *Como las metanefrinas se producen continuamente (no episódica como las catecolaminas), su cuantificación en el suero y orina son las pruebas oro para el diagnóstico del feocromocitoma.* Esta enfermedad se caracteriza por hipertensión sostenida con paroxismos añadidos *(crisis hipertensiva).* Puede cursar con otros tumores endocrinos formando parte del síndrome de múltiples neoplasias endocrinas (MEN2a): carcinoma medular de la glándula tiroides, adenomas paratiroideos y feocromocitoma (síndrome de Sipple).

TABLA 24 Pruebas confirmatorias para el diagnóstico del hiperaldosteronismo primario.

Prueba confirmatoria	*Procedimiento*	*Interpretación*	*Dificultades*
Carga oral con sodio	El paciente debe consumir alrededor de 6 g/día de sodio por 3 días consecutivos, verificado por el contenido de sodio en orina de 24h. Debe recibir tabletas de cloruro de potasio para mantener los niveles de potasio normales. En la mañana del día 3 inicia la recolección de orina por 24 horas para medir los niveles de aldosterona.	HP se descarta con niveles de aldosterona < 10 µg/24h (VN= 2.9–20 µg/24h. Niveles plasmáticos de aldosterona mayores de 12–14 µg/24h muy probable orientan el diagnóstico de HP	No se debe realizar en pacientes con HTA no controlada, insuficiencia renal, insuficiencia cardiaca, arritmias cardiacas o hipokalemia severa
Infusión salina	El paciente debe permanecer en decubito dorsal una hora previa a la prueba y durante la infusión de 2 litros de Sol. 0,9% en 4 horas, preferiblemente a las 8am. Se monitoriza el paciente durante toda la prueba y se miden niveles de aldosterona, renina, cortisol, potasio a la hora 0 y luego a las 4 horas.	Aldosterona < 5 ng/dl practicamente descartan el diagnóstico. Aldosterona > 10ng/dl altamente probable el diagnóstico. Aldosterona entre 5–10 ng/dl se considera indeterminado	No se debe realizar en pacientes con HTA no controlada, insuficiencia renal, insuficiencia cardiaca, arritmias cardiacas o hipokalemia severa
Supresión con fludrocortisona	El paciente debe recibir 0,1 mg de fludrocortisona VO c/6h por 4 días. Adicionar suplementos de cloruro de potasio para mantener niveles de potasio alrededor de 4 mEq/L medidos 4 veces al día. También tabletas de cloruro de sodio y suficiente ingesta de sal en la comida para mantener una excresión urinaria de sodio de al menos 3 mmol/Kg. En el cuarto día se miden los niveles de aldosterona y actividad de renina plasmática a las 10 am con el paciente sentado así como los niveles de cortisol a las 7 y a las 10 am	Aldosterona > 6 ng/dl o renina < 1 ng/ml/h confirma el diagnóstico. El cortisol de las 10 am más bajo que el cortisol de las 7 am ayuda a excluir un efecto de ACTH.	Se requieren varios días de hospitalización
Prueba dinámica con captopril	El paciente debe recibir 25–50 mg de captopril VO en una hora mientras se encuentra sentado o parado. Se miden niveles de actividad de renina plasmática, aldosterona y cortisol a las 0, 1 y 2 h después de la dosis de captopril con el paciente sentado entre las tomas	Aldosterona en plasma debe suprimirse por el efecto del captopril (> 30%). En pacientes con HP se mantiene elevada con niveles suprimidos de renina plasmática	Se considera una prueba con altos índices de falsos negativos

Para el diagnóstico del feocromocitoma anteriormente se determinaban catecolaminas totales y metanefrinas fraccionadas en orina de 24 horas, así como los niveles de ácido vanililmandélico. Actualmente se miden las metanefrinas fraccionadas en plasma o en orina de 24 horas (metanefrinas y normetanefrinas). Con el método de espectometría de masa para determinar estas metanefrinas en plasma, la sensibilidad alcanza casi el 100%. Es importante tomar en cuenta para la posible localización de un tumor, que la norepinefrina es principalmente producida por los ganglios simpáticos mientras que, la epinefrina por la médula adrenal.

La cromogranina A (proteína secretada por los gránulos cromafines) ha sido identificada como un marcador de tamaño y posible malignidad en el estudio del feocromocitoma.

Para la toma de las muestras es importante instruir al paciente, para evitar, al menos doce horas antes del examen: café o bebidas cafeinadas, actividad física extrema, fumar y medicamentos (acetaminofén, antidepresivos tricíclicos, descongestionantes nasales, fenoxibenzamina). La toma de la muestra debe realizarse en posición sentado, después de 30 minutos de haber tomado la vena; para lograr que el paciente se encuentre lo más tranquilo posible.

La elevación en plasma o suero de las metanefrinas a más de 4 veces el valor normal de referencia del equipo utilizado, se asocia a casi un 100% de probabilidad diagnóstica de un feocromocitoma. Sin embargo, actualmente los valores plasmáticos que se consideran anormales son: metanefrinas > 96 pg/ml; normetanefrinas >130 pg/ml y totales > 200 pg/dl.

Para pacientes con niveles de metanefrinas aumentados, pero que no alcanzan 4 veces por encima del valor de referencia del equipo, se sugiere utilizar una prueba confirmatoria de supresión con clonidina. Para esta, se administra clonidina al paciente y se esperan 3 horas para tomar una nueva muestra; si la clonidina falla en suprimir a menos de 40% los niveles plasmáticos de normetanefrina, se considera alta la posibilidad de un tumor suprarrenal (100% sensibilidad y 96% especificidad).

TUMORES CARCINOIDES

En líneas generales, las pruebas de laboratorio de los tumores carcinoides se caracterizan por:

- Aumento del ácido 5-hidroxi-indolacético (metabolito de la serotonina) en la orina de 24 horas (VR= 2-8 mg).

- Aumento de la cromogranina A en el plasma.

- Aumento de la serotonina plaquetaria.

- Aumento de la dopamina, noradrenalina y sus metabolitos.

- Se debe precisar el tumor carcinoide bronquial o digestivo con una TC del tórax y abdomen (con medio de contraste). La endoscopia digestiva es útil en tumores intestinales.

Referencias

Amar L, Lussey-Lepoutre C, Lenders J, Djadi-Prat J, Plouin PF and Steichen O. Management of endocrine disease: recurrence or new tumors afeter complete resection of phaeochromocytomas and paragangliomas. A sistematic review and meta-analysis. Eur J Endocrinol. 2016 Epub ahead of print.

Ambrogio AG and Cavagnini F. Role of "old" pharmacological agents in the treatment of Cushing's syndrome. J Endocrinol Invest. 2016 Epub ahead of print.

Benafif S and Eeles R. Diagnosis and management of hereditary carcinoids. Recent Result Cancer Res. 2016; 205: 149-168.

Bensing S, Hulting AL, Husebye ES, Kampe O and Lovas K. Management of endocrine disease: Epidemiology, quality of life and complications of primary adrenal insufficiency: a review. Eur J Endocrinol. 2016 Epub ahead of print.

Fardella CE, Mosso L. Primary aldosteronism. Clin Lab 2002; 48(3-4): 181-290. Review.

Farrugia FA, et al. Pheochromocytoma, diagnosis and treatment: Review of the literature. Endocrine Regulations. 2017; 51(3): 168-181.

Funder J, et al. Case Detection, Diagnosis, and Treatment of Patients with Primary Aldosteronism: An Endocrine Society Clinical Practice Guideline. J Clin Endocrinol Metab. 2016; 101: 1889-1916.

Joseph RM, Hunter AL, Ray DW and Dixon WG. Systemic glucocorticoid therapy and adrenal insufficiency in adults: A systematic review. Semin Arthritis Rheum. 2016 Epub ahead of print.

Kirschner L. Review: Emerging Treatment Strategies for Adrenocortical Carcinoma: A New Hope. J Clin Endocrinol Metab. 2006; 91(1): 14-21.

Lim V, Guo Q, Grant CS, Thompson GB, Richards ML, Farley DR and Young WF Jr. Accuracy of adrenal imaging and adrenal venous sampling in predicting surgical cure of primary aldosteronism. J Clin Endocrinol Metab. 2014; 99(8): 2712-9.

Lim JH, Kim SJ, Jung MK, Kim KE, Kwon AR, Chae HW, Kim DH and Kim HS. A patient with Cushing disease lateralizing a pituitary adenoma by inferior petrosal sinus sampling using desmopressing: a case report. Ann Pediatr Endocrinol Metab. 2016; 21(1): 43-46.

Lonser RR, Nieman L and Oldfield EH. Cushing's disease: pathobiology, diagnosis and management. J Neurosurg. 2016; 22: 1-14.

Lynnette K, et al. The Diagnosis of Cushing's Syndrome: An Endocrine Society Clinical Practice Guideline. J Clin Endocrinol Metab. 2008; 93(5): 1526-1540.

Moradi S, Shafiepour M and Amirbaigloo A. A women with normotensive primary hyperaldosteronism. Acta Med Iran. 2016; 54(2): 156-8.

Nair A, Dhingra A, Gopi A and Jyotsna VP. Nonsupressible oral dexametasone supression test but not cushing syndrome. Case Rep Endocrinol. 2016 Epub ahead of print.

Pecori-Giraldi F et al., Specificity of First-Line Tests for the Diagnosis of Cushing Syndrome Assesment in a Large Series. J Clin Endocrinol Metab. 2007; 92: 4123-29.

Sabbadin C and Fallo F. Hyperaldosteronism: screening and diagnostic tests. High Blood Press Cardiovasc Prev. 2016 Epub ahead of print.

Van der Meij N, van Leeuwaarde RS, Vervoort SC and Zelissen PM. Self-management support in patients with adrenal insufficiency. Clin Endocrinol (Oxf). 2016 Epub ahead of print.

Vilela L, et al. Diagnosis and Management of primary aldosterona. Arch Endocrinol Metab. 2017; 61(3): 305-12.

Waguespack SG, et al. A Current Review of the Etiology, Diagnosis and Treatment of Pediatric Pheochromocytoma and Paraganglioma. J CLin Endocrinol Metab. 2010; 95: 2023-2037.

Y-Hassan S. Clinical features and outcome of Pheochromocytoma-induced takotsubo syndrome: analysis of 80 published cases. Am J Cardiol. 2016 Epub ahead of print.

Young W. Incidentally Discovered Adrenal Mass. N Engl J Med 2007; 356: 601-10.

Young W. Primary Aldosteronism: renaissance of a syndrome. Clinical Endocrinology 2007; 66: 607-618.

CAPÍTULO
21

Prueba del equilibrio ácido-base

Roberto Alonso Rivas Hernández

Diariamente se incorporan al organismo hidrogeniones H^+ procedentes del metabolismo de las proteínas y ácido carbónico ($H_2CO_3^-$) que resulta del dióxido de carbono (CO_2) más H_2O originado del metabolismo de los carbohidratos. Gracias al mecanismo tampón esta carga de ácidos, el pH arterial se mantiene en equilibrio entre 7.35 y 7.45 (35 a 45 nmol/L). El término *acidemia* se refiere a pH bajo e H^+ altos y, alcalemia a pH alto e H^+ bajos. Normalmente la producción diaria de H^+ derivados de los ácidos fijos o no volátiles (ácido sulfúrico, ácido láctico, cetoácidos, ácido úrico y fosfatos inorgánicos) oscila entre 50-80 mEq/día. Los H^+ plasmáticos se pueden calcular restando a 80 los últimos dígitos del pH por ej., con un pH de 7.20 existen 60 mmol/L de H^+.

El organismo compensa los cambios del pH gracias al *sistema amortiguador o «tampón»*, el cual capta o libera H^+ en forma inmediata en respuesta a los cambios de acidez; en la acidosis metabólica, por ej., el organismo compensa con una alcalosis respiratoria mediante la hiperventilación con descenso rápido de la presión arterial del CO_2 ($PaCO_2$); mientras que, en una alcalosis metabólica, el pulmón tiende a equilibrar el medio interno con una acidosis respiratoria secundaria mediante la hipoventilación. Cuando las anormalidades del equilibrio ácido-base se inician con aumento del CO_2 por trastornos respiratorios, se origina una acidosis respiratoria, y cuando disminuye por hiperventilación se desencadena una alcalosis respiratoria. Por el contrario, si el trastorno inicial es un aumento o disminución de la cifra de bicarbonato en el plasma, se origina una alcalosis o acidosis metabólica respectivamente; esta última condicionada por el aumento de ácidos no volátiles. En muchos casos existe una alteración mixta del equilibrio ácido-base, por lo que el análisis de los gases arteriales debe hacerse con mucho detenimiento. Por ej., es posible encontrar en un paciente con cetoacidosis diabética una alcalosis metabólica asociada, como consecuencia de vómitos o gastrosucción.

El principal sistema «tampón» del espacio intravascular está formado por el ión bicarbonato (HCO_3^-) y su ácido conjugado, el ácido carbónico (H_2CO_3); este último está en equilibrio con el CO_2 que es controlado por la respiración, mientras que, el ión bicarbonato es regulado por el riñón. Por esta razón, el control del pH va a depender obviamente de un normal funcionamiento de los pulmones y los riñones; la hiperventilación o hipoventilación pueden corregir el pH en 15 minutos, mientras que el riñón puede tardar hasta 3 días.

La relación entre el pH y los componentes del sistema «tampón» se expresan mediante la ecuación de Henderson-Hesselbach.

$$pH = pK + \log \frac{HCO_3^- \ (BASE)}{H_2CO_3 \ (ÁCIDO)}$$

pK = constante de disociación del ácido carbónico con un valor de 6.1
HCO_3^- = concentración del ion bicarbonato en el plasma: 24 mEq/L
H_2CO_3 = concentración de ácido carbónico en plasma = a x $PaCO_2$
a = constante de solubilidad del CO_2 = 0.030
$PaCO_2$ = presión arterial de CO_2 = 35 – 45 mm Hg

$$pH = 6.1 + \log \frac{24}{0.030 \times 40}$$

En la práctica, el pH realmente depende de la relación

$$pH = 24 \times \frac{PaCO_2}{HCO3^-}$$

El CO_2 generado en los tejidos es transportado por los eritrocitos; allí se combina con el agua para originar ácido carbónico que a su paso por el pulmón se disocia en CO_2 y H_2O. El CO_2 formado se difunde 20 veces más rápido que el oxígeno a través de la membrana alvéolocapilar, que luego se elimina por la respiración; por esta razón, las concentraciones de CO_2 en el plasma depende más de la ventilación pulmonar que de la integridad de la membrana alveolo-capilar.

Los H^+ de los ácidos fijos (éstos no se pueden difundir) que se forman en el organismo son eliminados por el riñón al intercambiarlo en el túbulo contorneado distal por el bicarbonato filtrado (85% del bicarbonato filtrado es reabsorbido junto con el sodio). Por otra parte, la reabsorción tubular de bicarbonato se estimula por varios factores: descenso del volumen circulante (hipovolemia), aumento de la $PaCO_2$ (hipercapnia) e hipokalemia. Dos terceras partes de los H^+ eliminados por el riñón se unen al amoníaco (NH_3) para formar ión amonio (NH_4^+) en el túbulo contorneado proximal, que es excretado por la orina en forma de cloruro de amonio (amoniogénesis).

En el líquido extracelular existe una electroneutralidad estable, de manera que, la suma de los cationes tiende a ser igual a los aniones. En la rutina clínica, comúnmente se miden los cationes sodio y potasio (Na^+ y K^+) y los aniones cloro y bicarbonato (Cl^- y HCO_3^-); pero, no los llamados *cationes no medidos*: Ca^{++}, Mg^{++} y globulinas y *aniones no medidos*: cetoácidos, ácido láctico, fosfatos inorgánicos, ácido úrico, ácido sulfúrico y albúmina. Normalmente, en el plasma existe una diferencia o brecha aniónica (*anion gap*) de 10 a 12 mEq/L, que va a depender básicamente de la concentración de los "cationes y aniones no medidos". Como el sodio y el potasio representan el 95% del total de cationes y la concentración de potasio sérico es muy pequeña, se ha quedado en representar la ecuación de la diferencia de aniones de la siguiente manera:

Brecha aniónica = (Na + cationes no medidos) – (Cl + HCO_3^- + aniones no medidos)

La brecha aniónica aumenta cuando ocurre una acidosis metabólica con descenso marcado del bicarbonato debido a la elevación de los aniones no medidos; ésta se observa en la cetoacidosis, acidosis láctica, insuficiencia renal y en la intoxicación con salicilatos o metanol y raras veces por el aumento de los cationes no medidos calcio, magnesio y globulinas. La brecha aniónica permanece normal o disminuye cuando hay una eliminación primaria del bicarbonato con elevación secundaria del cloro sérico (acidosis hiperclorémica) o, esporádicamente, por el aumento de los cationes no medidos.

En la práctica clínica para determinar las alteraciones del equilibrio ácido-base es necesario conocer los siguientes datos en la sangre arterial: el pH, concentración de HCO_3^-, PaO_2 y $PaCO_2$ y, en ocasiones, la brecha aniónica, la concentración total de CO_2 (tCO_2), el gradiente alveolar-arterial y, la diferencia entre los gases sanguíneos arterial y venoso (**TABLA 25**). La sangre arterial debe ser obtenida con una pequeña cantidad de heparina y analizada inmediatamente.

- PaO_2 (presión parcial de O_2) = 80-100 mm Hg
- Sa O_2 (saturación arterial de oxígeno) = 95–100%
- BE (exceso de base) = – 2 acidosis y + 2 alcalosis
- Gradiente alveolar-arterial 150–PaO_2–(1.25×$PaCO_2$) mm Hg (VR=10-15 mm Hg)

TABLA 25 Diferencias entre los gases sanguíneos arterial y venoso.

	Sangre arterial	Sangre venosa
pH	7.35–7.45	7.36–7.41
PaO_2	80–100 mmHg	35–45 mmHg
Saturación de O_2	95%	70–75%
$PaCO_2$	35–45 mmHg	41–51 mmHg
HCO_3	22–24 mEq/L	22–24 mEq/L
Exceso de base	-2 a +2	-2 a +2

A continuación, se describe un algoritmo para interpretar una acidemia y alcalemia **(FIG 18)** y seguidamente las cuatro alteraciones primarias del desequilibrio ácido-base, que pueden ser mixtas, debido a la coexistencia de otras etiologías y a los mecanismos compensatorios que ellas generan.

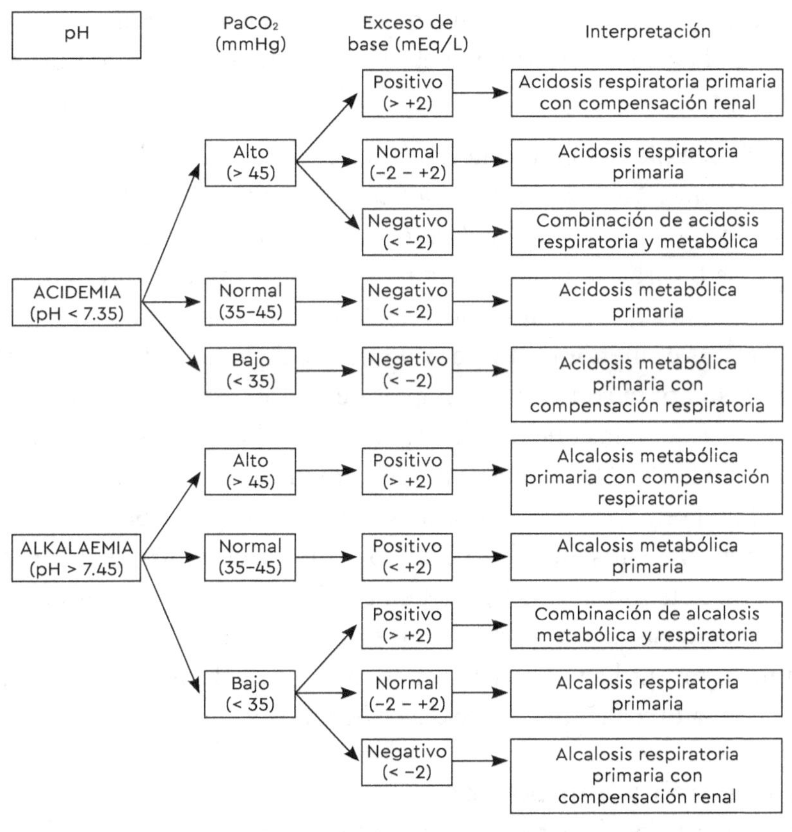

FIG 18 Algoritmo para interpretar una acidemia y alcalemia.

ACIDOSIS METABÓLICA

La acidosis metabólica se debe a una retención de ácidos fijos (no volátiles) por aumento de su ingestión, exceso en la producción endógena o disminución en la excreción renal, aunque también se puede deber a una disminución inicial del bicarbonato plasmático por consumo o pérdida exagerada de álcalis como ocurre en las diarreas acentuadas. Esta acidemia conlleva un aumento de la concentración de H^+ y consumo de la reserva alcalina (HCO_3^-). La frecuencia respiratoria está relacionada directamente con el pH, un descenso de éste, desencadena una hiperventilación por estímulo directo de los quimiorreceptores ubicados en el seno carotídeo y en el centro respiratorio del bulbo raquídeo, mecanismo éste que provoca una disminución de la $PaCO_2$ e indirectamente del ácido carbónico, factor que contribuye a la corrección de la acidemia. Esta compensación respiratoria, aunque nunca llega a normalizar el pH, en alguna forma tiende a reducir la concentración exagerada de H^+. En esto pacientes puede ocurrir una hiperkalemia por la entrada de hidrogeniones a la célula que se intercambia por la salida del potasio; por cada 0.10 que desciende el pH, aumenta el potasio un promedio de 0.6 mEq/L.

El descenso del bicarbonato está en relación con la caída de la $PaCO_2$: *por cada mEq/L que disminuya el bicarbonato de su nivel normal (24 mEq/L) se espera una caída de 1.25 mm Hg de la Pa CO_2*; p. ej., si existe un descenso de 12 mEq/L de bicarbonato de la cifra promedio, se multiplica 12 x 1.25 = 15, o sea, que la $PaCO_2$ debe descender 15 de las cifras normales (40) o sea, a 25; si la $PaCO_2$ es menor de 24 podría tratarse de una alcalosis respiratoria asociada, y si, por el contrario, es mayor de 28, de una acidosis respiratoria agregada. Los ejemplos que ilustran estas eventualidades son: 1) el descenso exagerado de la $PaCO_2$ en la acidosis metabólica que se acompaña de una marcada hiperventilación con alcalosis respiratoria que se observa en la sobredosis por salicilatos, insuficiencia hepática y en el síndrome de respuesta inflamatoria sistémica. Por su parte, en el edema agudo del pulmón puede existir una acidosis láctica por la hipoxemia y una acidosis respiratoria por la notable hipoventilación alveolar. Las causas de acidosis metabólica y su relación con la brecha aniónica se describen a continuación:

Brecha aniónica aumentada.
Acidosis metabólica normoclorémica (no se pierde cloro):

- Aumento de la producción de ácidos orgánicos: cetoacidosis (diabética, alcohólica y por ayuno prolongado), intoxicaciones por salicilatos, metanol y etilenglicol (anticongelante).

- Acidosis láctica. Es consecuencia de la hipoperfusión (hipoxia tisular) por bajo gasto cardiaco, disminución del contenido arterial de oxígeno y aumento de los niveles de lactato sanguíneo mayor de 5 mmol/L. Se observa en la sepsis, el *shock,* paro cardiorrespiratorio, quemaduras extensas, isquemia mesentérica, oclusión de la arteria principal de un órgano o miembro y, eventualmente con la administración de catecolaminas y fenformina.

- Disminución de la excreción de ácidos inorgánicos como el fosfato y sulfato en la insuficiencia renal.

Brecha aniónica normal o disminuida. Acidosis metabólica hiperclorémica:

Es condición que haya una pérdida primaria de bicarbonato y exista una buena función renal. La pérdida excesiva de bicarbonato induce al riñón, como mecanismo compensatorio, a la retención de líquidos, bicarbonato y *cloro*, hecho que explica la *hipercloremia*. Estas alteraciones se consiguen en las siguientes patologías:

- *Pérdidas digestivas de bicarbonato:* diarreas y fístulas gastrointestinales.

- *Causas de origen renal.* Se debe a las dos formas de acidosis tubular: la *acidosis tubular distal tipo I* por pérdida de bicarbonato con retención secundaria de cloro debido al uso de ciertos diuréticos como acetozolamida, espironolactona y triamterene y, una disminución de la secreción tubular de hidrogeniones con retención de amonio (NH_4). La *acidosis tubular proximal tipo II o síndrome de Fanconi*, por pérdida exagerada de bicarbonato.

- *Causas de orígen extrarrenal.* Restitución exagerada de volumen con solución salina ($NaCl$) en la cetoacidosis diabética; esto diluye el bicarbonato, generando disminución del bicarnonato e hipercloremia.

ALCALOSIS METABÓLICA

La alcalosis metabólica consiste en un aumento del pH superior a 7.45 por incremento inicial del bicarbonato plasmático mayor de 25 mEq/L. La disminución secundaria (compensadora) de hidrogeniones no respiratorios por la eliminación renal deprime el centro respiratorio con la consiguiente hipoventilación pulmonar. Esta respuesta compensatoria conduce a un aumento de la $PaCO_2$ > 45 mmHg, tendencia a normalizar el pH sanguíneo y generación secundaria de ácido carbónico (HCO_3^-). Por el aumento de 1 mEq/L de bicarbonato se espera una elevación de 0.8 mm Hg de la $PaCO_2$; por ej., si aumenta el bicarbonato 4 mEq/L por encima de lo normal, debería haber un aumento de la $PaCO_2$ de 3.2 (4 x 0.8 = 3.2). En la alcalosis metabólica con frecuencia se observa una hipokalemia secundaria debido al intercambio transcelular de potasio por hidrogeniones (por cada 0.10 que aumenta el pH el potasio desciende 0.6 mEq/L). Una alcalosis metabólica tiende a perpetuarse por varios mecanismos:

- Depleción de volumen. La hipovolemia, la reducción del volumen arterial efectivo y el descenso de la filtración glomerular llevan a una mayor reabsorción tubular de bicarbonato y sodio en el segmento cortical del túbulo colector.
- Hiperaldosteronismo secundario. Estimula la excreción de hidrogeniones y potasio y, reabsorción de sodio y bicarbonato.
- Hipokalemia acentuada (< 2 mEq/L). La caída excesiva de potasio por la entrada intracelular del mismo y la eliminación de H^+ y potasio por el túbulo contorneado distal se intercambian por sodio con la consiguiente regeneración de bicarbonato.
- Hipomagnesemia favorece y mantienen la alcalosis metabólica.
- Hipercalcemia estimula directamente la secreción de iones hidrógeno en el túbulo renal.

Las causas que ocasionan una alcalosis metábolica pueden resumirse en las siguientes: 1) paso de hidrogeniones al espacio intracelular y salida de potasio al espacio vascular; este mecanismo puede ser inducido por la hipokalemia, 2) pérdida gastrointestinal de ácido clorhídrico (hidrogeniones) por vómito y gastrosucción, 3) pérdida renal de hidrogeniones más retención de bicarbonato y 4) contracción del volumen sanguíneo asociado a una cantidad constante de bicarbonato intravascular, conocida como *alcalosis por contracción*. Todas las causas mencionadas contribuyen al aumento del bicarbonato en la sangre que tiende a excretarse rápidamente por la orina.

Si la etiología de una alcalosis metabólica no es clara, se debe medir el cloro urinario, que permite dividirla en dos grupos, las que responden y no responden a la administración de cloro (cloruro de sodio).

Responden al uso de cloro (cloro urinario < 10 mEq/L)

Se observa en la *alcalo*sis por contracción, alcalosis metabólica post-hipercapnica y el síndrome alcalinos-leche. Una alcalosis metabólica hipokalémica, que no tenga explicación, debe hacer sospechar en un síndrome de Cushing (secreción ectópica de ACTH).

Alcalosis por contracción.— Se debe a la depleción de volumen plasmático por pérdida de grandes cantidades de agua, ácido clorhídrico, cloro, sodio y potasio, como consecuencia de vómitos, aspiración nasogástrica y diarreas. También ocurre por el uso de diuréticos (tiazidas y de acción sobre el asa de Henle); estos aumentan el volumen de sodio y agua al túbulo contorneado distal e inducen un hiperaldosteronismo secundario que facilita la reabsorción de sodio al intercambiarlo por hidrogeniones y potasio; como consecuencia se produce un aumento compensatorio del bicarbonato sanguíneo por regeneración endógena del mismo y eliminación renal de ácido y cloro mediante la formación de cloruro de amonio (NH_4Cl).

Alcalosis metabólica post-hipercapnica.— Cuando se intenta corregir la hipoventilación en un paciente con EPOC mediante la ventilación mecánica, la $PaCO_2$ cae rápidamente pero el bicarbonato permanece elevado. Este hecho contribuye a una alcalosis metabólica severa que pone en riesgo la vida del paciente, sobre todo si existe una condición asociada, como *cor pulmonale* o la insuficiencia cardíaca congestiva.

Síndrome alcalinos-leche.— El consumo exagerado de calcio incluido en los antiácidos asociado a la ingesta de leche (más observados en el pasado) conduce a una hipercalcemia que estimula directamente la secreción de hidrogeniones en el túbulo renal. De igual manera, el ingreso de grandes cantidades de bicarbonato de sodio a la sangre y transfusiones masivas con hemoderivados que contengan anticoagulantes como el citrato de sodio (éste se metaboliza a bicarbonato) reducen los niveles de hidrogeniones y elevan el pH sanguíneo.

Resistentes al uso de cloro (cloro urinario >20 mEq/L).— Se debe a la retención de bicarbonato, desvío de hidrogeniones al espacio intracelular y la pérdida renal de hidrogeniones. Incluye el hiperaldosteronismo y los síndromes de Bartter y Gitelman.

- *Hiperaldosteronismo primario o secundario.* La aldosterona actúa sobre los túbulos colectores donde intercambia hidrogeniones, cloro y potasio por sodio y bicarbonato, esto conduce a la pérdida de hidrogeniones y cloro por la orina, hipokalemia e hipernatremia.

- *Síndrome de Bartter.* Es un defecto primario congénito que consiste en una eliminación excesiva de cloruro de sodio y potasio en la rama ascendente del asa de Henle (semejan la acción de los diuréticos de asa). Esto genera un hiperaldosteronismo secundario con aumento en la eliminación de hidrógeno y potasio en el túbulo contorneado distal. Una variante de lo anterior es el síndrome de Gitelman que, además, presenta hipomagnesemia e hipocalciuria leve.

ACIDOSIS RESPIRATORIA

La acidosis respiratoria se caracteriza por un descenso del pH debido al aumento primario de la $PaCO_2$ y, secundariamente, aumento compensatorio del bicarbonato e hipoxemia; estas alteraciones expresan una hipoventilación alveolar. En la acidosis respiratoria aguda (menos de 24 horas), no se eleva el bicarbonato, éste no puede amortiguar la elevación súbita del dióxido de carbono. *Por cada 10 mm Hg de incremento agudo de la PaCO₂, el bicarbonato sólo se eleva 1 mEq/L.* Si la hipercapnia es mantenida por más de dos días, se produce un estímulo para la reabsorción de bicarbonato en el túbulo contorneado proximal y eliminación renal de hidrogeniones (aumenta la amoniogénesis y la acidez titulable en la orina), con la consiguiente elevación del bicarbonato en el plasma. *Por cada 10 mm Hg de incremento crónico de la PaCO₂, el bicarbonato de sodio se eleva 4 mEq/L.* De tal manera que ante un paciente con una acidosis respiratoria crónica que tenga una $PaCO_2$ de 60 mm Hg y un bicarbonato de apenas 25 mEq/L se debe pensar en la asociación de una acidosis metabólica. En la hipercapnia crónica puede observarse un pH normal e incluso elevado, aunque muchas veces puede ser por alcalosis metabólica asociada. *En la acidosis respiratoria crónica, el bicarbonato es aproximadamente igual a la cifra de la PaCO₂ x 0.5.* Las causas de acidosis respiratoria se describen a continuación:

Enfermedades tóraco-pulmonares

- Enfermedades respiratorias agudas y síndrome de dificultad respiratoria agudo.

- Obstrucción aguda de la vía respiratoria por aspiración, cuerpo extraño, tumores y espasmo laríngeo o bronquial.

- Enfermedad pulmonar obstructiva crónica.

- Neumonías severas.

- Edema agudo del pulmón.

- Enfermedad pulmonar intersticial (enfermedad pulmonar parenquimatosa difusa) que impida la movilización de CO_2 a través de los alveolos.

- Aumento de la producción de CO_2 metabólico: nutrición parenteral con inadecuados carbohidratos.

Limitación de la caja torácica

- Enfermedades neuromusculares como Guillain-Barré, crisis de mistenia grave, botulismo, hipokalemia, medicamentos (curare, succinilcolina y aminoglucósidos), esclerosis múltiple, poliomielitis y distrofia muscular

- Iatrogenia: broncoscopia, disfunción del ventilador mecánico.

- Paro cardiorrespiratorio.

- Varios: traumatismo torácico, síndrome de apnea del sueño (síndrome de Pickwick), neumotórax, hidrotórax, cifoescoliosis y esclerosis sistémica.

Lesiones del sistema nervioso central

- Depresión del centro respiratorio: sobredosis de sedantes, narcóticos o anestésicos.

- Lesiones del tallo cerebral por accidente cerebrovascular, traumatismo craneoencefálico y medular alto.

ALCALOSIS RESPIRATORIA

La alcalosis respiratoria se caracteriza por un aumento del pH debido a una disminución primaria de la $PaCO_2$ producto de una hiperventilación pulmonar. Al descender la concentración plasmática de H^+ se produce un desplazamiento de éste desde el espacio intracelular al extravascular, que intenta descender las concentraciones plasmáticas de bicarbonato. Por otra parte, el descenso de la $PaCO_2$ inhibe la reabsorción y la regeneración tubular del bicarbonato. En la alcalosis respiratoria aguda, con el descenso de 10 mm de Hg de la $PaCO_2$ el bicarbonato disminuye 2 mEq/L y en la crónica el descenso es de 4 mEq/L. *El bicarbonato, en la alcalosis respiratoria corresponde a la $PaCO_2$ x 0.5.*

Las causas más frecuentes de hiperventilación que llevan a la alcalosis respiratoria son:

- *Hiperventilación por hipoxia.* Se observa en el embolismo pulmonar, insuficiencia cardiaca congestiva, edema agudo pulmonar y ascenso a grandes alturas.

- *Hiperventilación neurogénica central.* Producto de accidentes cerebrovasculares, tumores cerebrales, traumatismo craneoencefálico, meningoencefalitis y hemorragia subaracnoidea.

- ***Medicamentos:*** intoxicación por xantinas, nicotina, catecolaminas, progesterona, medroxiprogesterona y, por estimulación directa sobre el centro respiratorio en la sobredosis de salicilatos.

- ***Síndrome de hiperventilación primaria.*** Puede observarse en algunas manifestacions clínicas como dolores intensos, ansiedad, ataques de pánico, depresión y dolor precordial psicógeno.

- ***Varios:*** fiebre, anemia intensa, coma hepático, *delirium tremens*, sepsis, ventilación mecánica, embarazo, exposición al calor, recuperación de una acidosis metabólica.

COMBINACIONES DEL DESEQUILIBRIO ÁCIDO-BÁSICO

Ejemplos:

- pH: 7.55, HCO_3^- : 48.2 y $PaCO_2$: 49
  - **R**=Alcalosis metabólica parcialmente compensada: pH alcalino, retención inicial de HCO_3 y retención compensatoria del CO_2

- pH: 7.34, HCO_3^- : 20.4 y $PaCO_2$: 40.3
  - **R**= Acidosis metabólica no compensada: pH ácido, disminución del HCO_3 y CO_2 normal

- pH: 7.52, HCO_3^- : 29.4 y $PaCO_2$: 31
  - **R**= alcalosis metabólica y alcalosis respiratoria asociada: pH alcalino, retención de HCO_3 y disminución compensatoria de la $PaCO_2$

- pH: 7.42, pCO_2: 30.8, HCO^{3-} : 19.3, H^+ : 38.1
  - **R**= Acidosis metabólica parcialmente compensada

- PaO_2 of 80 mm Hg y $PaCO_2$ de 30 mm Hg, respirando aire del ambiente. Existe un gradiente alveolo-arterial de oxígeno de 32.5 $[150-PaO_2-(1.25\times PaCO_2)=32.5$ mm Hg$]$
  - **R**= Enfermedad pulmonar con afectación alveolocapilar: hipoxemia con hiperventilación

Referencias

Adeva-Andany MM, Fernández-Fernández C, Mouriño-Bayolo D, Castro-Quintela E, and Domínguez-Montero A. Sodium Bicarbonate Therapy in Patients with Metabolic Acidosis. ScientificWorld Journal. Published online 2014 Oct 21. doi:

Adrogue HJ, Madias NE. Secondary responses to altered acid-base status: the rules of engagement. J Am Soc Nephrol. 2010. 21(6): 920-3.

Aiken CGA. History of medical understanding and misunderstanding of acid base balance. Journal of Clinical and Diagnostic Research. 2013; 7(9): 2038-2041.

Berend K. Acid-base pathophysiology after 130 years: confusing, irrational and controversial. Journal of Nephrology. 2013; 26(2): 254-265.

Brinkman JE, Sharma S. Physiology, Alkalosis, Metabolic.StatPearls [Internet]. Treasure Island (FL): StatPearls Publishing; 2018 Jan.

Chua HR, Schneider A, Bellomo R. Bicarbonate in diabetic ketoacidosis—a systematic review. Annals of Intensive Care. 2011; 1:23. [PMC free article] [PubMed].

Gheorghe C, Dadu R, Blot C, et al. Hyperchloremic metabolic acidosis following resuscitation of shock. Chest. 2010; 138: 1521-1522.

Hewitt J, Uniacke M, Hansi NK, Venkat-Raman G, McCarthy K. Sodium bicarbonate supplements for treating acute kidney injury. Cochrane Database of Systematic Reviews. 2012; 6CD009204.

Kraut JA, Nagami GT. The serum anion gap in the evaluation of acid-base disorders: what are its limitations and can its effectiveness be improved?. Clin J Am Soc Nephrol. 2013; 8: 2018-2024.

Levick JR. An Introduction to Cardiovascular Physiology. 5th ed. Florida: CRC Press Taylor & Francis Group, 2010, pp 80-103.

Palmer BF, Clegg DJ. Electrolyte and Acid-Base Disturbances in Diabetes Mellitus. N Engl J Med. 2015; 373(25): 2482-3.

CAPÍTULO
22

Prueba de la función gastrointestinal

Gerardo Casanova Araque

El estudio de la función gastrointestinal puede abarcar desde un simple examen de heces hasta pruebas muy sofisticadas como la enteroscopia para lesiones del intestino delgado. En pacientes con enfermedades gastrointestinales es necesario elaborar una excelente historia clínica para simplificar y orientar los pasos a seguir en el diagnóstico de estas patologías. Es necesario insistir en los antecedentes personales y las manifestaciones clínicas del paciente: laparotomías, alcoholismo, uso de medicamentos, litiasis biliar, cirrosis hepática, parasitosis, ictericia y síntomas digestivos (flatulencia, distensión, cólicos, dolor abdominal, diarrea y esteatorea). En este capítulo se estudian pruebas generales de laboratorio que orientan al diagnóstico de algunas enfermedades digestivas frecuentes en la práctica diaria. Además, es importante destacar la importancia de procedimientos invasivos e imagenológicos en el diagnóstico de patologías orgánicas del tubo digestivo: ultrasonido, RM, TC, enteroscopia, cápsula endoscópica, ecoendoscopia y angiografía. Los estudios más frecuentes en la práctica diaria son el examen de heces, pruebas de la función pancreática exocrina, pruebas de absorción intestinal y, la función gástrica que incluye los exámenes que identifican la presencia de *Helicobacter pylori*.

EXAMEN DE HECES

El color normal de las heces se debe a la presencia de estercobilina, proveniente del estercobilinógeno (producto de degradación de la bilirrubina conjugada en el colon). La *acolia* o heces color arcilla, carece de pigmentos biliares y se observa en la ictericia obstructiva (colestasis intra o extrahepática). La *hipercolia,* heces de color pardo muy oscuro, se ven en la ictericia por anemia hemolítica, debido a la excreción exagerada de bilirrubina conjugada al intestino. La *esteatorrea* consiste en evacuaciones frecuentes, voluminosas, pálidas y "espumosas", observadas en el síndrome de malabsorción intestinal. La *melena* son heces de color negro, como "petróleo o carbón", muy fétidas; provienen generalmente de una hemorragia digestiva superior (> de 50 ml) o del intstino delgado; su color se debe a la transformación de la sangre en hematina ácida. Los exámenes que se solicitan con más frecuencia en las heces son el estudio parasitológico, bacteriológico y sangre oculta en heces.

Estudio parasitológico y bacteriológico

Se debe estudiar el examen directo de las heces, exámenes seriado, concentrado de heces y coprocultivo:

- *Examen directo:* examen físico, pH y estudio microscópico. Si se desea investigar la presencia de trofozoitos de *Entamoeba histolytica* u otros protozoarios, la muestra recibida en el laboratorio debe ser reciente y el examen realizarse de inmediato.

- *Exámen seriado de heces:* facilita encontrar sangre oculta en heces y protozoarios como *Giardia lamblia*.

- *Concentrado de heces.* Es el examen ideal cuando se desea investigar la presencia de huevos o quistes de parásitos.

- *Coprocultivo:* Se debe solicitar en caso de diarreas aguda o crónicas, ante la sospecha de bacterias patógenas (*Shigella, Salmonela, Echericia coli*).

Sangre oculta

La existencia de sangre oculta en las heces siempre es anormal y es sinónimo de hemorragia del tubo digestivo (tumores, angiodisplasias, divertículos, pólipos, parasitosis o, por el uso de aspirina, antiagregantes plaquetarios, anticoagulantes y AINEs). Cuando la cantidad de sangre es muy escasa sólo puede reconocerse mediante pruebas específicas como el guayaco y actualmente reemplazada con pruebas nmunocromatográficas *in vitro*.

Prueba de guayaco.— Fue la más popular para detectar sangre oculta en las heces; es eminentemente cualitativa y las concentraciones de hemoglobina fecal deben exceder de 10 mg/g de heces, que representa una pérdida aproximada de 10 ml de sangre diaria. Consiste en una reacción de *peroxidasa* positiva por la presencia de la *pseudoperoxidasa* de la hemoglobina, utilizando como reactivo el peróxido de hidrógeno. Se deben tomar, al menos, tres muestras en días consecutivos; el paciente no debe consumir por tres días previos al examen: carnes rojas, hierro oral, nabos, aspirina, antiagregantes plaquetarios, AINEs, anticoagulantes o, antioxidantes como la vitamina C, que puedan dar falsos positivos. Actualmente, la prueba más utilizada es la cualitativa inmunocromatográfica *in vitro*; éste inmunoanálisis utiliza anticuerpos monoclonales anti-hemoglobina que detecta hasta 40 ng/ml de hemoglobina (5 µg de hemoglobina/gramo de heces) y no amerita restricciones dietéticas.

Las indicaciones para practicar sangre oculta en heces, son las siguientes:

- Síntomas de sangrado agudo o crónico gastrointestinal, en particular intestino delgado y colon.

- Presencia de una anemia microcítica hipocrómica.

- Pérdida de peso, 4 a 5 Kg en los últimos 6 meses por sospecha de cáncer gastrointestinal.

- Síntomas de enfermedad gastrointestinal: diarrea, cambios del hábito intestinal, tenesmo rectal, historia de divertículos y malformaciones vasculares.

PRUEBAS DE LA FUNCIÓN EXOCRINA DEL PÁNCREAS

Las pruebas de la función del páncreas exocrino incluyen las enzimas (amilasa, lipasa y tripsinógeno); éstas se liberan a la circulación en la necrosis de la glándula, generalmente por la pancreatitis aguda. Otra, es la excreción de enzimas y bicarbonato al tubo digestivo por las células acinares, ante la presencia de alimentos en el duodeno; esta prueba es poco utilizada y no disponible en las unidades de gastroenterología, por lo que no se describe en este capítulo. El tripsinógeno sérico es producido exclusivamente por el páncreas, razón por lo que posee una alta sensibilidad y especificidad en la pancreatitis, sin embargo, al eliminarse por el riñón también se eleva en la insuficiencia renal; esta prueba no se encuentra disponible de rutina en los laboratorios clínicos.

Amilasa sérica

(VR= 60-180 U/L). Es una enzima que hidroliza la glucosa para originar maltosa y oligosacáridos. Posee una vida media sérica de 1 a 2 horas: un 40% proviene del páncreas y 60% de las glándulas salivares. Tiene valor diagnóstico en la pancreatitis aguda y en los procesos inflamatorios de las glándulas salivares, cuando aumenta > de 2 veces el valor normal. La utilidad práctica es en afecciones pancreáticas como la pancreatitis aguda de cualquier etiología (alcohol, medicamentos y obstrucción aguda de las vías biliares), pseudoquiste pancreático, cáncer del páncreas, traumatismos directos o iatrogénicos por la cirugía abdominal y en la colangiopancreatografía endoscópica retrógrada.

En la pancreatitis y lesiones obstructivas agudas del páncreas y del árbol biliar, la amilasa sale del órgano al torrente circulatorio; su elevación máxima se produce a las doce horas y suele descender en 3 a 4 días, excepto que exista una pancreatitis severa o que aparezca un pseudoquiste pancreático. Recordar que la amplitud y duración de los niveles de amilasa no expresan necesariamente la extensión o gravedad del daño pancreático, y que los valores más altos (> de 1000 U/L) se observan al inicio de los procesos obstructivos agudos de las vías biliares.

Se ha usado la relación *lipasa/amilasa sérica* para definir si una pancreatitis es por alcohol; una relación mayor de 2 sugiere una pancreatitis alcohólica, y menos de dos, otra etiología. Existen dos isoamilasas, la pancreática y salival y, la macroamilasemia que no es específica de alguna enfermedad en particular.

- *Amilasemia pancreática predominante.* Se presenta en la pancreatitis aguda o crónica, complicaciones de la pancreatitis aguda (pseudoquiste, absceso o ascitis pancreática), obstrucción aguda de las vías biliares (cálculos enclavados en el colédoco o ampolla de Vater), coledocolitiasis, cáncer pancreático, traumatismos, colangiopancreatografía endoscópica retrógrada, colecistitis aguda, úlcera péptica perforada, infarto mesentérico, peritonitis, perforación intestinal, apendicitis aguda, obstrucción intestinal aguda, uso de codeína o morfina e insuficiencia renal. Un valor doble del normal sugiere una pancreatitis aguda. Falsos negativos se observan en la pancreatitis crónica e hipertrigliceridemia.

- *Amilasemia salival predominante.* Se origina en las glándulas salivales, particularmente las parótidas, como ocurre en la sialadenitis aguda (inflamación o infección de las glándulas salivales), traumatismos y radiación. También se encuentran en patologías de otros órganos como ovarios y trompas de Falopio (tumor, quiste, ruptura y embarazo ectópico); cáncer (pulmonar y próstata) y cetoacidosis diabética.

- *Macroamilasemia.* En esta condición, la amilasa sérica se une a una inmunoglobulina y da origen a una macroamilasa que hace aumentar la amilasa sérica, sin connotación patológica específica. El laboratorio reporta una amilasa sérica elevada, pero una lipasa sérica y amilasa urinaria normal, y obviamente no hay manifestaciones clínicas que expliquen la hiperamilasemia.

Amilasa urinaria

La depuración renal de amilasa normalmente es de 1 a 4 ml por minuto. En la pancreatitis aguda, esta depuración puede aumentar 3 o más veces y depende de sus niveles séricos; sin embargo, ni la amilasa urinaria ni la depuración de amilasa-creatinina superan la sensibilidad y especificidad de la amilasa y lipasa sérica. Con fines académicos se describen algunas ventajas de la amilasa urinaria.

- La excreción urinaria de amilasa expresa los niveles séricos de ésta.

- En las primeras etapas de la pancreatitis aguda, la elevación de la amilasa urinaria es mayor que la sérica.

- Los niveles de amilasa urinaria permanecen elevados por más días, después que se normaliza la amilasa sérica o desaparecen los síntomas de pancreatitis.

- Los niveles de amilasa urinaria se pueden medir con orina de dos horas y es tan exacta como en la orina de 12 o 24 horas.

- Las isoenzimas de amilasa, están en desuso en el diagnóstico de pancreatitis aguda (las isoenzimas pancreáticas pueden elevarse en enfermedades no pancreáticas).

Lipasa sérica

Son enzimas que hidrolizan una molécula de triglicérido en dos moléculas de ácidos grasos. Es más específica y sensible que la amilasa en la pancreatitis aguda; sin embargo, también eleva en enfermedades extrapancreáticas como la enfermedad renal crónica, úlcera péptica perforada, infarto intestinal y obstrucción intestinal. Tiende a permanecer elevada por más tiempo que la amilasa (7 a 10 días) tras una pancreatitis aguda. Un nivel de lipasa normal excluye una enfermedad pancreática primaria cuando existe una hiperamilasemia (alta especificidad). En la insuficiencia renal es común observar una elevación leve a moderada de la lipasa sérica (dos a tres veces del valor normal) debido a que ésta se elimina rápidamente por filtración glomerular, pero se reabsorbe casi totalmente por el túbulo renal.

Tripsinógeno 2

La medida del tripsinógeno 2 urinario tiene una sensibilidad para la pancreatitis aguda por alcohol de 72.2% y cálculos biliares del 81.8% respectivamente y es superior a la amilasa sérica.

PRUEBAS DE LA ABSORCIÓN INTESTINAL

Las pruebas de absorción intestinal se emplean en el síndrome de malabsorción intestinal. En vista de que los nutrientes de la dieta se absorben casi exclusivamente en el intestino delgado; la demostración de anemia (micro o macrocítica), hipoalbuminemia, prolongación del tiempo de protrombina e hipocalcemia, hace pensar inequívocamente en que el síndrome de malabsorción es por alteración de la mucosa del intestino delgado y no por malabsorción ocasionada por insuficiencia del páncreas exocrino o carencia de bilis (obstrucción de las vías biliares). La malabsorción puede deberse a un defecto de la mucosa del intestino delgado, un trastorno intraluminal, causas mixtas y, con menos frecuencia, por otras patologías del intestino delgado como la enteropatía perdedora de proteínas, obstrucción del drenaje linfático intestinal por tumores, linfoma intestinal, traumatismos, tuberculosis, sarcoidosis mesentérica, pericarditis constrictiva e insuficiencia cardíaca congestiva.

Malabsorción por defecto de la mucosa

Las causas más frecuentes son la enfermedad celíaca por atrofia de las vellosidades del intestino delgado proximal, el esprue tropical y, esporádicamente, una parasitosis masiva por *Giardia lamblia*. Es curioso que, en nuestro medio, estas enfermedades no son observadas con frecuencia y generalmente se llega al diagnóstico por biopsia del yeyuno. Estos pacientes presentan más compromiso del estado general que los ocasionados por trastornos intraluminales. Clásicamente ocurre anorexia, pérdida de peso, distensión abdominal, meteorismo, heces grasosas y fétidas que flotan (esteatorrea), hipoalbuminemia, anemia microcítica e hopocrómica o macrocítica por déficit de folato o vitamina B_{12}.

Antitripsina α_1.— La antitripsina α_1 es una proteína natural del plasma, del mismo tamaño de la albúmina, que no es selectivamente secretada hacia el intestino, resiste la digestión proteolítica y puede ser medida en el suero (VR= 100 a 200 mg/dl) y en las heces ($\leq$ 54 mg/dl). Su estudio es importante para el diagnóstico de una *enteropatía perdedora de proteínas*; esta enfermedad se sospecha cuando existe una hipoproteinemia (albúmina y globulinas) con edema generalizado importante, donde se ha descartado una proteinuria masiva, desnutrición o enfermedad hepática. Se observa asociada a ciertas enfermedades: colitis ulcerativa, enfermedad celíaca, enfermedad de Menetrier y disfunción linfática.

Malabsorción de causa intraluminal

Se debe a una disminución de la carga de ácidos biliares en la luz intestinal, como ocurre en la obstrucción de las vías biliares y en la colangitis biliar primaria. Estas patologías cursan con esteatorrea menos marcada, escasa hipoalbuminemia y poca repercusión del estado general. Otra causa es la insuficiencia del páncreas exocrino (pancreatitis crónica), aunque es necesaria la destrucción de un 90% de glándula para que aparezca esteatorrea; obviamente, esta condición puede ocasionar esteatorrea importante, pero sin deficiencia de albúmina, hierro, folato o vitamina B_{12}. Las pruebas usadas para la función exócrina del páncreas incluyen las directas e indirectas:

- *Pruebas directas de la función exócrina del páncreas.* Incluyen la estimulación directa con secretagogos (secretina y colecistoquinina); es una prueba endoscópica laboriosa utilizada en la pancreatitis crónica avanzada; pero, es de baja sensibilidad (70-75%) en las etapas iniciales.

- *Pruebas indirectas de la función exócrina del páncreas.* Se realiza la *elastasa-1* en las heces (policlonal), la grasa fecal y el tripsinógeno sérico. La *elastasa-1 fecal* es una enzima específica del hombre que no es degradada en el tránsito intestinal y se encuentra de 5 a 6 veces en las heces; no requiere un consumo previo cuantificado de grasas o suspender la terapia con enzimas pancreáticas, pero solo es útil en la insuficiencia pancreática severa.

Malabsorción por causa mixta

Ocurre por múltiples patologías: resecciones quirúrgicas (intestino corto, "by pass" gástrico) y por sobrecrecimiento bacteriano (por asa ciega, divertículos del intestino delgado y trastornos motores, como ocurre en la esclerosis sistémica, diabetes mellitus y en los ancianos). La proliferación excesiva de bacterias en el intestino delgado favorece la desconjugación de los ácidos biliares, por lo que se altera la formación de micelas y por lo tanto una inadecuada acción de la lipasa pancreática. La *prueba del aliento* es útil para el diagnóstico de sobrecrecimiento bacteriano.

Las pruebas más usadas para el diagnóstico del síndrome de malabsorción son las grasas fecales para descartar la esteatorrea, la absorción de D-xilosa y la prueba de Schilling. Las dos últimas evalúan básicamente la absorción intestinal, tienen un gran valor histórico, son poco prácticas, de escasa sensibilidad y, prácticamente han sido reemplazadas por las otras pruebas y la biopsia del intestino delgado proximal.

Grasa fecal

El análisis químico de la grasa fecal sigue siendo el mejor índice y el más exacto para el estudio de la esteatorrea. Aún sin ingerir grasas es posible encontrar hasta 3 g de grasa diarios en las heces, constituidos por triglicéridos, ácidos grasos libres y jabones, que provienen de las bacterias, células epiteliales descamadas, secreciones y trasudados. En los estados de malabsorción por enfermedades de la mucosa intestinal, insuficiencia del páncreas exocrino o patologías hepatobiliares, la cantidad de grasa en las heces es superior al 10% de la ingestión y puede llegar hasta el 75% (VR= < 7g/dl). Las grasas fecales se pueden estudiar cualitativa y cuantitativamente:

Grasa fecal cualitativa con Sudan III.— Es la mejor prueba para el tamizaje de una malabsorción de grasas (sensibilidad 100% y especificidad 96%). Se emplea en pacientes con sospecha de malabsorción de grasa y se correlaciona bien con el estudio de la grasa fecal cuantitativa. Es muy útil cuando la malabsorción de grasa es moderada a severa (excreción de más del 10% con una ingesta diaria de 60 g de grasa). Falsos negativos se observan en pacientes que ingieren poca grasa o esteatorrea moderada (6 a 10 g de excreción de grasa diariamente). Normalmente sólo se ven algunos glóbulos de grasa coloreados en rojo, con un tamaño menor a un eritrocito. La presencia de más de 100 glóbulos de grasa, > de 6 μm por campo a gran aumento (x430), indica incremento de la excreción fecal de grasas.

Grasa cuantitativa.— Con una ingesta diaria de 100 g de grasa se mide la grasa excretada en las heces durante 3 días. Es la "prueba oro" para estudiar la esteatorrea, aunque sea poco práctica y engorrosa dado que a nadie (paciente y bioanalista) agrada la manipulación de heces, razón por lo que no se usa de rutina. Valores de grasa por encima de 7 g diarios son anormales y sugieren esteatorrea por malabsorción debido a una enfermedad del intestino delgado, páncreas o hepatobiliar; recordar que la prueba no discrimina el defecto fisiopatológico de la malabsorción. La grasa fecal puede alcanzar hasta 25 g/día por defecto de la mucosa intestinal y más de 40 g/día en la insuficiencia exocrina avanzada del páncreas. Curiosamente, es necesaria la destrucción de un 90% de la glándula pancreática y reducción al 2% de la excreción enzimática del órgano, para que aparezca esteatorrea; por lo tanto, en la práctica diaria, el aumento de la grasa fecal orienta generalmente a que la esteatorrea se deba a una patología del intestino delgado. Cuando se sospecha que la esteatorrea es de origen pancreático es muy útil la cuantificación de la *elastasa* fecal.

ABSORCIÓN DE D-XILOSA

La D-xilosa es una pentosa que se absorbe en el intestino delgado proximal mediante un transporte activo; la absorción en 24 horas es del 75% de la dosis total administrada. En las primeras 5 horas, normalmente se excretan por la orina 4 a 8 g de los 25 g tomados. Por lo tanto, los dos factores que determinan la excreción de xilosa son la absorción intestinal y la filtración glomerular. Como la D-xilosa no es completamente metabolizada, como la glucosa, pero sí excretada en la orina, su medida estudia la integridad funcional de la mucosa del intestino delgado, en presencia de una buena función renal.

Para realizarla se administran 25 g D-xilosa VO, después de 12 horas de ayuno (una noche); durante la prueba se sugiere tomar abundantes líquidos. Se toma muestra de sangre 1 hora tras la ingesta del azúcar y se recoge la orina en las 5 horas siguientes. La excreción de menos de 6 gramos de D-Xilosa en la orina o un nivel sérico inferior a 20 mg/dl indican un defecto en la absorción intestinal. Una prueba positiva en un síndrome de malabsorción, obliga a realizar estudios histopatológicos intestinales, mientras que su normalidad orienta el diagnostico a una insuficiencia pancreática exocrina. Las limitaciones consisten en falsos positivos para pacientes con alteraciones de la función renal, sobrecrecimiento bacteriano, retraso del vaciamiento gástrico o redistribución hacia un tercer espacio (ascitis o edemas). Fármacos con la aspirina, indometacina, neomicina y glipizida, son otra causa de falsos positivos, porque disminuyen la excreción renal de la D-xilosa.

PRUEBA DE SCHILLING

Es la prueba de referencia para el estudio de la malabsorción de vitamina B_{12}, que puede ser causada por múltiples motivos: 1) déficit del factor intrínseco en la anemia perniciosa, 2) por la no desnaturalización de la proteína R, en caso de déficit de tripsina en la insuficiencia pancreática, 3) por fijación a las bacterias intestinales en el paciente con sobrecrecimiento bacteriano y 4) por la pérdida de receptores para el complejo factor intrinsico-vitaminaB_{12} en enfermedades del íleon terminal. Consiste en la administración de 1.000 µg de vitamina B_{12} IM no radioactiva, cuya función es saturar los receptores hepáticos y la captación por dicho órgano de vitamina B_{12}; seguidamente se ofrece una dosis conocida de B_{12} radioactiva por vía oral y luego se mide la eliminación de vitamina B_{12} en la orina de 24 horas. La eliminación urinaria menor del 5% de la dosis oral administrada en las 24 horas siguientes indica malabsorción de de vitamina B_{12}. Si la prueba no se corrige con el aporte de factor intrínseco, de enzimas pancreáticas, ni después del tratamiento antibiótico, sugiere la existencia de una enfermedad ileal; por el contrario, la corrección con algunos de estos factores orientaría respectivamente a una gastritis atrófica, insuficiencia pancreática o sobrecrecimiento bacteriano.

PRUEBAS DE LA FUNCIÓN GÁSTRICA

La determinación de la gastrina sérica, pepsinogeno I y II y la detección del *Helicobacter pylori,* son biomarcadores indirectos del estado morfológico y funcional de la mucosa gástrica en pacientes con trastornos digestivos (dispepsia).

Gastrina

(VR= < 100 pg/ml). La gastrina es una hormona producida por las células G de la mucosa gástrica antral que estimula la producción de ácido clorhídrico por las células parietales del estómago; esta hormona es secretada cuando existe un aumento de la alcalinidad del contenido gástrico por los alimentos o bloqueadores de la bomba de protones; por el contrario, la inhibición ocurre cuando el pH se encuentra alrededor de 1.5. En personas normales y pacientes con úlcera duodenal, el promedio de la gastrina en ayunas es de 50 a 100 pg/ml. Los pacientes con el síndrome de Zollinger-Ellison ocasionado por gastrinomas (tumores pancreáticos o gastroduodenales productores de gastrina), generalmente tienen una gastrina en ayunas > de 200 pg/ml y un pH gástrico < 2.

En las enfermedades que cursan con hipoclorhidria o aclorhidria, con anemia perniciosa o sin ella, en la atrofia gástrica observada en la gastritis crónica y el cáncer gástrico, ocurre disminución de la acidez del medio gástrico, hecho que condiciona el aumento notable de la gastrina; en ellos el pH del contenido gástrico no disminuye de 6, inclusive en respuesta a un máximo estímulo.

Cuando existe duda de la existencia de un gastrinoma por concentraciones séricas de gastrina entre 150 y 500 pg/ml, se deben hacer pruebas de estimulación. Para ello se usa la secretina endovenosa, infusión de calcio endovenoso o, sencillamente, la ingesta de alimentos. En el síndrome de Zollinger-Ellison, la estimulación con secretina es la más específica y sensible y la infusión de calcio menos confiable.

Prueba de la secretina.— Es la "prueba oro" para el diagnóstico del gastrinoma, posee una sensibilidad y especificidad > 90%. En pacientes normales o con úlcera duodenal común, la administración de secretina 2 µgKg EV no eleva considerablemente la gastrina pero, en pacientes con el síndrome de Zollinger-Ellison, ocurre un incremento notable mayor de 200 pg/ml a los 15 minutos de la inyección.

Prueba de infusión de gluconato de calcio.— Con la infusión de gluconato de calcio (5 mg Kg en 3 horas) se produce una máxima liberación de gastrina (> de 400 pg/ml) al final de la administración. Este estudio es menos sensible que la prueba de la secretina.

Prueba con ingestión de alimentos.— Esta prueba no es útil para diferenciar el síndrome de Zollinfger-Ellison de la hiperfunción de las células G. La ingestión de alimentos (grasa 20 g, proteínas 30 g y 25 g de carbohidratos), puede ofrecer los siguientes resultados: en pacientes con gastrinoma (Zollinfger-Ellison) se eleva muy poco (niveles de gastrina 50% más que los niveles de gastrina en ayunas). En contraste, pacientes con hiperplasia e hiperfunción de células liberadoras de gastrina, los niveles de gastrina sérica pueden elevarse a más del 200%, después de la comida.

En resumen, la característica de la gastrina sérica en pacientes con gastrinoma, son una hipergastrinemia en ayunas superior a 150 pg/ml; respuesta inmediata y considerable (> de 200 pg/ml), después de la administración EV de secretina; aumento marcado (> de 400 pg/ml) con la infusión de calcio y una respuesta mayor del 50% después de una comida estándar.

Pepsinógeno I y II Séricos

(VR: >70 ng/ml). El pepsiógeno I y II (PG) son proenzimas de la pepsina. La PGI se genera en las células parietales del cuerpo gástrico y PGII en las células de las glándulas del píloro y glándulas de Brunner. La alteración de los niveles séricos de PGI y PGII se observan en la infección por *H. Pylori*, gastritis crónica atrófica, metaplasia intestinal y son predictores del cáncer gástrico. La disminución de la PGI se observa en la infección por *H. pylori*, hipoclorhidria y gastritis atrófica crónica. Dado que la infección por *H.*

Pylori se asocia al cáncer gástrico, la disminución de la PGI en la pesquisa precoz es superior a la fotofluorografía, más fácil de realizar, menos costoso y sin los riesgos de los rayos X. La disminución de la PGI sérica < de 70 ng/ml, aumento de la PGII y caída de la relación PGI/II a < 3 (VR: >3) se observa en pacientes con gastritis crónica atrófica del cuerpo gástrico por *H. pylori*, con lo que es posible predecir la aparición de un carcinoma gástrico. La erradicaión de *H. pylori* con los antibióticos restablece la relación PGI/PGII a > de 3 y *los anti-H. Pylori* < de 3 U/ml.

Infección por *Helicobacter pylori*

La infección por *H. pylori* es la causa más frecuente de gastritis crónica; está presente en el 80% de los pacientes con úlcera gástrica y el 95 a 100%, con úlcera duodenal; está íntimamente relacionado con el carcinoma y linfoma gástrico. Para el diagnóstico de esta infección se usan las pruebas del aliento, *ureasa*, biopsia, cultivo, determinación de anticuerpos séricos IgG (anti-*H. pylori* por ELISA. VR=<3U/ml), antígenos en las heces y la biopsia coloreada con Giemsa muestra la típica bacteria gramnegativa en espiral.

Prueba del aliento.— Se usa la urea marcada con carbono 13 (urea-C^{13}), un isótopo no radioactivo. En nuestro medio, la más usada es la prueba del aliento marcada con urea C^{14}, un isótopo radioactivo, por lo tanto, está contraindicada en mujeres embarazadas y niños. Se le indica al paciente ingerir una tableta de urea-C^{14} más, 200 ml de una solución de ácido cítrico, a una concentración de 0,025 mol/L. La *ureasa* de *H. pylori* hidroliza la urea administrada, en amonio y CO_2 marcado con C^{14}, dando origen a CO_2^{14}. El CO_2^{14} se reabsorbe a través de la mucosa, llevado por la sangre a los pulmones y, a los 30 minutos se le indica al paciente que exhale en un dispositivo especial (globo) para recoger el CO_2 marcado, que luego se cuantifica en un aparato especialmente diseñado para dichas lecturas. Para considerarla positiva se requiere que la diferencia entre la medición basal y posterior a la ingesta de la urea C^{14} sea superior a 200.

Prueba de la ureasa.— Consiste en poner muestras de mucosa gástrica antral en un gel que contiene urea y rojo fenol como indicador. La presencia de la *ureasa* de *H. pylori* produce un cambio de color al rojo intenso en minutos o en las primeras horas.

En países con alta prevalencia de cáncer gástrico y síntomas de dispepsia, es preferible realizar la endoscopia para toma de biopsia e identificar *H. pylori* en sitios de mucosa aparentemente normal, y muestras para precisar el grado de inflamación y detectar lesiones premalignas como la gastritis atrófica, con o sin metaplasia intestinal.

Referencias

Allison JE. Colon cancer sreening guidelines 2005: the fecal ocult blood test has become a better FIT. Gastroenterology 2005; 129(2): 745-748.

Banks PA, Bollen TL, Dervenis C, et al. Classification of acute pancreatitis--2012: revision of the Atlanta classification and definitions by international consensus. Gut. 2013;62:102.

Braganza JM, Lee SH, McCloy RF, McMahon MJ. Chronic pancreatitis. Lancet. 2011; 377: 1184-1197.

Casanova G. Carcinoma Gástrico. Temas de Gastroenterología. 2002 Vol 1: 97-166.

Conwell DL, Lee LS, Yadav D, Longnecker DS, Miller FH, Mortele KJ, Levy MJ, Kwon R, Lieb JG, Stevens T. American Pancreatic Association Practice Guidelines in Chronic Pancreatitis: evidence-based report on diagnostic guidelines. Pancreas. 2014; 43: 1143-1162.

Dacha S, Razvi M, Massaad J, Cai Q, Wehbi M. Hypergastrinemia. Gastroenterol Rep (Oxf). 2015 Aug; 3(3): 201-8.

Germaná B, DiMario F, Caballaro L et al. Clinical usefulness of serun pepsinogens I and pepsinogeno II, gastrin 17 and Helicobacter pylori antibodies in the management of dyspeptic patients in primary care. Dig liver Dis. 2005; 37:505-8.

Gibril F, Jensen RT. Zollinger-Ellison síndrome revisited: diagnosis, biologic markers, associated inherited disorders, and acid hypersecretion. Curr Gastroenterol Rep 2004; 6(6): 454-463. Review.

Hakama M, Hoff G, Kronborg O, Pahlman L. Screening for colorectal cancer. Acta Oncol 2005; 44(5): 425-439.

Mayumi T, Inui K, Maetani I, et al. Validity of the urinary trypsinogen-2 test in the diagnosis of acute pancreatitis. Pancreas. 2012; 41: 869-873.

Muhammad Miftahussurur and Yoshio Yamaoka. Diagnostic Methods of Helicobacter pylori Infection for Epidemiological Studies: Critical Importance of Indirect Test Validation. Biomed Res Int. 2016; 4819423.

Muñoz R, Codoceo R. Pruebas de laboratorio en gastroenterología. Anales de Pediatria Continuada, Madrid España, 2006; 8:10-5.

Pasechnikov V, Chukov S, Fedorov E, Kikuste I, Leja M. Gastric cancer: Prevention, screening and early diagnosis. World journal of gastroenterology: WJG. 2014; 20(38): 13842-62.

Pathak CM, Bhasin DK, Khanduja KL. Urea breath test for Helicobacter pylori detection: present status. Trop Gastroenterol 2004; 25(4): 156-161.Review.

Yadav D, Agarwal N, Pitchumoni CS. A critical evaluation of laboratory tests in acute pancreatitis. Am J Gastroenterol 2002; 97(6): 1309-1318.Review.

De Pedro A, Garrido R, García-Sánchez A, et al. Diagnóstico. Tratamiento Médico Digestivo. MARBAN LIBROS, Madrid-España 2013. Capítulo 5: Diarrea Crónica.

CAPÍTULO
23 | Prueba en las enfermedades de transmisión sexual

José Agustín Caraballo Sierra

Las enfermedades de transmisión sexual (ETS) se encuentran entre las enfermedades infecciosas más comunes del ser humano y están íntimamente relacionadas con promiscuidad sexual, drogadicción y homosexualidad. En este capítulo no se estudian ETS como la hepatitis B, SIDA, candidiasis, etc. por ser descritas en otro aparte de esta obra. Las ETS se orientan por las manifestaciones clínicas, pero sólo se comprueban mediante el laboratorio: examen microscópico, cultivos, pruebas de amplificación de ácidos nucleicos (PAAN), detección de antígenos, serología y marcadores; estas pruebas son de gran utilidad para el diagnóstico de la enfermedad y no para el seguimiento ni definir su curación (excepto las pruebas para la sífilis). Las PAAN como la PCR (reacción en cadena de la polimerasa) y TAM (amplificación mediada por transcripción), y los cultivos, son las pruebas más sensibles y específicas para el diagnóstico de las ETS.

SÍFILIS

El diagnóstico de laboratorio de la sífilis se logra directamente con la visualización de *Treponema pallidum* proveniente de las lesiones, o indirectamente por medio de los anticuerpos generados por la respuesta inmunológica que se produce en el organismo. Es importante señalar que, de no hacerse el diagnóstico de la sífilis primaria o secundaria, sólo los exámenes de laboratorio en el mayor porcentaje de los casos permiten descubrir la enfermedad **(TABLA 26)**.

TABLA 26 Etapas de la sífilis.

Etapa	Tiempo	Manifestaciones comunes	Manifestaciones no comunes
Primaria	10–90 días	Chancro transitorio	Linfadenopatías locales
Secundaria	1–3 meses	Artralgias, astenia, cefalea, mialgias, faringitis, exantema máculo papular o pápuloescamoso, linfadenopatías eneralizadas, condiloma lata	Fiebre, iritis, sífilis (anular, pustular, úlceronodular), alopecia
Latente temprana	< de 1 año después de la primaria o secundaria	Ninguna	Ninguna
Latente tardía	Más de 1 año	Ninguna	Ninguna
Terciaria	Meses a años	Neurosífilis tardía*	Sífilis cardiovascular o gomatosa

*La neurosífilis puede ocurrir en cualquier etapa de la infección.

Diagnóstico directo

Se hace mediante el raspado de las lesiones sospechosas o el exudado linfático en la sífilis primaria y secundaria y, ser observada a través del microscopio de campo oscuro o contraste de fases. Con esta técnica se pueden ver los treponemas móviles y brillantes con una sensibilidad hasta del 95%. Para su visualización también se usan los anticuerpos directos fluorescentes. Las pruebas de amplificación de ácido nucleico (PAAN) son útiles en las lesiones uretrales y vaginales, pero no en las rectales u orales.

Diagnóstico indirecto

Se emplea cuando no existen lesiones para visualizar directamente *T. pallidum,* particularmente en la sífilis latente y terciaria. Por lo tanto, se investigan los anticuerpos contra la sífilis, que aparecen de 1 a 3 semanas después de haber ocurrido el chancro o el contagio inicial. Existen pruebas reagínicas (no específicas) y treponémicas (específicas). Seguidamente se describirán las pruebas inmunológicas utilizadas para el diagnóstico serológico de la enfermedad.

PRUEBAS REAGÍNICAS NO ESPECÍFICAS (VDRL, RPR y TP-MHA)

Se usa el VDRL (*Venereal disease research laboratory*) o su variante RPR (Prueba de la reagina plasmática rápida) y la TP-MHA (Microhemaglutinación de anticuerpos frente a *Treponema pallidum*). La más generalizada es el VDRL, pero la TP-MHA es usada en muchos países para el despistaje masivo de la enfermedad.

VDRL (*Venereal disease research laboratory*)

El VDRL generalmente se hace reactivo a las 3 semanas después de la lesión primaria y alcanza su máximo título en la sífilis secundaria y latente temprana. Se torna no reactivo con el tratamiento, aunque puede declinar espontáneamente hasta alcanzar títulos bajos > de 1:4. Se debe recordar que muchas patologías como enfermedades del tejido conectivo, inducen a la formación de anticuerpos contra las cardiolipinas (anticardiolipinas) sustancia usada para el VDRL, por lo que presentan una reacción falsa reactiva en este examen, pero con títulos siempre bajos (< de 1:4) y, desde luego, nunca con aumentos progresivos.

Para hacer el VDRL se utilizan ciertos antígenos lipídicos como la cardiolipina, colesterol y lecitina, que si bien no provienen del treponema tienen reacción cruzada con ellos. La cardiolipina empleada se obtiene del corazón de res y contiene un 10% de los lípidos del treponema. De esta manera se detectan los anticuerpos anticardiolipina IgM e IgG (inmunoglobulinas contra *T. pallidum*) en el suero del paciente dirigidos contra estos antígenos lipídicos. En esta prueba de aglutinación se ponen directamente en contacto estas partículas lipídicas con el suero del paciente y a diluciones crecientes, la positividad se expresa por la presencia de pequeñas granulaciones de floculación.

TP-MHA (Microhemaglutinación de anticuerpos frente al *Treponema pallidum*).

Consiste en una prueba de aglutinación pasiva de eritrocitos de cordero sensibilizados con el treponema, que se usan como antígeno. La aglutinación se logra cuando éstos se ponen en contacto con distintas diluciones de los anticuerpos séricos del paciente.

PRUEBAS TREPONÉMICAS ESPECÍFICAS (FTA-ABS y el TPI)

Las pruebas treponémicas se hacen reactivas precozmente (15 días después del contagio) permanecen positivas de por vida, aunque esporádicamente se hacen negativas. La más popular y fácil de hacer es el FTA-ABS. El TPI (prueba de inmovilización del *T. pallidum),* empleada básicamente en la investigación, utiliza directamente el treponema vivo como antígeno y mide la habilidad que tiene el suero del paciente para inmovilizar y matar las espiroquetas en presencia de complemento.

FTA-ABS (Prueba fluorescente de absorción de anticuerpos antitreponémicos)

Es una prueba de anticuerpos fluorescentes indirecta. El suero del paciente se pone en contacto con una suspensión de *T. pallidum*; luego, se conjuga con una globulina humana marcada con fluoresceína, ésta se combina con los anticuerpos del suero del paciente y luego se adhieren al *T. pallidum*; como resultado se produce una reacción visible bajo el microscopio de luz fluorescente. En caso de ser positivo el treponema utilizado como antígeno, emite luz ante la fijación de los anticuerpos del enfermo conjugados con la fluoresceína.

INTERPRETACIÓN DE LAS PRUEBAS PARA LA SÍFILIS

Si a los 15 días después de haber aparecido una lesión sospechosa, ambas pruebas (reagínicas y treponémicas) son negativas, se considera que no hay enfermedad; aunque por mayor seguridad se deben repetir a las dos semanas. Si ambas pruebas son positivas orienta a una enfermedad no tratada (latente temprana tardía o terciaria); sin embargo, si los títulos de VDRL se elevan progresivamente en corto tiempo, es una sífilis latente temprana (asintomática). Si sólo son positivas las treponémicas no se puede definir si existe una infección reciente o es una antigua (tratada o no tratada). Si sólo son positivas las pruebas reagínicas, a títulos bajos (VDRL < de 1:4 en forma persistente), se considera un falso positivo por reacción cruzada; estos títulos se observan en las enfermedades autoinmunes o del tejido conectivo (lupus eritematoso sistémico), infecciones virales, particularmente hepatitis viral, mononucleosis infecciosa, varicela, herpes simple y sarampión; leptospirosis, lepra, paludismo, tuberculosis, endocarditis infecciosa, embarazo, drogadicción, mieloma múltiple y en los ancianos.

Después del tratamiento de la sífilis primaria o secundaria, el VDRL disminuye progresivamente en 3 a 6 meses hasta desaparecer por completo en el 90% de los casos, sin embargo, cuando el tratamiento se aplica en una fase tardía de la enfermedad, el VDRL desaparece más lentamente o permanece reactivo a diluciones bajas de por vida; por lo general quedan títulos < de 1:4 indefinidamente. En personas no tratadas permanece positivo de por vida, aunque un 25% puede desaparecer espontáneamente. El tratamiento adecuado en los primeros 6 meses de la sífilis hace desaparecer completamente el VDRL en el curso de 12 meses. Títulos altos permanentes después de un tratamiento supervisado sugieren infección activa persistente, reinfección o la presencia de SIDA.

Neurosífilis

La afectación del SNC en la sífilis puede presentar las siguientes formas:

- *Compromiso asintomático del SNC.* Se presenta en cualquier momento de la sífilis no tratada.
- *Meningitis sifilítica.* Ocurre en la sífilis secundaria; se caracteriza por un síndrome meníngeo agudo y severo que puede afectar los pares craneales.

- *Sífilis meningovascular.* El pico de incidencia ocurre en la sífilis terciaria, entre los 5 y 10 años después de la infección. Se observa focalización neurológica por vasculitis de los pequeños vasos cerebrales

- *Sífilis parenquimatosa (paresia general y tabes dorsal).* Ocurre en la sífilis terciara; el pico de mayor incidencia es de 10 a 20 años después de la infección primaria. Se produce un daño neuronal irreversible supratentorial (parálisis general) o de los cordones posteriores de la médula (tabes dorsal).

- *Sífilis gomatosa.* Es un compromiso raro y ocurre en los primeros años del contagio. Los síntomas son de una lesión ocupante de espacio cerebral.

El líquido cefalorraquídeo se considera positivo cuando revela pleocitosis mononuclear mayor de 10 mm^3, elevación de las proteínas (globulinas) e hipoglucorraquia. La punción lumbar se indica en las siguientes condiciones:

- En pacientes con sífilis (pruebas positivas) y anormalidades neurológicas.

- Antes del reinicio de tratamiento para pacientes con una recaída, después de cualquier forma de tratamiento.

- Para pacientes con síntomas neurológicos que hayan recibido tratamiento no penicilínico.

El FTA-ABS es la prueba más útil para el diagnóstico de la neurosífilis; es más sensitivo y específico que el VDRL en el LCR, y muchas veces es el único examen positivo en la neurosífilis.

El VDRL en el LCR es altamente específico, pero con poca sensibilidad, entre 20 y 70%. Ofrece falsos positivos en caso de hiperproteinorraquia, paraproteinemias, enfermedades autoinmunes y contaminación con cantidades ínfimas de sangre. Puede permanecer positivo y los títulos no cambian aun después del tratamiento adecuado (TABLA 27).

INFECCIÓN POR GONOCOCOS

La infección gonocócica tiene un período de incubación de 2 a 5 días. Los métodos que siguen vigentes para identificar *N. gonorrhoeae* en las secreciones de las mucosas, son la coloración de Gram y el cultivo en medios selectivos (Thayer-Martin, Martin-Lewis y el NYC: New York City), a los que se les puede añadir antibióticos como la vancomicina, nistatina y colistina para impedir el crecimiento bacteriano de otras cepas contaminantes de

TABLA 27 Resumen del uso de las pruebas diagnósticas y tratamiento para la sífilis.

Diagnóstico inmediato	Seguimiento
Sífilis primaria: campo oscuro o prueba fluorescente directa positivas	Títulos de VDRL para el seguimiento
Sífilis secundaria: VDRL y campo oscuro para un resultado inmediato. VDRL para personas asintomáticas con sospecha de sífilis (embarazadas, contactos y personas de alto riesgo)	Si el VDRL es reactivo se confirma con el FTA-ABS y títulos de VDRL para seguimiento
Para precisar la respuesta al tratamiento de la sífilis latente (temprana y tardía): VDRL 3, 6 y 12 meses después del tratamiento	*Retratamiento* si los títulos no han bajado notablemente a los 12 meses, o si el título aumenta después de la caída inicial
Personas seropositivas Pacientes con anormalidades neurológicas se estudia el LCR (citoquímico, VDRL y FTA-ABS)	Tratamiento para neurosífilis si el LCR tiene un VDRL y FTA-ABS positivos y el contaje celular es mayor de 10 por mm^3
Seguimiento después de los antibióticos para neurosífilis asintomática con presencia de células en el LCR	Recuento celular del LCR a los 6, 12 y 24 meses; pero si es anormal, a los 3 meses
Sospecha de sífilis (seropositividad en el embarazo, sífilis inadecuadamente tratada y contactos probados)	Tratamiento como para sífilis latente (temprana y tardía); luego el VDRL 1, 3 y 6 meses después

los genitales como estafilococos, estreptococos, gramnegativos y hongos. La coloración de Gram y también la safranina y el azul de metileno de la secreción uretral o endocervical, tienen una sensibilidad y especificidad del 95% sensitivas y permiten visualizar los diplococos gramnegativos intracelulares (dentro de los PMN). La coloración del exudado anorrectal, cérvix uterino o faringe es poco orientadora para el uso rutinario, razón por la que en estos sitios se prefieren los cultivos. Para tomar la muestra se debe recoger un espécimen de la secreción uretral con un hisopo de dacrón a 2 cm del meato urinario, 1 a 2 cm del canal endocervical con rotación de 180° del hisopo por 20 a 30 segundos y 2 a 3 cm del canal anal. Actualmente se usan las PAAN de la orina y secreción vaginal, que tienen igual sensibilidad que el cultivo.

INFECCIÓN POR CLAMIDIAS

Chlamidia trachomatis es una bacteria intracelular pequeña que invade células eucarióticas. Las manifestaciones de la infección por los serotipos no-linfogranuloma venéreo (no-LGV) son uretritis, cervicitis, proctitis y conjuntivitis. La uretritis se caracteriza por un período de incubación más largo que la infección gonocócica, menos aparatosa y muchas veces subclínica; en la mujer se puede desarrollar una salpingitis, también subclínica, con secuelas de esterilidad por obstrucción. El frotis de la secreción uretral muestra 5 o más polimorfonucleares (x 100 de aumento). Las infecciones por *Chlamydias* abarcan el 50% de las uretritis no-gonocócica; el resto las producen *Mycoplasma, Ureaplasma urealyticum, Trichomonas* y el virus del *Herpes simplex*.

El diagnóstico de la infección por *Chlamydia trachomatis* se logra esencialmente por cuatro métodos: detección de anticuerpos por inmuofluorescencia directa, ELISA, cultivos celulares y las PAAN. El examen microscópico directo del raspado de las lesiones (igual que *N. gonorrhoeae*) y coloreadas con la técnica de Giemsa, permite observar los típicos cuerpos de inclusión citoplasmática; este examen ha caído en desuso por su poca sensibilidad:

- *Detección de anticuerpos por inmuofluorescencia directa.* Actualmente es el método más rápido (minutos) y práctico para detectar antígenos de clamidias en el suero o en los frotis de secreciones locales. Se usa un anticuerpo monoclonal conjugado con fluoresceína específico para los antígenos de *Chlamydia trachomatis*. Con esta prueba se logran identificar los cuerpos de inclusión fluorescentes.

- *ELISA* (prueba de inmunoanálisis enzimático). Es una alternativa para la detección de antígenos de clamidias.

- *Cultivos celulares.* El cultivo es la prueba de oro para el diagnóstico de la infección por clamidias al aislar el microorganismo en células de mamíferos (células de McCoy). Para ello se debe tomar la muestra con un hisopo de dacrón (remover previamente el moco cervical), transportar la muestra en hielo y sembrarla en un lapso menor de 24 horas. No es un procedimiento al alcance de los laboratorios convencionales por su alta complejidad técnica, es impráctico por su costo y los resultados se obtienen en 7 días.

- *Pruebas de amplificación de ácidos nucleicos.* Se usan la PCR y la TAM, con las que se logra detectar la presencia de clamidias en la orina, secreciones uretrales y vaginales; se hace con el hallazgo de secuencias específicas de ácidos nucleicos (DNA o RNA) propios del microorganismo. Estas pruebas moleculares son las más sensibles y específicas, pero muy costosas y de poca disponibilidad en los laboratorios convencionales.

CHANCRO BLANDO (CHANCROIDE)

Es un chancro blando con linfoadenopatías satélites supurativas producido por el *Haemophilus ducrey*. Para su diagnóstico se prefiere el cultivo, más que la coloración directa, por su poca sensibilidad y especificidad; no hay disponibilidad de pruebas serológicas para esta enfermedad. El crecimiento ocurre en aproximadamente 5 días; las colonias son pequeñas, no mucoides y amarillo-grisáceas. La coloración de las colonias revela cocobacilos gram-negativos pequeños, dispuestos en forma de "huellas digitales".

INFECCIÓN POR VIRUS DEL HERPES SIMPLE

Es la ETS más frecuente en el mundo y generalmente cursa con vesículas herpéticas, pústulas y ulceraciones en la región genital. Es producida por el virus *Herpes simplex* tipo 2, a diferencia del herpes buco-facial, originado por *Herpes simplex* tipo 1. Se debe intentar el aislamiento del virus en cultivos de tejidos, es el método más sensitivo para el diagnóstico de la enfermedad, particularmente cuando la muestra se obtiene de vesículas activas (94% en vesículas y 74% en úlceras). El diagnóstico directo se logra con el raspado de las lesiones (exocérvix y pene) y coloreadas con Papanicolaou o Wright-Giemsa (preparación de Tzanck) que puede mostrar las células gigantes multinucleadas características de esta infección, aunque no distingue entre las diferentes especies virales, por lo que ha caído en desuso.

Actualmente, la inmunofluorescencia indirecta (fluoresceína conjugada con anticuerpos anti-VHS) es uno de los recursos diagnósticos más rápidos para detectar la enfermedad (56%); con ella se determinan los antígenos específicos para el VHS-2; es fácil de usar, económica y determina el sitio de la infección. Otros métodos diagnósticos son las pruebas serológicas, que identifican la glicoproteína (gG-2) propia del VHS-2, ELISA y el Western Blot para buscar anticuerpos, y las PAAN, que son 100% sensibles y específicas.

INFECCIONES POR EL VIRUS DEL PAPILOMA HUMANO

La enfermedad es producida por el *virus del papiloma humano* (VPH), género *papillomavirus* de la familia *Papovaviridae*. Más del 93% de los carcinomas del cérvix contienen DNA de VPH de los genotipos 16, 18, 31 y 45. Las verrugas benignas genitales y perianales se deben al 6-11. La enfermedad consiste en pápulas exofíticas hiperqueratósicas de color gris, sésiles o unidas a la piel con un pedículo corto. Pueden ir desde pápulas perladas lisas hasta lesiones acuminadas con aspecto aserrado, de uno a varios centímetros. Pueden presentarse en cualquier parte del aparato genital y región perianal.

El diagnóstico es generalmente clínico. Los métodos disponibles son el cultivo (método de referencia), estudios citológicos, histológicos y las PAAN. Con el método de Papanicolaou en el frotis provenientes del raspado de las lesiones del exocérvix se observan grandes células con un núcleo hipercromático rodeado por un halo claro perinuclear (coilocito), éste parece ser un efecto citopático que induce el VPH en el epitelio. El antígeno común del virus del papiloma se detecta por lo general mediante tinción inmunohistoquímica de *peroxidasa-antiperoxidasa*. La citología vaginal presenta cambios intraepiteliales (displasia y atipias) y, en etapas avanzadas, la presencia de carcinoma "in situ".

INFECCIÓN POR TRICOMONAS

Enfermedad caracterizada por flujo vaginal purulento, amarillo, no fétido e irritación de las mucosas. Para confirmar el diagnóstico se toma exudado vaginal y se mezcla directamente con solución KOH. Con una magnificación del microscopio de x 40 se observan *Tricomonas vaginalis* móviles. La tinción directa con anticuerpos inmunofluorescentes ofrece una sensibilidad del 70 a 90%. También se emplean los cultivos y las PAAN.

LINFOGRANULOMA VENÉREO

Es producida por *Chlamydia trachomatis (serotipo LGV L1,L2 y L3)*. Se inicia con una úlcera tipo herpética en los genitales 3 a 30 días después del contacto sexual; luego desaparece espontáneamente sin dejar cicatriz. El estadio secundario ocurre semanas después de la lesión primaria y consiste en manifestaciones sistémicas y linfoadenopatías inguinales, por lo general, unilaterales. Los ganglios se inflaman y forman un bubón que puede abrirse espontáneamente y desarrollar fístulas. También puede producir una proctocolitis crónica. El diagnóstico se logra con una serología positiva para Clamydias, aislamiento de la cepa de los tejidos infectados, microinmunofluorescencia o fijación del complemento con títulos > 1:1024.

GRANULOMA INGUINAL (DONOVANOSIS)

Es una enfermedad bacteriana crónica y destructiva de la región genital causada por *Calimmatobacterium granulomatis*; bacteria gramnegativa, encapsulada e intracelular. El diagnóstico se hace con la demostración de los típicos *cuerpos de Donovan* en el interior de las células mononucleares del frotis o biopsia de las lesiones y coloreadas con Giemsa o Wright. El diagnóstico se confirma con la inmunofluorescencia indirecta en el suero y con las PAAN.

ENFERMEDAD INFLAMATORIA PÉLVICA

Esta enfermedad se refiere a la infección que asciende desde el cuello uterino o la vagina hasta el endometrio y las trompas; a veces se complica con peritonitis o abscesos pélvicos. La enfermedad se debe generalmente a procedimientos y manipulaciones ginecobstétricos; se considera una ETS cuando es ocasionada por *N. gonorrhoeae o C. trachomatis*. A continuación se describen los criterios diagnósticos, presentes en el 87% de estos pacientes:

- *Manifestaciones clínicas:*
    - Cervicitis muco-purulenta.
    - Dolor en hemiabdomen inferior; anexos dolorosos y aumentados de volumen al tacto bimanual (salpingitis en el 65% y endometritis en el 20%).
    - Temperatura rectal > de 38 °C

- *Exámenes de laboratorio:*
    - VSG > de 15 mm/hora.
    - Cultivo positivo para *N. gonorrhoeae* o *C. trachomatis* endocervical
    - Leucocitosis mayor de 10.000 mm^3
    - Presencia de polimorfonucleares mayor de 30 (x1000 de aumento) por campo con la coloración de Gram de la secreción endocervical.

Referencias

Canadian Guidelines on Sexually Transmitted Infections. Management and Treatment of Specific Infections. Public Health Agency of Canada. Canada. 2007 edition.

Marra CM, Maxwell CL, Smith SL, et al. Cerebrospinal fluid anormalities in patients with syphilis: association with clinical and laboratory features. J Infect Dis 2004; 189(3): 369-376.

Losen E, Shrier LA. Diagnostic tests for chlamydial and gonorrheal infections. Seminar Pediatr Infect Dis 2005; 16 (3): 192-198.

Mattei P, Beachkofsky T, Gilson R, Wisco O. Syphilis: A Reemerging Infection. Am Fam Physician. 2012 Sep 1; 86(5): 433-440.

Roberts C. Genital herpes in young adults: changing sexual behaviours, epidemiology and management. Herpes 2005; 12(1): 10-14.

Wheeler HL, Agarwal S, Goh BT. Dark ground microscopy and treponemal serological tests in the diagnosis of early syphilis: Sex Transm Infect 2004; 80(5): 4111-414.

Workowski KA, Bolan GA; Centers for Disease Control and Prevention. Sexually transmitted diseases treatment guidelines, 2015. MMWR Recomm Rep 2015; 64: 1-37.

Zenilman JM and Moellering RC. Sexually Transmitted Infections. Infect Dis Clin N Am 2005; 19(2): 282-568.

CAPÍTULO
24 Prueba de la función renal

Jorge E. Alvarado

Las enfermedades del riñón, en particular las nefropatías crónicas, han aumentado su prevalencia e incidencia de una manera exponencial, en parte debido a la mayor sobrevida de pacientes con diabetes mellitus e hipertensión arterial. Son una auténtica epidemia y constituyen un verdadero problema de salud pública mundial. Además, por los elevados costos de su tratamiento es muy importante su detección precoz y manejo oportuno con el fin de detener o reducir la progresión del deterioro de la función renal. Para establecer la presencia de enfermedades renales es recomendable solicitar, de acuerdo con la orientación clínica del paciente y en forma secuencial, un examen completo de orina, urocultivo y, las pruebas de la función renal, que incluyen urea, creatinina, la fracción de excreción de sodio urinario, la prueba de depuración de creatinina (aclaramiento o *clearence*) y la prueba de concentración y dilución.

Otros exámenes complementarios muy útiles e imprescindibles para la evaluación de las enfermedades renales son la hematología básica, gases arteriales, electrólitos séricos (sodio, potasio, calcio, magnesio y fósforo), ácido úrico y las pruebas inmunológicas. Es importante destacar el papel trascendental de la imagenología para el estudio de las enfermedades renales, por lo que se hace una breve descripción de la ultrasonografía del riñón, estudios radiológicos (Rx simple del abdomen, cistografía miccional, urografía de eliminación reemplazada por la uro-TC y uro-RM, estudios con radioisótopos y la biopsia renal.

EXAMEN GENERAL DE ORINA

Es una prueba de laboratorio económica, sencilla y fácil de realizar, pero subestimada con mucha frecuencia. Sus resultados son importantes no sólo para los nefrólogos, sino para los médicos en general, ya que, si es bien realizada y adecuadamente interpretada, suministra información tanto del tracto urinario como de enfermedades de otros órganos o sistemas. Desafortunadamente pierde utilidad debido a que no se explica al paciente cómo se debe recolectar adecuadamente la orina. La manera ideal de tomar la muestra es por micción espontánea; pero en niños y mujeres con sangrado genital es perfectamente válido extraer la orina por punción supra púbica con la vejiga llena, abordaje que obviamente es incómodo pero inocuo. Las recomendaciones para la recolección de orina son las siguientes:

- Tener una dieta seca 12 horas antes de la recolección.
- Recolectar preferiblemente la primera orina de la mañana.
- Separar los labios menores o replegar el prepucio y hacer un cuidadoso aseo genital con jabón y agua abundante.
- Desechar la primera parte de la micción y, sin detenerla, recolectar la muestra.
- Colocar la orina en un envase limpio y seco; si la muestra es para cultivo, el recipiente debe ser estéril.
- Procesar la muestra en un lapso de 30 minutos; de no ser posible, introducirla en nevera (no congelador) y transportarla al laboratorio en hielo (tiempo máximo, 2 horas después de la recolección). La orina almacenada a temperatura ambiente se vuelve alcalina por el crecimiento bacteriano, además se destruyen elementos formes como eritrocitos y cilindros.

De no tomarse las medidas anteriores es difícil interpretar correctamente el sedimento urinario, pues excepto los cilindros, todos los demás elementos pueden venir de las secreciones genitales. La presencia de células epiteliales planas, tricomonas, espermatozoides y/o filamentos mucosos indica que la muestra no fue adecuadamente recolectada y su interpretación resulta dudosa. El estudio de la orina incluye examen físico, químico y el análisis del sedimento urinario:

- *Examen físico.* Se analiza el volumen, color, aspecto, olor, pH, densidad y osmolalidad.
- *Examen químico.* Se estudia la presencia de proteínas, glucosa, cuerpos cetónicos, hemoglobina, mioglobina, bilirrubina, urobilinógeno, nitritos y *esterasa* leucocitaria.
- *Sedimento urinario.* Se investiga la presencia de eritrocitos, leucocitos, piocitos, eosinófilos, linfocitos, células epiteliales, cristales, cuerpos grasos, microorganismos y cilindros (hialinos, granulosos, eritrocitarios, leucocitarios, celulares y céreos).

EXAMEN FÍSICO DE LA ORINA

Volumen.— Esta medida es muy importante en pacientes críticos y en estas circunstancias no debe ser menor de 20 ml/hora; también cuando se requiere una recolección de 24 horas (aproximadamente 1000 a 2000 ml) para determinar la filtración glomerular o cuantificar sustancias presentes en la orina: proteínas, urea, creatinina, ácido úrico, sodio, potasio, calcio, fosfatos, oxalatos, citratos o magnesio.

Color.— Normalmente la orina es de color amarillo, de intensidad variable según su concentración, sin embargo, en condiciones patológicas puede ser:

- *Rojiza o color té por la presencia de eritrocitos:* hematuria.
- *Pardo rojizo y sin eritrocitos:* hemoglobinuria por hemólisis; mioglobinuria por rabdomiolisis; porfirinas en la porfiria; por el uso de fenolftaleína o presencia de metabolitos de medicamentos como la fenilazodiaminopiridina (fenazopiridina).
- *Blanquecina:* piuria y cristales de urato y/o fosfato.
- *Amarillenta espumosa:* proteinuria, exceso de pigmentos biliares y bilirrubina directa. Al agitar el recipiente, la espuma se ve amarillenta.
- *Anaranjada:* por el uso de rifampicina y nitazoxanida.

Aspecto.— La orina es transparente y por lo general, se puede leer un escrito a través de un tubo de ensayo. Es turbia y fétida en la infección por bacterias piógenas.

Olor.— Normalmente es un olor característico *"sui generis"* y su intensidad varía con el grado de concentración. El olor es fétido cuando hay infección urinaria y aromático en la cetonuria.

pH.— (VR= 5.5 a 6.5) Normalmente está en el lado ácido de la escala y se debe a la presencia de ácidos no volátiles provenientes del metabolismo (fosfatos, sulfatos, ácido úrico y ácido láctico); éstos se excretan continuamente para mantener un pH sanguíneo ligeramente alcalino: 7.35 - 7.45. La orina se considera ácida cuando su pH es inferior a 5.5, y alcalina superior a 6.5. El pH menor de 5.5 favorece la cristalización y precipitación del ácido úrico, oxalato de calcio y cistina (recordar que el ácido úrico y la cistina son más solubles en orinas alcalinas). El pH mayor de 6.5 favorece la cristalización y precipitación de fosfato de calcio, sulfatos, carbonato de calcio y sales fosfo-amonio-magnésicas (estruvita). Generalmente la orina se alcaliniza por encima de 6.5 ante infecciones por gérmenes del género *Proteus, Klebsiela y Pseudomonas,* y por defectos de la acidificación urinaria.

Densidad urinaria.— (VR=1003-1040). La densidad urinaria evalúa la concentración de solutos en la orina y depende de la ingesta de líquidos y de la capacidad del riñón para concentrar y diluir la orina. Con una dieta seca de 12 horas debe ser mayor de 1020. Se eleva en la deshidratación y cuando en la orina aumentan los niveles de glucosa, proteínas o están presentes medios de contraste o altas dosis de penicilina. Una densidad urinaria persistentemente inferior a 1010 (hipostenuria) habla en favor de un defecto de la concentración urinaria, fenómeno observado en la insuficiencia renal aguda o crónica, secreción disminuida de la hormona antidiurética (diabetes insípida) y en las enfermedades tubulares.

Osmolalidad.— Mide la concentración urinaria de cristaloides. Para precisar la capacidad de concentración y dilución del riñón, es preferible usar la osmolalidad urinaria, que debe estar entre 300 y 1200 mosmol/Kg. La relación normal entre la osmolalidad del plasma/urinaria es 1:1.5 a 2 (VR= 300 mosmol/Kg).

EXAMEN QUÍMICO DE LA ORINA

Proteinuria.— (VR = < de 150 mg en 24 horas). Se encuentra normalmente en la orina, pero en cantidades no detectables por los métodos de laboratorio habituales: la mayor parte son albúminas procedentes del plasma y una pequeña porción de globulinas de alto peso molecular, representadas por el uromucoide o proteína de Tamm-Horsfall, que es secretada en la porción ascendente del asa de Henle. Las proteinurias se clasifican en fisiológicas: transitorias (ejercicio intenso no habitual, fiebre e insuficiencia cardíaca descompensada), patológicas: permanentes y, falsas: por sustancias que dan una falsa reacción positiva para proteínas: medicamentos (penicilina, sulfonilureas) y material de contraste.

Las *proteinurias patológicas* son permanentes; pueden ser leves (< de 1 g en 24 horas) por una patología túbulo-intersticial; moderadas (1 a 3.5 g) por enfermedades glomerulares o masiva (> de 3.5 g) por un síndrome nefrótico. La proteinuria puede ser por causas renales y extrarrenales. *Renales*: cualquier nefropatía primaria, secundaria o por medicamentos (penicilamina, sales de oro, AINES y cisplatino). La litiasis, quistes o tumores renales no suelen cursar con proteinuria. *Extra-renales*: paraproteínemias: inmunoglobulinas de cadena ligera con bajo peso molecular (proteinuria de Bence-Jones) observada en el mieloma múltiple.

La existencia de proteinuria en un examen rutinario por tira reactiva, obliga a cuantificarla en 24 horas. La orina se debe recoger en un frasco limpio y seco y almacenarla en frío (nevera, no en el congelador). Se desecha la primera orina al levantarse en la mañana y se empieza a recoger cada micción hasta la mañana siguiente y a la misma hora, que se recoge por última vez. En la práctica diaria se pueden encontrar las siguientes posibilidades de proteinuria:

- *Intermitente:* ortostática, ejercicio intenso, fiebre e insuficiencia cardíaca descompensada.
- *Leve:* nefropatía diabética incipiente, nefritis intersticial, nefroangioesclerosis, riñones poliquísticos, nefritis intersticial y glomerulonefritis en fase de recuperación.
- *Moderada:* nefropatías glomerulares primarias y secundarias.
- *Masiva:* en todos los casos de síndrome nefrótico.

A continuación, se describen las siguientes combinaciones de proteinuria asociada con otros elementos:

- *Proteinuria monoclonal.* En estos casos, la función renal está conservada; consiste en la presencia patológica de una proteína monoclonal de cadenas ligeras en la orina. Ésta circula en la sangre, se filtra libremente por el glomérulo y al exceder la capacidad de reabsorción tubular aparece en la orina; esta proteinuria se ha conocido tradicionalmente como *proteína de Bence Jones,* es observada en el mieloma múltiple y raramente en la leucemia mielomonocítica; al reabsorberse produce daño túbulo-intersticial que puede llevar a una enfermedad renal crónica.
- *Proteinuria escasa con hematuria no glomerular.* Se observa en infecciones del tracto urinario como la uretritis, cistitis, prostatitis, pielonefritis y tuberculosis.
- *Proteinuria moderada con hematuria glomerular.* Se observa en la glomerulonefritis aguda o crónica de cualquier etiología.
- *Proteinuria y grasas en la orina.* En la orina del paciente con síndrome nefrótico se consigue grasa (colesterol) bajo la forma de cuerpos grasos ovales, gotas libres o incluida en los cilindros.

Para completar el estudio de las proteínas urinarias se debe hacer una electroforesis e inmunoelectroforesis de proteínas en la orina. La *electroforesis convencional* de proteínas muestra un pico de albúmina predominante en las proteinurias glomerulares y globulinas en un grupo amplio enfermedades tubulares y extrarrenales.

Proteinuria tubular.— Se encuentra en la enfermedad renal tubular e intersticial (nefritis intersticial), en presencia de glomérulos normales. Cuando hay un daño tubular, las proteínas que normalmente se filtran no se reabsorben y escapan en la orina.

Proteinuria glomerular.— Ocurre cuando la pared del capilar glomerular, y en especial la membrana basal, se deterioran y se hacen permeables a las proteínas plasmáticas de bajo y alto peso molecular, como la albúmina e inmunoglobulinas respectivamente. En las glomerulonefritis membranosa, la disrupción de la membrana basal permite el paso a la orina de albúmina, globulinas, eritrocitos y leucocitos.

Cuando la proteinuria existe en mínimas cantidades, casi exclusivamente a expensas de albúmina, y no se detecta con la tira reactiva para proteínas, se le llama *microalbuminuria;* ésta es particularmente importante en la diabetes incipiente y la hipertensión arterial. En una muestra de orina recogida en ayunas, la microalbumuria es 30-300 mg/L (VR = < 30 mg/L), la presencia de microalbuminuria es un hallazgo de mal pronóstico en los pacientes diabéticos y se relaciona con aumento del deterioro renal y mayor incidencia de enfermedad coronaria.

Síndrome nefrótico.— El síndrome nefrótico cursa con una pérdida masiva de proteínas, > de 3.5 g/24 horas, a predominio de la albúmina, que secundariamente lleva a hipoalbuminemia e hiperlipidemia. Se debe al aumento anormal de la permeabilidad de la pared capilar glomerular, en especial la membrana basal, por múltiples causas, y se puede encontrar en cualquier etapa de la evolución de una glomerulopatía. El metabolismo hepático aumenta la producción de albúmina para compensar la hipoalbuminemia, pero además genera lípidos, proteínas transportadoras de lípidos y factores de la coagulación; como consecuencia hiperlipidemias y estados de hipercoagulabilidad. La hipoalbuminemia ocasiona el edema generalizado (anasarca) característico de esta enfermedad.

En los niños, la causa predominante del síndrome nefrótico son las lesiones glomerulares mínimas (80%), conocida como *nefrosis lipoidea o síndrome nefrótico idiopático.* En los adultos, las causas más frecuentes son las glomerulopatías primarias o secundarias a enfermedades sistémicas, particularmente la diabetes mellitus y el lupus eritematoso sistémico. En pacientes mayores de 40 años se debe pensar en neoplasias malignas.

Glucosa.— No se encuentra normalmente en la orina; su presencia expresa cifras de glucemia superiores a 180 mg% (dintel renal de la glucosa), como ocurre en la diabetes mellitus. También puede aparecer en tubulopatías e insuficiencia renal avanzada.

Cuerpos cetónicos.— Se observan en la cetoacidosis diabética o en casos de ayuno prolongado.

Hemoglobina.— Se detecta por con la tira reactiva por la presencia de "globina", al igual que de mioglobina, no encuentradas en la orina en condiciones normales. Aparece en casos de hematuria y hemólisis intravascular. Cuando se detecta hemoglobinuria, en ausencia de hematuria se debe pensar en la existencia de mioglobinuria.

Mioglobina.— Normalmente no se encuentra en la orina y aparece cuando hay rabdomiolisis debido a politraumatismos musculares por aplastamiento, a defectos enzimáticos o ejercicio extremo (maratones, caminatas). La orina presenta una coloración parda, puede precipitarse dentro de los túbulos y formar cilindros pardos, inclusive producir obstrucción tubular que desencadena una insuficiencia renal aguda.

Bilirrubina.— La bilirrubina indirecta o no conjugada es liposoluble y por lo tanto no se filtra a través del glomérulo. Cuando es conjugada por el hepatocito, esta bilirrubina normalmente es enviada a los canalículos biliares y luego al intestino, donde por efecto de la flora bacteriana es transformada en estercobilinógeno y urobilinógeno; el primero origina la estercobilina que al eliminarse por las heces le ofrece el color marrón oscuro característico. El urobilinógeno se reabsorbe en el intestino y es eliminado por la orina (VR= hasta 4 mg en 24/h), donde se convierte en urobilina contribuyendo a su color característico; un exceso en la orina es indicativo de un proceso hemolítico. Por otra parte, la ausencia de urobilinógeno en la orina orienta a un proceso obstructivo de vías biliares o a un cambio de polaridad del hepatocito, como ocurre en las hepatitis; estas patologías se caracterizan además por la presencia de bilirrubina conjugada que al ser hidrosoluble y filtrarse por el glomérulo, tiñen la orina de color verdoso.

Reacción esterasa leucocitaria positiva en la orina.— La destrucción de los leucocitos por las bacterias libera la enzima *esterasa* leucocitaria.

Detección de nitritos.— Son producto de la degradación de los nitratos por la acción bacteriana (las bacterias reducen los nitratos a nitritos). En líneas generales, una infección urinaria se sospecha por tener un pH alcalino y positividad de la esterasa leucocitaria y de nitritos.

EXAMEN DEL SEDIMENTO URINARIO

El examen del sedimento urinario es muy sencillo y valioso, se lleva a cabo con una gota de orina centrifugada y se observa al microscopio con objetivo 40X, que es el de mayor poder sin aceite de inmersión, y se reporta en elementos por campo (pc). Se analiza la presencia de eritrocitos, leucocitos, piocitos, células epiteliales (planas, cilíndricas y cúbicas), cristales, cuerpos grasos, microorganismos y cilindros (hialinos, granulosos, eritrocitarios, leucocitarios, celulares y céreos). *Se considera normal hasta 4 eritrocitos por campo, 4 leucocitos, o piocitos y, aisladamente, cilindros hialinos y cristales, excepto los de cistina.*

La presencia de *células cilíndricas* indica la existencia de un proceso inflamatorio alto y/o necrosis tubular. El hallazgo de *células cúbicas* expresa un proceso inflamatorio en la vejiga y *células planas* que la muestra fue mal tomada, porque estas células proceden del epitelio genital. El hallazgo de cristales en orina es absolutamente normal e indica orinas concentradas. Cuando se mantiene la hiperconcentración y se alcanza la sobresaturación, los cristales se agregan y originan los cálculos. La presencia de cristales de cistina siempre es anormal. En el sedimento urinario se puede encontrar hematuria, leucocituria, piuria, cilindruria, bacteriuria y cristaluria.

Hematuria.— Puede ser microscópica o macroscópica y ocurre en forma aislada o acompañada de proteínas, cilindros u otros elementos en ciertas enfermedades. Su causa más frecuente es la infección del tracto urinario, pero puede presentarse en procesos inflamatorios a cualquier nivel del tracto urinario. A continuación, se dan unos ejemplos de las diferentes posibilidades de hematuria asociada a otros elementos:

- Hematuria con proteinuria moderada, cilindros eritrocitarios y glóbulos rojos dismórficos. Indica que la hematuria se origina en el glomérulo por glomerulopatías primarias o secundarias.
Los *eritrocitos dismórficos o crenados* presentan ciertas características tales como ser más pequeños y de bordes irregulares. Se observan mejor con el microscopio de contraste de fases. Las modificaciones de estos eritrocitos se deben a los cambios de osmolalidad, pH y alteraciones enzimáticas a su paso por las diferentes áreas de la nefrona, sobre todo a nivel del asa de Henle. Estas modificaciones, por supuesto, no se dan cuando el sangrado proviene fuera de los glomérulos y túbulos excretores. Se sospecha hematuria glomerular cuando > 80% de los hematíes tienen aspecto dismórfico. Por el contrario, la presencia de menos de

75% de eritrocitos dismórficos sin cilindros eritrocitarios, indica un origen post-glomerular.

- Hematuria sin proteinuria ni cilindros eritrocitarios:

  - *Origen renal.* Pueden ocurrir por la existencia de malformaciones, quistes renales, tuberculosis renal, necrosis papilar, carcinoma renal (hipernefroma), infarto renal y nefritis intersticial.

  - *Origen de la vía urinaria.* Se observa en lesiones que comprometen el tracto urinario por la presencia de tumores, obstrucción, infecciones, litiasis, traumatismos y cistitis por el uso de sondas o medicamentos como la ciclofosfamida (cistitis hemorrágica).

  - *Origen sistémico:* Trastornos de la coagulación o por el uso de anticoagulantes.

En resumen, una secuencia para el estudio de una hematuria sería la siguiente:

- Si existe sangre, demostrada con la cinta reactiva, se debe estudiar minuciosamente el sedimento. La cinta reactiva resulta positiva generalmente con más de 4 eritrocitos por campo.

- Si se observan eritrocitos, obligatoriamente se deben buscar cilindros eritrocitarios, eritrocitos dismórficos y proteinuria.

- Si los eritrocitos son dismórficos, investigar glomerulonefritis. Si no lo son, se debe buscar otra patología renal.

- Orina positiva para sangre con la tira reactiva expresa que existe hemoglobina o mioglobina. Si las cintas reactivas dan una respuesta fuertemente positiva a la hemoglobina y existen pocos eritrocitos o ninguno (< de 4 por campo), se debe sospechar la existencia de hemoglobinuria o mioglobinuria, aunque eventualmente puede deberse a hemólisis que ocurre en el interior de la orina.

La *hemoglobinuria libre* resulta generalmente de la ruptura de eritrocitos dentro del espacio intravascular (hemólisis intravascular) y con menor frecuencia, por salida y destrucción de ellos dentro del tracto urinario, sitio donde se pueden romper por la hiposmolalidad de la orina. La *mioglobina* se libera en la sangre después del daño muscular (rabdomiolisis debida a politraumatismos por aplastamiento y, eventualmente, por miositis o defectos enzimáticos); es eliminada rápidamente por la orina, a la que da un color pardo rojizo, y curiosamente se encuentra muy poco en el plasma, inclusive en caso de rabdomiolisis severa. Lamentablemente, es difícil diferenciar bioquímicamente la hemoglobinuria de la mioglobinuria, a no ser que sea por radioinmunoensayo; razón por lo cual las manifestaciones clínicas contribuyen al diagnóstico.

Leucocituria.— Una leucocituria importante habla en favor de procesos inflamatorios, particularmente la infección urinaria, como la pielonefirtis o cistitis. La leucocituria puede estar constituida por polimorfonucleares, eosinófilos o linfocitos. Cuando la leucocituria se asocia con cilindros leucocitarios, indica que el proceso está en el glomérulo renal.

Piuria.— (VR= o por campo). Los piocitos son polimorfonucleares degenerados, propios de la infección urinaria. La *piuria, en ausencia de bacteriuria o piuria estéril* (sin crecimiento de gérmenes comunes en el cultivo), indica una infección del árbol urinario o túbulo-intersticial causada por microorganismos poco comunes como *M. tuberculoso, C. tracomatis, U. urealyticum* u hongos.

Eosinofiluria.— Consiste en la presencia de al menos 1 eosinófilo por campo. Se observa hasta en un 30% de los casos de nefritis túbulo-intersticial alérgica y en el ateroembolismo de las arterias renales.

Cilindros.— En condiciones normales es posible encontrar o-1 cilindros hialinos y/o granulares finos por campo. Son elementos cilíndricos que se forman en la luz del segmento distal de la nefrona por precipitación de la proteína de Tamm-Horsfall, que constituye la matriz de estos cilindros urinarios, junto con albúmina y otras proteínas que se filtran por el glomérulo en las enfermedades renales. El cilindro se forma cuando esta proteína se convierte en gel en la luz tubular (distal y colector), al que se pueden agregar células normales o degeneradas, que le dan el "apellido" al cilindro y explican su causa. *Es importante buscar los cilindros en los primeros 30 minutos de emitida la orina*, pues se deterioran cuando ésta se almacena, particularmente si el pH es alcalino. En la práctica diaria se pueden encontrar los siguientes cilindros **(FIG 19)**:

- *Cilindros hialinos.* Se componen exclusivamente de la proteína de Tamm Horsfall y su nombre se debe al aspecto traslúcido. Se observa un número muy escaso en condiciones normales después de un ejercicio intenso, en los estados febriles y en la insuficiencia cardíaca descompensada.

- *Cilindros granulosos.* Son más anchos y grandes que los hialinos; expresan la existencia de proteinuria de origen plasmático con inclusiones de lisosomas y células degeneradas. Se pueden observar en patologías glomerulares y túbulo-intersticiales.

FIG 19 Cilindros urinarios.

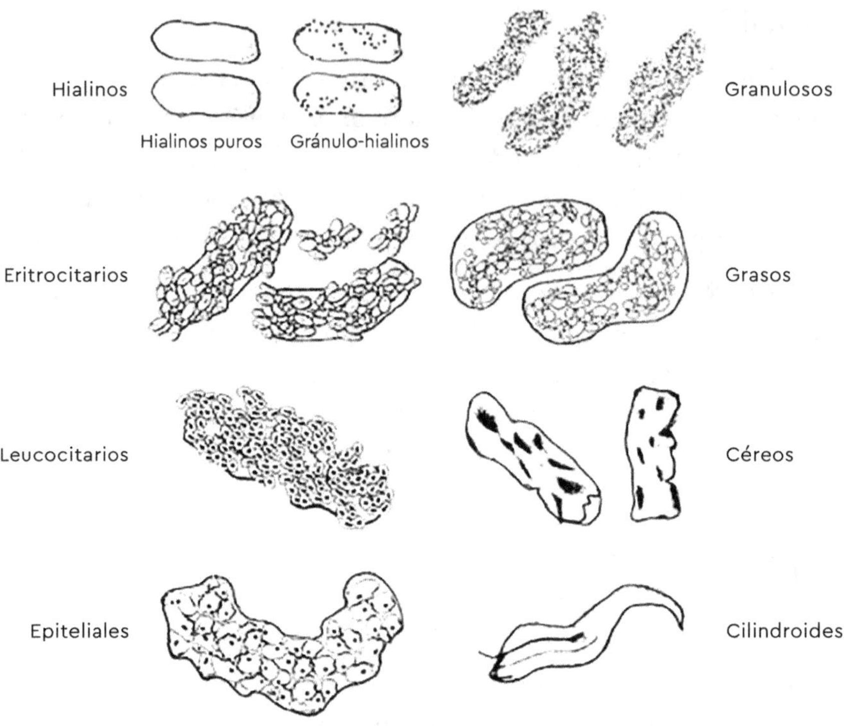

- ***Cilindros eritrocitarios o hemáticos.*** Son rojo-amarillo o pardos. Se producen en condiciones patológicas de la nefrona, particularmente del glomérulo, como ocurre en la glomerulonefritis (aguda y crónica).

- ***Cilindros epiteliales.*** Se componen de células del epitelio tubular descamado. Son una señal de la necrosis tubular aguda isquémica o tóxica, y temprana de rechazo agudo del trasplante renal.

- ***Cilindros céreos.*** Son amarillentos, tienen aspecto de cera y hendiduras finas en los bordes. Son más anchos, más refringentes y densos que los hialinos, y se observan en pacientes con enfermedad renal avanzada.

- ***Cilindros grasos.*** Están compuestos por cuerpos ovales de grasas (colesterol). Se observan en la proteinuria importante del síndrome nefrótico.

- ***Cilindros leucocitarios.*** Están compuestos por leucocitos. Se observan en los procesos inflamatorios glomerulares y túbulo-intersticiales.

Cultivo de orina o urocultivo.— En muestras tomadas por punción suprapúbica, la presencia de una sola bacteria es indicativo de un proceso infeccioso del tracto urinario. En muestras por micción espontánea se consideran normales cultivos de hasta 10.000 unidades formadoras de colonias por ml de orina sembrada (ufc = bacterias) y más de 100.000 ufc/ml infección del tracto urinario. Los contajes intermedios se deben interpretar en el contexto del paciente (clínica, recolección y uso de antimicrobianos). El germen más frecuentemente encontrado en pacientes ambulatorios es *E. coli*, en un 80%; en los hospitalizados, además de *E. coli* son frecuentes *Klebsiella, Enterobacter y Pseudomonas*. En individuos con litiasis renal coraliforme se deben sospechar infecciones por especies del género *Proteus y otros* productores de *ureasa*, ésta desdobla la urea y forma amoníaco, que alcaliniza la orina por encima de 6.5 y facilita la precipitación de cristales de estruvita. Otros microorganismos que se pueden encontrar en la orina son hongos del género *Candida*, virus y huevos de *Eschistozoma hematobium*.

PRUEBAS DE LA FUNCIÓN RENAL

Las sustancias provenientes del metabolismo proteico, que normalmente se eliminan por la orina, se les llama "productos azoados", éstos son los mejores indicadores del estado funcional del riñón, e incluyen la creatinina, urea, ácido úrico, sulfatos y fosfatos. La forma más precisa de determinar la filtración glomerular se logra con la depuración, aclaramiento, o *clearence*, de creatinina. En la enfermedad renal crónica, los niveles sanguíneos de fosfatos (VR=2.5-5 mg%) se elevan y los de calcio (VR=9-11 mg%) tienden a bajar; igualmente se produce una "anemia rebelde" al tratamiento convencional, dado el papel regulador de la hematopoyesis por parte del riñón.

Creatinina.— (VR= hombres: 0.5 a 1.4 mg%; mujeres: 0.5 a 1.2 mg%). Es el indicador más preciso de la función renal; como proviene del metabolismo de la creatina de la masa muscular, que es constante en cada individuo, los niveles sanguíneos de creatinina y su eliminación son constantes. Depende mucho menos de la ingesta de proteínas y del estado de hidratación del paciente, por esa razón es el marcador más confiable de la filtración glomerular. Como la masa muscular, es proporcionalmente mayor en el sexo masculino que en el femenino, sus niveles son ligeramente mayores en hombres. *La creatinina sólo se eleva por encima de los valores normales cuando cae la filtración glomerular por debajo del 50%.* Lamentablemente, cuando los niveles sanguíneos de creatinina comienzan a elevarse por encima de los valores preestablecidos, ya existe un significativo deterioro de la función renal; por esta razón, el paciente debe ser estudiado oportunamente por el servicio de Nefrología.

Urea.— (VR= 20-40 mg/dl) y su equivalente, el nitrógeno de la urea sanguínea, conocido por sus siglas en inglés como BUN, que es la mitad de la molécula de urea, de manera que es 10 a 20 mg/dl. Sus valores se modifican por múltiples factores como la ingesta proteica, grado de hidratación, fiebre y algunos medicamentos. Es el principal metabolito nitrogenado que proviene de la degradación de las proteínas; se filtra en su totalidad por el riñón y alrededor de un 50% se reabsorbe por los túbulos; representa cerca del 50% de los solutos contenidos en la orina. El nivel sanguíneo de la urea depende de la ingesta diaria de proteínas y del catabolismo proteico. En la insuficiencia renal pre-renal (hiperazoemia pre-renal) se produce una marcada elevación de la urea, mientras que la creatinina se eleva discretamente, de manera que la relación *urea/creatinina del plasma* aumenta por encima de 40:1 (VR= 20:1), y la *BUN/creatinina* por encima de 20:1 (VR= 10:1).

Gases arteriales.— El pH (7.35-7.45) y bicarbonato (24 mEq/L) sanguíneos disminuyen como consecuencia de la acidosis metabólica que se desarrolla en casos de insuficiencia renal aguda y crónica.

Electrólitos.— Los niveles de sodio (132-142 mEq/L) y potasio (3.5-5.5 mEq/L) en plasma son muy útiles en la insuficiencia renal aguda. Son particularmente críticos los niveles de potasio ya que su rango normal es muy estrecho y cualquier desviación por encima o por debajo puede producir alteraciones muy severas del ritmo cardíaco.

Ácido úrico (VR=3-7 mg%). Se eleva con el deterioro de la función renal, pero también lo hace por alteraciones metabólicas extra-renales (hiperuricemia por aumento de su síntesis), razón por la que no es un buen índice de función renal.

Pruebas inmunológicas.— Si existe la sospecha de una enfermedad renal de etiopatogenia inmune, particularmente de glomerulares, se solicitan: título de antiestreptolisinas "O", inmunoglobulinas, AAN, anti-DNA, C3, C4, y CH50, C3 *nephritic factor*, anticuerpos anti-membrana basal (anti-MBG) y anticuerpos anti-citoplasma de los neutrófilos (c-ANCA).

Fracción de excreción de sodio (FENA).— Se usa para definir el estado funcional del riñón, y si las alteraciones del laboratorio se deben a un daño orgánico del nefrón o sólo son respuestas a los cambios homeostásicos ocasionados por la hipoperfusión renal (hiperazoemia pre-renal) u obstrucción de las vías urinarias (hiperazoemia post-renal). La hiperazoemia renal se debe en un 90% al daño parenquimatoso renal por necrosis tubular aguda (isquémica o tóxica). Existen diferentes medidas que intentan diferenciar una azoemia prerrenal de una renal como son: FENA, densidad urinaria, sodio en orina mEq/L, osmolaridad urinaria (mosmol/L H_2O), BUN/creatinina en plasma y creatinina orina/plasma **(TABLA 28)**.

TABLA 28 Exámenes para diferenciar una hiperazoemia pre-renal de una renal.

	Hiperazoemia pre-renal	*Hiperazoemia renal*
FeNa %* = $\dfrac{Na\ U \times Cr\ P}{Cr\ U \times Na\ P} \times 10$	< 1%	> 2 %
Densidad urinaria	> de 1020	< 1010
Sodio en orina mEq/L	< 20	> 40
Osmolaridad urinaria (mosmol/L H_2O)	> 500	< 300
BUN/creatinina en plasma	> 20:1	< 15:1
Creatinina orina/plasma	> 40	< 20

*FeNa+ (Fracción de excreción de sodio). Valores normales de sodio, potasio y creatinina en orina de 24 horas dependen de la ingesta: Sodio: 100 a 200 mEq. Potasio: 50 a 100 mEq. Creatinina: Hombre 24 y mujer 18 mg.

Prueba de depuración, aclaramiento o "clearence" de creatinina (VR= hombres: 100 a 130 ml/min y mujeres 90 a 120 ml/min). Como la producción de creatinina es estable y sólo se filtra a través del glomérulo, su depuración a través del riñón es esencialmente igual a la tasa de filtración glomerular. Es la forma más precisa y práctica de medir la función renal, además, es útil para el ajuste de la dosis una gran variedad de medicamentos, sobre todo antibióticos, que se acumulan y aumentan su toxicidad renal o extra-renal cuando hay disminución de la misma. El aclaramiento o capacidad de excretar una sustancia por el riñón se calcula con la siguiente fórmula:

$$\text{Clearance de creatinina} = \frac{CrU \times V\ ml/min}{CrP}$$

CrU = concentración de creatinina en la orina mg/dl.
V = volumen minuto de orina (en 24 horas).
CrP = concentración de creatinina en el plasma mg/dl.

El resultado expresa el volumen de plasma que es completamente depurado de creatinina durante su paso por los riñones, en la unidad de tiempo; por lo tanto, equivale al trabajo de filtración renal efectuado o "filtración glomerular".

Como la prueba de depuración requiere la recolección de orina de 24 horas y no es fácil lograr que el paciente lo realice, se han ideado fórmulas para hacer estimaciones de la misma a partir de los niveles sanguíneos de creatinina tomando en cuenta la edad, el sexo y el peso del paciente. La fórmula MDR/CKD-EPI es la más confiable; la filtración glomerular se obtiene con los datos que exige la calculadora **(TABLA 29)**. Un estimado de la filtración glomerular se puede obtener fácilmente con la fórmula de *Cockcroft-Gault*.

$$FG = \frac{(140\text{- edad}) \times (\text{peso en Kg})}{72 \times \text{creatinina sérica (mg/dl)}}$$

En la mujer, el resultado en ml/min se multiplica por 0.85 (por ser de menor masa muscular), y en el hombre por 1.24.

Se calcula una disminución de 10 ml/min por 1,73 m² por cada década a partir de los 40 años, y llega a ser la mitad a los 80 años

TABLA 29 Estimación del filtrado glomerular MDR/CKD-EPI.

Sexo	Mujer Hombre
Raza	Blanco u otro Negro
Edad	Años
Creatinina sérica	mg/dl
Tasa de filtración glomerular	ml/min/1.73 m²

Prueba de concentración y dilución.— Gracias a la función tubular, el riñón normal tiene la propiedad de diluir la orina hasta alcanzar una densidad de 1001 (40 mosmol/Kg) y de concentrarla hasta 1035 (1200 mosmol/Kg). La *prueba de concentración* explora la capacidad renal para concentrar la orina en condiciones de máxima restricción de agua y/o bajo efecto de la administración de 5 U subcutánea de vasopresina acuosa. Los individuos normales alcanzan una densidad igual o mayor de 1025 (900 mosmol/Kg); no se debe hacer esta prueba si la densidad urinaria en ayunas es mayor de 1020 (800 mosmol/Kg). La capacidad renal de concentración está disminuida en la insuficiencia renal y en la ausencia de hormona antidiurética (HAD), como ocurre en la diabetes insípida central o hipofisaria. Si el túbulo renal es insensible a la HAD se considera una diabetes insípida nefrógena.

Cuando aumenta la carga osmótica a la nefrona se llama diuresis osmótica, como ocurre en la fase poliúrica de la insuficiencia renal aguda (por acumulación sanguínea de urea), por el uso de diuréticos osmóticos (manitol) o en los estados hiperglicémicos.

Prueba de dilución.— Explora la capacidad renal para diluir la orina en condiciones de sobrecarga acuosa (1200 ml de agua en ayunas). Se considera normal si la orina alcanza una densidad orinaria igual o menor de 1003 (80 mosm/L). En la insuficiencia renal, la capacidad de dilución disminuye de modo significativo cuando el filtrado glomerular es inferior a 20 ml/min. La disminución de la capacidad de dilución de la orina favorece el desarrollo de hiponatremia por hemodilución, como ocurre en el síndrome de secreción inapropiada de hormona antidiurética (producción exagerada de esta hormona) observada en los traumatismos craneoencefálicos, tumores o infecciones del sistema nervioso central y en neurocirugía.

Ultrasonido del riñón y tracto urinario.— Es un examen muy útil, económico y fácil de hacer, pero depende mucho del criterio y la destreza del explorador. Nos permite valorar el tamaño de los riñones y su ecogenicidad. Los riñones de tamaño normal o aumentado, con ecogenicidad disminuida, se encuentran en casos agudos. Los riñones pequeños y de ecogenicidad aumentada se presentan en casos crónicos. Esta técnica también es muy útil para el diagnóstico de quistes, tumores, cálculos, obstrucciones y dilataciones del sistema colector, tumores de vejiga y próstata. El aumento del flujo sanguíneo evaluado con eco-Doppler es propio de las neoplasias malignas.

Estudios radiológicos.— *Radiografía simple del abdomen.* Se debe hacer previa preparación del colon; ésta permite visualizar cálculos radio-opacos (80%), las siluetas renales e imágenes líticas en los huesos producidas por metástasis. La *cistografía miccional* permite diagnosticar reflujos vesicoureterales, valvas uretrales posteriores y estrecheces del sistema colector. La urografía de eliminación nos muestra el estado anatómico del tracto urinario y nos da una idea del estado funcional de los riñones (ha sido desplazada por la uroTC y uroRM).

Tomografía axial computarizada con contraste (uroTC).— Ayuda además a detectar la presencia de ganglios. Si el paciente es alérgico al contraste se puede llevar a cabo la uro-resonancia magnética que nos da información similar.

Estudios con isótopos radioactivos.— Permiten obtener información morfológica y funcional de los riñones, y resultan particularmente útiles para el diagnóstico de cicatrices renales y del funcionamiento renal por separado.

Biopsia renal.— Permite el diagnóstico morfológico, la severidad y el avance del daño parenquimatoso renal.

Referencias

Abbas Raza; Sandeep Aggarwal. Glomerulonephritis, Membranous. Last Update: April 16, 2018.

Althof S, Kindler J y Heintz R. El sedimento urinario. 6a Edición. Buenos Aires: Editorial Médica Panamericana, 2003.

Anderson RJ, Barry DW. Clinical and laboratory diagnosis of acute renal failure. Best Pract Res Clin Anestethesiol 2004; 18(1): 1-20. Review.

Caleffi A, Lippi G. Cylindruria. Clin Chem Lab Med. 2015 Nov; 53 Suppl 2: s1471-7.

Crader MF, Leslie SW. Bacteruria. StatPearls [Internet]. Treasure Island (FL): StatPearls Publishing; 2018 Feb 16.

Chan RW; Szeto CC. Advances in teh clinical laboratory assessment of urinary sediment. Clin Chim Acta 2004; 340(1-2): 67-68. Review.

Fehrman- Ekholm I, Skeppholm L. Renal function in the elderly (>70 years old) measured by means of iohexol-clearance, serum creatinine, serum urea and estimated clearance. Scand J Urol Nephrol 2004; 38(1): 73-77.

Fogazzi GB, Garigali G. The clinical art and science of urinary microscopy. Curr Opin Nephrol Hypert 2003; 12(6): 625-632.

Fumeaux Z, Stoermann Chopard C. Urine eletrolytes: use and pitfalls to avoid. Rev Med Suisse. 2005; 23 1(8): 557-558, 56º-561. Review.

García Nieto VM[1], Luis Yanes MI[2], Arango S. Usefulness of basic renal function tests in decision-making in children with loss of renal parenchyma and/or dilation of the urinary tract. Nefrologia. 2016 May-Jun; 36(3): 222-31.

Inker LA, Fan L, Levey AS. Assessment of renal function. In: Johnson RJ, Feehally J, Floege J. Comprehensive Clinical Nephrology. 5th ed.Philadelphia, PA: Elsevier Saunders; 2015: chap 3.

Kobayashi Y, Adachi Y. Urinary urobilinogen, urobilin and bilirubin. Nipón Rinsho 2004; 62 suppl 11: 103-107.

Landry DW, Bazari H. Approach to the patient with renal disease. In: Goldman L, Schafer AI, eds. Goldman-Cecil Medicine. 25th ed. Philadelphia, PA: Elsevier Saunders; 2016: chap 114.

Larcombe J. Urinary trac infection in children: Clin Evid 2005; 13: 444-457.

Patel HD, Livsey SA, Swann RA et al. Can urine dipstick testing for urinary tract infection at poit of care reduce Laboratory workload? J Clin Pathol 2005; 58(9): 951-954.

Porat A, Kesler S. Urosepsis. StatPearls [Internet]. Treasure Island (FL): StatPearls Publishing; 2018 Feb 21.

Reine NJ, Langston CE. Uryanalisis interpretation: how to squeeze out of the maximum information from an small simple. Clin Tech Small Anim Pract 2005; 20(1): 2-10. Review.

Rodrigo Calabia E. Laboratory measurements of kidney function. Assesment of microalbuminuria/creatinine. Value of reactive strip and the urinary sediment. Indications for ordering renal ultrasonography. Nefrología. 2004; 24 suppl (6): 35-46, 187-235. Review.

Serafini-Cessi F, Malagolini N, Cavallone D. Tamm-Horsfall glycoprotein. Biology and clinical relevante. Am J Kidney Dis. 2003; 42(4): 658-676.

Stevens LA[1], Coresh J, Greene T, Levey. Assessing kidney function-measured and estimated glomerular filtration rate. N Engl J Med. 2006 Jun 8; 354(23): 2473-83.

Veerreddy P. Hemoglobinuria misidentified as hematuria: review of discolored urine and paroxysmal nocturnal hemoglobinuria. Clin Med Insights Blood Disord. 2013 Jun 20; 6:7-17.

Abreviaturas.—

AAF	Anticuerpos antifosfolípido
AAN	Anticuerpos antinucleares
ACE	Antígeno carcinoembrionario
ACTH	Hormona adrenocorticotropa
ADP	Difosfato de adenosina
AFP	alfa-fetoproteína
AINES	Anti-inflamatorios no esteroideos
ALT	Alanina aminotransferasa (sinonímia: TGP)
AM	Anticuerpos antimitocondria
AML	Anticuerpos antimúsculo liso
AMPc	Adenosina monofosfato cíclico urinario
ANCA	Anticuerpos anti-citoplasma de los neutrófilos (Anti neutrophile cytoplasmic antibodies)
Anti-β2-GP1	Anticuerpo contra la β2 glicoproteína 1
Anti-CCP	Anticuerpo contra el péptido cíclico citrulinado
Anti-dcDNA	Anticuerpo anti-DNA de doble cadena
Anti-DNA-histonas	Anticuerpo anti-DNA- histonas
Anti-HBc IgG e IgM	Anticuerpos IgG e IgM anti-antígeno central del virus de la hepatitis B
Anti-HBe	Anticuerpo anti-antígeno "e" del virus de la hepatitis B
Anti-HBsAg	Anticuerpo anti-antígeno de superficie del virus de la hepatitis B
Anti-LKM	Anticuerpos anti-microsomas hepáticos y renales (liver/kidney microsomes)
Anti-Sm	Anticuerpo anti-antígeno Smith
Anti-TG	Anticuerpos anti-tiroglobulina
Anti-TPO	Anticuerpos antiperoxidasa tiroidea
Anti-TSH-R	Anticuerpos estimulantes de los receptores de la TSH
Anti-TSH-R	Anticuerpos contra el receptor de la TSH
Anti-VHA IgG	Anticuerpo IgG para el virus de la hepatitis A
Anti-VHA IgM	Anticuerpo IgM para la hepatitis A
Anti-VHC	Anticuerpo anti-virus de la hepatitis C
Anti-VHD	Anticuerpo anti-virus de la hepatitis D
APE	Antígeno prostático específico
AR	Artritis reumatoide
ASO	Antiestreptolisina O
AST	Aspartato aminotransferasa (sinonímia: TGO)
AT-III	Antitrombina III
AVP	Arginina vasopresina
BUN	Nitrógeno de la urea sanguínea
C3	Fracción 3 del complemento
C4	Fracción 4 del complemento
C°	Grados centígrados
Ca++	Calcio sérico ionizado
CH50	Complemento hemolítico total
CID	Coagulación intravascular diseminada
CK-MB	Isoenzima MB de la creatina-fosfocinasa
CK-MM	Isoenzimas MM de la creatina-fosfocinasa
CK-T	Creatina-fosfocinasa total
CMHC	Concentración media de hemoglobina corpuscular

CO_2	Dióxido de carbono
CREST	Calcinosis cutis; fenómeno de Raynaud; trastornos de la motilidad esofágica; esclerodactilia y telangiectasias
CRH	Hormona liberadora de ACTH
DI	Diabetes insípida
dL	Decilitro
DMO	Densitometría ósea
DNA	Ácido desoxirribonucleico
ELISA	Siglas del inglés Enzyme Linked Irnmuno Asorbent Assay (inmuno análisis enzimático
ENA	antígenos extraíbles del núcleo
EPOC	Enfermedad pulmonar obstructiva crónica
FA	Fosfatasa alcalina
FAP	Fosfatasa ácida prostática
FENA	Fracción de excreción de sodio
FNT	Factor de necrosis tumoral
FR	Factores reumatoides
FTA-ABS	Prueba fluorescente de absorción de anticuerpos antitreponémicos
g/dl	Gramos decilitros
GGTP	Gamma-glutamil transpeptidasa (transferasa)
H+	Hidrogeniones
HAD	Hormona antidiurética
Hb	Hemoglobina
HBA_1c	Hemoglobina glucosilada
HB-DNA polimerasa	DNA polimerasa del virus de la hepatitis B
HBcAg	Antígeno central o core del virus de la hepatitis B
HBeAg	Antígeno de la nucleocápsida "e" del virus de la hepatitis B
HBsAg	Antígeno de superficie del virus de la hepatitis B
HC	Hormona de crecimiento
HCG-β	Gonadotrofina coriónica-beta
HCM	Hemoglobina corpuscular media
HCO_3^-	Ion bicarbonato
H_2CO_3	Ácido carbónico
HIV	Virus de la inmunodeficiencia humana
HLA	Sistema principal de histocompatibilidad en el humano (antígenos leucocitarios)
Hto	Hematocrito
IFI	Inmunofluorescencia indirecta
IFT4	Índice de tiroxina libre
Ig	Inmunoglobulina
IGF-1	Factor de crecimiento similar a la insulina
Inmuno-blot	Inmuno-electrotransferencia
INR	Razón internacional normalizada
IRMA	Análisis radioinmunoradiométrico o radioinmunoanálisis
ITS	Infecciones de transmisión sexual
LCR	Líquido cefalorraquídeo
LDH	Deshidrogenasa láctica
LES	Lupus eritematoso sistémico
LS	Líquido sinovial
MEN 1	Neoplasia endócrina múltiple tipo 1
mEq/L	Miliequivalentes por litro
ml	Mililitros

mm³	Milímetro cúbico
mosmol/kg	Miliosmoles por kilogramo
Na	Sodio
NH4	Ión amonio
PANN	Prueba de amplificación de ácidos nucleicos
Pa CO$_2$	Presión arterial de dióxido de carbono
Pa O$_2$	Presión arterial de oxígeno
PC R	Proteína C reactiva (pentraxina)
PCR	Reacción en cadena de la polimerasa
PTH	Hormona paratiroidea
RM	Resonancia nuclear magnética
RNA	Ácido ribonucleico
rT$_3$	T$_3$ reversa
SGPT	Transaminasa glutámico pirúvica (sinonimia: ALT)
SGOT	Transaminasa glutámico oxalacética (sinonimia: AST)
SIDA	Síndrome de inmunodeficiencia adquirida
SFM	Sistema fagocítico mononuclear
SNC	Sistema nervioso central
TBG	Proteínas transportadoras de las hormonas tiroideas
T$_3$	Triyodotironina
T$_3$L	T$_3$ libre
T$_4$	Tiroxina
T$_4$L	T$_4$ Libre
TC	Tomografía axial computada
tCO$_2$	Concentración total de dióxido de carbono
TCD	Túbulo contorneado distal
TCP	Túbulo contorneado proximal
TIBC	Capacidad total de unión del hierro a la transferrina
TnC	Troponina C
TnI	Troponina I
TnT	Troponina T
TP	Tiempo de protrombina
t-PA	Activador tisular del plasminógeno
TRH	Hormona estimulante de la tirotropina
TSH	Hormona estimulante de la tiroides (tirotropina)
TT	Tiempo de trombina
TTPA	Tiempo de tromboplastina parcial activado
U/ml	Unidades por mililitro
U/L	Unidades por litro
UI	Unidades internacionales
VCM	Volumen corpuscular medio
VDRL	Siglas del Venereal Diseases Research Laboratory
VHA	Virus de la hepatitis A
VHB	Virus de la hepatitis B
VHC	Virus de la hepatitis C
VHD	Virus de la hepatitis D
VHE	Virus de la hepatitis E
VLDL	Lipoproteínas de muy baja densidad
VMA	Ácido vainillimandélico
VN	Valores normales
VR	Valores de referencia
VSG	Velocidad de sedimentación globular

A

Acetil-colinesterasa 166
Ácido-base, pruebas 261
Ácido úrico 159
Acidosis
 metabólica 265
 respiratoria 270
Acromegalia 239
ADN tumoral circulante 95
Adrenal, insuficiencia 247, 253
Adrenocorticotropina (ACTH) 244
Agranulocitosis 18
Alanin aminotransferasa 139
Albúmina sérica 61
Alcalosis
 metabólica 267
 respiratoria 271
Aldolasa 165
Alfa fetoproteína 91, 145
Alfa$_1$ antitripsina 281
Amilasas séricas y urinarias 278, 279
Amiloidosis 71
Aminotransferasas 139
Amortiguadores (tampón) 262
Androstenediona 246
Anemia 19
 macrocítica 21
 microcítica hipocrómica 21
 normocítica nornocrómica 21
Aniones no medidos 263
Aniónica, brecha 264
Anisocitosis 22
Anticoagulación, enfermedades 78
Anticuagulantes 75
Anticonceptivos orales 56
Anticuerpos
Anticuerpos
 anti-β2-GP1 54
 anticardiolipina (IgG-IgM) 54
 anti-citoplasma de los neutrófilos (ANCA) 187
 anticoagulante lúpico 53
 anti-antígeno de hepatitis A IgG e IgM
 (anti-VHA) 146
 anti-antígeno de hepatitis C (Anti-HCV) 148
 anti-antígeno del core de la hepatitis B
 (anti-HBcAg) 147
 anti-antígeno e de la hepatitis B
 (anti-HBeAg) 147
 anti-antígeno de superfcie de la hepatitis B
 (anti-HBsAg) 147
 anti-antígeno de hepatitis D (Anti-HDV) 148
 anti-estreptococos 165
 anti-estreptolisina O 165
 anti-F actina 96
 anti-fosfolípidos 52, 188
 anti-microsomas hepáticos y renales 196
 anti-mitocondriales 196
 anti-músculo liso (AML) 195
 anti-nucleares 181
 anti-peroxidasa tiroidea 195, 205
 anti-receptor de TSH 195
 anti-Robert 185
 anti-Smith 185
 anti-tiroglobulina 194,206
 anti-tiroides 194
 estimulantes de los receptores de TSH 195,205
 miopatías inflamatorias 197
 patrón de inmunofluorescencia 184
 péptido cíclico citrulinado 180
Antígeno (s)
 carcinoembrionario 90
 prostático específico 89
 c de la hepatitis B (HBcAg) 146
 e de la hepatitis B HBe (HBeAg) 147
 s de la hepatitis B HBs (HBsAg) 147
 extraíble del núcleo (ENA) 184
 usos clínicos 185
Antitrombina III 50
Árbol urinario
 estudios radiológicos 317
 estudios con isótopos 318
 ultrasonido 317
 uroTC 317
Aspartato aminotransferasa 84, 139
Ayuno prolongado, prueba 228

B

Basofilia 14
Bicarbonato del plasma 262
Bilirrubina 141
 orina 142
Bocio 211

C

CA-15-3; CA-19-9; CA-125 92
Calcio 216
Calcitonina 93, 170
Captación de T$_3$ con resina 208
Carcinoides, tumores 258
Cardiacas, enzimas 82
Catecolaminas 255, 257
Cationes no medidos 263
Células tumorales circulantes 95
Celulares, recuentos hematológicos 11
17-cetoesteroides, en orina 245
Chancro

blando 296
duro (sifilítico) 290
Cirrosis hepática 152
CK-MB 83
Clamidias, infección 195
Coagulación, cascada 48
Colangitis biliar primaria 151
Colangitis esclerosante primaria 152
Colestasia 150
Colinesterasa 166
Complemento sérico
cascada 175
C3 178
C4 178
CH50 178
lecitinas 177
Lupus eritematoso sistémico 179, 186
sistema, vías 175
alterna 177
clásica 177
común 177
usos clínicos 178
Cortisol
sérico 245
supresión 246
urinario 245
Creatina-fosfocinasa 83, 166
Creatinina 313
depuración 315
Crioglobulinas 190
Cristales
pirofosfato cálcico 159
urato monosódico 159
Cryptococcus neoformans, LCR 131

D
D-xilosa, absoción 284
Deficiencia de factores
I (fibrinógeno) 36
III (antitrombina) 50
V (Leiden, mutación) 50
VII (proconvertina) 37
X (Stuart Prower) 39
XI (antihemofílico C) 39
proteína C 49
proteína S 50
vitaminas
D (calciferol) 170
K 30, 35, 76
Dehidroepiandrosterona, sulfato 246
Densitometría ósea 167
Dermatomiositis/polimiositis 186
Deshidrogenasa láctica (LDH) 84, 140, 166

Desviación a la izquierda 12
Diabetes
gestacional 225
insípida 213

E
Ecuación de Henderson-Hasselbach 263
Electroforesis
orina 68
proteínas 60, 68
Enfermedad
Addison 253
Graves-Basedow 213
inflamatoria pélvica 299
mixta del tejido conectivo 186
renal crónica 220, 313
tóraco-pulmonar 270
transmisión sexual 289
von Willebrand 39
Enteropatía perdedora de proteínas 281
Eosinofilia 14
Eosinofiluria 311
Eritrocitosis 24
Eritrón 13
Eritropoyetina 26
Esclerosis sistémica 186
Esteatohepatitis no alcohólica 139, 152
Esteroides, receptores 94

F
Factores
coagulación 145
reumatoides 179, 181
Factor V, mutación 50
Factor VIII, alteraciones 38, 39, 52
Feocromocitoma, pruebas 255
Ferritina 24
Fibrinógeno 36
Fiebre reumática 165
Fosfatasa ácida 93
Fosfatasa alcalina 138, 142, 169
Fracción de excreción de sodio 314
Frotis de sangre periférica 34
FTA-ABS 292

G
Gammaglobulinas 63
Gamma-glutamil transpeptidasa 143
Gammagrafía tiroidea 204
Gammapatías 66
monoclonal 67
monoclonal benigna 71, 72
policlonal 66

Gases arteriales 264
Gastrina 285
Globulinas
  alfa $_1$ 62
  alfa $_2$ 62
  beta 63
  fijadoras de tiroxina 202
  séricas 61, 145
Globulínica, reacción 125
Glomerulonefritis 179, 306
Glucosa, prueba de tolerancia 224
Gonadorropina coriónica, subunidad β 93
Gonococos, infección 294
Gota 159
Granuloma inguinal 298

H
HB-DNA polimerasa 147
Haptoglobinas 62
Heces 276
  grasas 282, 283
  guayaco 277
  parásitos 277
  sangre oculta 277
  Sudán III 283
Helicobacter pylori, pruebas 287
Hematocrito 19
Hematuria 309
Hemofilia 39
Hemoglobina corpuscular media 21
  concentración 21
Hemoglobina glicosilada 226
Hemoglobinuria paroxística 304, 310
Hemorrágicos, trastornos 29
  adquiridos 31
  congénitos 31
  diagnóstico 32
  generalizados 30
Hemostasia
  cirugía 41
  insuficiencia hepática 42
Hepatitis
  autoinmune 151
  colestática 150
  exámenes complementarios 42
  tóxica 149
Hepatitis viral
  A 146
  B 146
  C 148
  D 148
  E 149
Hepatocelular, patrón 150

HER-2/neu 94
Herpes simple, infección 297
Hierro sérico 23
17-hidroxicorticoesteroides urinarios 246
17α- hidroxiprogesterona sérica 246
Hidroxiprolina urinaria 170
Hígado, función 136
Hiperaldosteronismo primario 253, 269
Hiperazoemia (pre-renal y renal) 315
Hipercalcemia 217
  enfermedades malignas 218
  hipocalciúrica familiar benigna 218
  medicamentos 219
  vitamina D 219
Hipercoagulabilidad, estados 47
  neoplasias 56
  primarios 48
  secundarios 56
Hiperesplenismo 18
Hipergammaglobulinemia 64, 66
Hiperparatiroidismo
  primario 217
  secundario 220
  terciario 218
Hiperplasia adrenal congénita 246
Hiperprolactinemia, causas 236
Hiperproteinemia 60
Hipersomatotropismo 241
Hipertiroidismo 212
  primario 213
  secundario 213
Hiperuricemia 160
Hipocalcemia 219
  enfermedad renal crónica 220
Hipogammaglobulinemia 63
Hipoglucemia 224, 225, 227, 228, 250
Hipomagnesemia 221
Hipoparatiroidismo
  primario 220
  secundario 220
Hipoproteinemia 61
Hipotiroidismo
  primario 210
  secundario 211
  subclínico 211
Homocisteína 55
Hormona (s)
  antidiurética 232
  crecimiento 241
  estimulante de la glándula tiroides (TSH) 202
  paratiroidea 170
  tiroideas 206

I

Ictericia por colestasis 141
Índice
  eritrocitario 19
  tiroxina libre 208
  Wintrobe 19
Infarto del miocardio, pruebas 81
Inmunoglobulinas 64
Insuficiencia
  adrenal 254
  hepática 42
  renal aguda 314
Insulina, niveles 255
Insulinoma, pruebas 227
Iodo radioactivo, captación 203

L

Leucemia
  linfoide crónica 16
  mieloide aguda/crónica 16
Leucemoide, reacción 15
Leucina-aminopeptidasa 144
Leucocitos 12
Leucocitosis 13
Leucocituria 311
Leucoeritroblástica, reacción 16
Leucopenia 17
Linfocitos T CD4+, SIDA 109
Linfocitosis 14
Linfogranuloma venéreo 298
Lipasa 280
Líquido cefalorraqídeo, estudio 113
  aspecto y color 188
  bioquímico 116, 124
  citológico 116, 121
  cloro 125
  electroforesis de proteínas 126
  físico 116
  glucosa 124
  indicaciones 115
  inmunológico 128
  microbiologico 128
  neurosífilis 129
  presión 116
  proteínas 125
  reacciones globulínicas 125
Líquido sinovial 156
  clasificación 159
  pruebas 158
Lupus eritematoso sistémico, pruebas 186

M

Macroamilasemia 279

Macroglobulinemia de Waldenström 72
Malabsorción intestinal 281, 282
Marcadores de resorción ósea
Marcadores
  resorción ósea 169
  tumorales 87
Meningitis 123
  linfomonocitaria 122
  tuberculosa 123
Microalbuminuria 307
Mieloma múltiple 67
Mioglobina 84
Mioglobinuria 310
Monocitosis 15
Mutación
  C46T en el gen del factor XII 51
  Factor V Leiden 50
  G20210A del gen de la protrombina 51

N

Neurocisticercosis 130
Neurosífilis 293
Neutrofilia 13
Neutropenia 17
Nitrógeno de la urea sanguínea (BUN) 314
5-Nucleotidasa 143

O

Orina
  cilindros 311
  color 304
  cultivo 312
  densidad 304
  esterasa leucocitaria 308
  examen físico 303
  examen químico 305
  nitritos 308
  osmolalidad 305
  pH 304
  porfirinas 304
  recolección 302
  sedimento 309
  sodio 315
Osmolalidad plasma/orina 232, 305
Osteomalacia 220
Osteoporosis
  pruebas 166
  riesgo de fracturas 168

P

Papiloma humano, infección 297
Pepsinógeno 286
Péptido-C 228

pH
  sanguíneo 262
  urinario 304
Piuria 311
Plaquetaria
  agregación 34
  función 27, 34
Poiquilocitosis 22
Policitemias
Policitemias secundarias 24
Policitemia vera 24
Potasio 266
Procalcitonina 162
Prolactinomas 235
Proteínas
  electroforesis 60
  LCR 126
  séricas 60
Proteína C, deficiencia 49
Proteína C reactiva 161
Proteína de Bence Jones 71, 306
Proteína S, deficiencia 50
Proteinograma 144
Proteinuria 305
  con otras alteraciones 306
  glomerular 306
  monoclonal 306
  tubular 306
Prueba (s)
  aliento 287
  absorción intestinal 280
  anticoagulantes 75
  ayuno prolongado 228
  coagulación 36
  cortisol, estimulación y supresión249
  depuración 315
  diabetes insípida 231
  dilución y concentración 316, 317
  enfermedades reumáticas 155
  equilibrio ácido-base 261
  especificidad 175
  estimulación con
    ACTH y CRH 249
    TSH y TRH 209
  gluconato de calcio 286
  guayaco 277
  hepáticas 135, 144
  hipoglucemia inducida con insulina 250
  infarto del miocardio 81
  metirapona 248
  neurocisticercosis 130
  osteoporosis 166
  páncreas

  endocrino 223
  exocrino 282
  paratifoideas 215
  privación de agua 232
  renales 313
  Schilling 284
  secretina 286
  sensibilidad 175
  sífilis 290, 293
  SIDA
  supresión con dexametasona 247
  tiroideas 201
  tolbutamida 228
  tolerancia a la glucosa 224
  torniquete (Rumpel-Leede) 32
  treponémicas 292
  ureasa 287
Pseudohipoparatiroidismo 221
Pseudoleucocitosis 13
Púrpura
  trombocitopénica 27
  trombopática 27
  vasculares 27

R
Raquitismo 220
Razón internacional normalizada (INR) 77
Recuento
  celulares 11
  diferencial 12
  plaquetas 34
Resorción ósea, marcadores bioquímicos 169
Reticulocitos, cuenta corregida 20
Retracción del coágulo 34
Reumáticas, pruebas
  generales 155
  inmunológicas 173

S
Sangre oculta en las heces 277
Sapporo, consenso 55
Saturación arterial de oxígeno 25
Serotonina 258
SIDA 99
  carga viral 108
  ELISA 105
  fases 103
  laboratorio 105, 107
  linfocitos TCD4 102, 109
  Western Blot 106
Sideremia, en carencia de hierro 23
Sífilis 290
  diagnóstico 291

etapas 290
  neurosífilis 293
  pruebas, interpretación 293
  VDRL 291
Síndrome
  alcalino-leche 269
  antifosfolípido 52, 188
  Bartter 269
  carcinoide (tumor) 258
  Conn 253
  Crest 187
  Cushing 250
  Dubin-Johnson 138
  eutiroides, enfermo 212
  inmunodeficiencia adquirida (fases) 99, 103
  malabsorción intestinal 281, 282
  metabólico 226
  nefrótico 56, 307
  Sjögren 181, 187
  tumor carcinoide
  Zollinger-Ellison 286
Somatomedina C 240

T
T_3 T4 libres 206
Tetania 219
Tiempo
  cierre 33
  protrombina 35
  reptilasa 36
  sangría 32
  Stepven 37
  trombina 36
  tromboplastina parcial activada (TTPa) 35
Tiroglobulina (Tg) 208
Tiroiditis
  De Quervain 213
  Hashimoto 195, 211
Tirotoxicosis T_3 y T4 206, 213
Tiroxina (T4 total) 206
TP y TTP, interpretación 36
Transaminasas
  glutámico-oxaloacética 139
  glutámico-pirúvica 139
Transferrina, saturación 24
Trastornos hemorrágicos 39
Tricomonas, infección 298
Tripsinógeno2 280
Triyodotironina 202
Triyodotironina T_3 Total
Trombofilias 48
Troponinas 82
TSH 207

U
Urea 314
Urobilinógeno 308
Urocultivo 312

V
Valor predictivo 175
Velocidad de sedimentación globular 163
VDRL 291
Virus de inmunodeficiencia humano 100
Vitamina D 170
Volumen corpuscular medio 21